穴位注射疗法

主编◎常小荣　刘迈兰

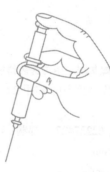

中国健康传媒集团
中国医药科技出版社

内 容 提 要

本书介绍了穴位注射疗法的基础知识和临床应用，分为总论和各论两部分。总论重点介绍了穴位注射疗法治疗原理、治疗部位、常用方法、适应证、禁忌证、注意事项等。各论详细介绍了穴位注射疗法在内科、外科、骨科、皮肤科、妇科、儿科及五官科等临床各科常见疾病的具体运用，包括病因病机、辨证论治、具体处方、注意事项及医案解析等。不仅适合从事针灸临床的医务工作者，而且适合中医针灸爱好者参考阅读。

图书在版编目（CIP）数据

穴位注射疗法 / 常小荣，刘迈兰主编 . — 北京：中国医药科技出版社，2019.2

ISBN 978-7-5214-0740-2

Ⅰ.①穴… Ⅱ.①常… ②刘… Ⅲ.①水针疗法 Ⅳ.① R245.9

中国版本图书馆 CIP 数据核字（2019）第 019672 号

美术编辑 陈君杞

版式设计 也 在

出版　**中国健康传媒集团** | **中国医药科技出版社**

地址　北京市海淀区文慧园北路甲 22 号

邮编　100082

电话　发行：010 - 62227427　邮购：010 - 62236938

网址　www.cmstp.com

规格　880 × 1230mm $\frac{1}{32}$

印张　17 $\frac{3}{4}$

字数　400 千字

版次　2019 年 2 月第 1 版

印次　2023 年 3 月第 3 次印刷

印刷　三河市万龙印装有限公司

经销　全国各地新华书店

书号　ISBN 978-7-5214-0740-2

定价　**69.00 元**

编委会

前　言

　　穴位注射疗法，又称水针疗法，是选用某些中西医药物注射液注入人体有关穴位以防治疾病的方法。该疗法根据中医经络理论和药物治疗原理，基于传统中医针灸疗法和西医学注射技术，而发展起来的一种治疗方法，堪称"古法新用、中西结合"的典范。该疗法不仅丰富了中医传统治疗方法，也为西医提供了新的治疗途径。

　　穴位注射疗法产生于20世纪50年代，至今在临床运用已超过半个世纪。穴位注射药物，既有中医针灸疗法的良性刺激作用、药物在穴位内的持久刺激作用、药物循经络的激发作用，又综合了现代药物学、药理学治疗作用，是多途径、多靶点的共同作用。尤其循经激发作用，趋向"精准、靶向"治疗，是其他注射疗法所不及。穴位注射药物，基于药物与穴位的叠加作用，可能减少药物用量、减轻药物的不良反应、放大药物的疗效、降低治疗成本。故而，本法具有操作简便、用药量小、适应证广、作用迅速等优点，临床应用逐年增多，应用范围涵盖临床各科的各类疾病。

　　本书介绍了穴位注射疗法的基础知识和临床应用，分为总论和各论两部分。总论重点介绍了穴位注射疗法的起源与发展、现状与未来，生理解剖学与经络腧穴学基础，有效性与安全性，治疗原理，治疗部位，常用方法，适应证，禁忌证，注意事项，异常情况的处理及预防等。各论详细介绍了穴位注射疗法在内科、神经系统疾病、骨科、皮外科、妇儿科及五官科等临床各科常见疾病的具体运用，包括疾病的病因病机、辨证论治、穴位注射具体处方（包括药物组成、取穴、用法、主治和参考出处）、注意事项及医案解析等内容。

本书内容全面而详实，尤其在疾病中的临床运用介绍，从临床出发，做到了有据可循，处方有参考出处、医案有参考文献。本书具有临床实用性、指导性，不仅适合从事针灸临床的医务工作者，而且适合中医针灸爱好者。

限于编者的水平，不足之处敬请读者指正，以利修订提高。

编者

2018 年 11 月

目录

总论 基础篇

各论　临床篇

总 论

基础篇

第一章　概述

第一节　起源与发展

穴位注射疗法，是根据中医经络理论和药物治疗原理，将传统中医针灸疗法和西医学注射技术相结合，选用某些药物注射液注入穴位或疾病阳性反应点，以防治疾病的一种治疗方法。它将针刺与药物对穴位的双重刺激作用有机地结合起来，发挥其综合效能。

穴位注射疗法起源于西医学的封闭注射疗法。自20世纪50年代初，受苏联巴甫洛夫的"神经反射"学说影响，一些针灸医务工作者开始探索性地运用巴氏理论指导临床，将针刺疗法和封闭疗法结合起来，在中医基础理论的指导下，根据经络腧穴的特点，针对穴位进行注射。20世纪70年代，随着穴位注射临床研究的发展，治疗病种从单纯的局部疼痛病变，逐渐扩大到内、外、妇、儿、五官、皮肤等各科的百余种疾病，注射部位从单纯的局部反应点或阿是穴，所用药物由单纯的奴佛卡因为主，到开始尝试生理盐水、抗生素等其他药物和液体。到20世纪80年代，穴位注射疗法的应用范围几乎扩大至临床各科的各类疾病。经过半个多世纪的临床实践和临床研究，其显著疗效已经被广泛地证实，与此同时，其理论研究也得到了突飞猛进的发展，并且在不断地完善与成熟。

穴位注射疗法，是我国医务工作者开创性地将中医针灸疗法和西医注射疗法有机结合起来的产物，更是"古法新用、中西结合"的典范。它不仅丰富了中医传统治疗方法，也为西医提供了新的治疗途径，成为中西结合的一个联结点，促进了中西医的融会贯通。本法具有操作简便、用药量小、适应证广、作用迅速等优点，因此其临床应用逐年增多。

第二节　现状与未来

穴位注射疗法通过针刺、穴位、药物共同作用于机体，即以穴位为窗口，以注射针为工具，以经络为通道，使药物直接作用于"病所"及病灶部位，从而达到"气至病所""药至病所""气速效速"的目的。本节主要从临床有效性、安全性与作用机制研究角度，一方面整理分析穴位注射疗法的当前发展现状；另一方面探讨穴位注射疗法的未来发展方向。

一、穴位注射疗法的有效性

穴位注射之所以有别于普通的肌内注射，是因为穴位注射是通过多种治疗因素共同作用于机体而产生治疗效果的。其中既有中医针刺疗法的良性刺激作用、药物滞留腧穴的持久刺激作用、经络的循经激发作用、又有现代药物学、药理方面的治疗作用。尤其是循经激发作用，具有"靶向治疗"作用，是其他疗法所不及的。因此，自穴位注射疗法问世以来，便得到了广大医务工作者的认可，并将其广泛应用于内、外、妇、儿、肿瘤、五官、皮肤等各科疾病的治疗中，取得了良好的临床疗效。河北中医学院贾春生教授带领的团队曾对穴位注射疗法的临床疗效进行了相关的文献分析，结果发现：穴位注射疗法对各科疾病都有很好的临床疗效，其总有效率均高达93%以上；而痊愈率较高者为皮肤科和外科疾病，分别为64.7%与60.15%。

穴位注射疗法具有药物用量小、见效快、花费小、收效大，临床适应证广泛等特点，尤其对体质虚弱、老人及儿童不能服药者更为适宜。目前经研究发现穴位注射适应证广泛，可以治疗的疾病种类繁多，包含内、外、妇、儿等多科疾病的多个病种。如内科疾病：高血压、糖尿病、胃病、血液病等；外科疾病：阑尾炎、胆绞痛、泌尿系绞痛、痔疮等；妇科疾病：月经不调、痛经、闭经、盆腔炎、围绝经期综合征、乳腺炎、不孕症等；儿科疾病：小儿哮喘、小儿厌食、疳积、腹泻、遗尿等；皮肤科疾病：带状疱疹、湿疹、荨麻疹、痤疮、色斑等；骨伤科疾病：颈椎病、肩周炎、坐骨神经痛、腰椎间盘突出等；五官科疾病：麦粒肿、近视、耳鸣、牙痛、过敏性鼻炎等。

现代研究表明，穴位注射药效与经络参与有关，从穴位药效的特征中探索经穴本质既是研究的突破口，也是研究药物归经的良好途径。随着研究的不断深入，穴位注射还可作为药物注射的新途径，促进新剂型的出现，既能减少药物用量，又能提高疗效。在中医理论的指导下，完善注射各环节技术规范，加之对其机制的深入研究和临床应用效果的科学观察，必将推动穴位注射疗法的推广应用和快速发展。

二、穴位注射的安全性

穴位注射的安全性研究，包括针刺操作的安全性与穴位注射的药物安全性研究。针刺疗法是一种相对安全的中医外治疗法，其常见的针刺意外有晕针、出血、皮下血肿或刺伤脏器等。但晕针、出血、皮下血肿等针刺意外并不会对患者本身造成太大影响，在针刺过程中若严格注意针刺的角度、方向和深度，刺伤脏器的可能性也微乎其微。

穴位注射所选用的药物主要分为西药注射液和中药提取物注射液两种。其中，西药注射液在发挥防治作用的同时，也会引起人体生理、生化功能的紊乱，导致机体不良反应的发生，主要包括不良反应、毒性反应、高敏反应、变态反应、特异性反应、继发反应等。中药注射液大多数是以药材或饮片为原料经提取精制后配制而成，客观上有存在杂质、有效物质含量差异较大、容易带进热原等问题。此外，在穴位注射药物选择时，临床医师应根据中西药注射剂的组成、功效，结合中西医理论和患者实际情况辨证选取，并尽量选用知名度较高的产品。在穴位注射时，应规范用药过程，严格执行无菌操作，注意观察注射液是否存在浑浊、沉淀、变色等现象，还要考虑溶媒、剂量、给药速度等可能引起不良反应的因素。同时需注意个体差异，用药前详细询问患者的药物过敏史，加强高敏人群的用药观察，一旦发现不良反应，应立即停药并及时处理。

三、穴位注射的作用机制研究

（一）针刺效应研究

穴位注射时将针快速刺入皮下组织，待行针至有"得气"感应后才将液体药物推入，这是本疗法发挥针刺治疗作用的过程。相当于用毫针刺入穴位，在穴内上下提插探寻针感，使之产生针刺的刺激效应而发挥治疗作用，属于物理刺激。然而穴位注射选用的针头越粗，刺激强度则相应增大。经过大量研究证实针刺具有改善循环、调节神经体液及免疫功能、明显镇痛效应，通过激活内源性镇痛物质发挥针刺麻醉效应，改善冠脉循环、双向调节血压，使迷走神经紧张度降低、交感神经兴奋性增高，从而解除支气管痉挛，对胃的运动、胃液的分泌都有明显的调节作用，同时对血液的各种有形成分、化学成分、酶系、电解质都有使之趋向生理平衡的作用。与此同时，还对细胞免疫和体液免疫有促进和调理作用，且有明显的抗炎退热作用。

（二）腧穴特异性研究

腧穴作用的特异性是指穴位与非穴位、此穴位与彼穴位在功能上所具有的不同特点，亦即穴位对脏腑功能活动所具有的某种特殊的影响。中医经络学说认为，腧穴是脏腑经络气血输注于躯体外部的特殊部位，也是疾病的反应点和针灸等治法的刺激点。《灵枢·九针十二原》曰："节之交，三百六十五会……所言节者，神气之所游行出入也。"经络、腧穴、脏腑间相互联系和密切配合，共同调节机体的正常生理功能，维持整体的平衡统一。当机体平衡遭到破坏而产生疾病时，通过经络传输的外在表现而查知病情，所谓"有诸内必形于外"。因此在治疗上就可以通过对腧穴的刺激，输入相关治疗信息，调节经络、脏腑，使之恢复到平衡状态而祛病。大量研究证实，穴位与非穴位的作用有显著的差别。注射于穴位的药效发挥显著，非穴处大多无作用或作用不明显。

（三）药物的特异性研究

药物的特异性是指同样条件下，相同穴位注射不同的药物，产生的药效不同。研究表明：复方当归注射液、丹参注射液、正清风痛宁注射液、蜂毒注射液等于右侧足三里、昆仑，及双侧肾俞穴实施穴位注射，对佐剂性关节炎大鼠发挥镇痛效应，其中蜂毒注射液和复方当归注射液消炎止痛方面优于其他两种注射液。可见，对症用药，将会大大增加穴位注射的疗效。有研究者用丹参、黄芪注射液注射足三里，观察了由卡介苗（BCG）与脂多糖（LPS）联合诱导的免疫性肝损伤小鼠血清

ALT 的变化，并探索了穴位注射的特异性。结果发现：穴位注射能显著降低免疫性肝损伤小鼠血清 ALT，而穴位生理盐水组和肌内注射药物组却未能显著降低模型小鼠的血清 ALT，穴位注射具有穴位及药物的特异性。所以临床上根据辨证正确选取针对病因的中、西药针剂，能达到事半功倍的效果。

（四）穴效药效整合的机制研究

穴位注射在选择适当腧穴的基础上，采用适当的小剂量药物，可以在短时间内产生与大剂量静脉注射等强，甚或更强的药效，按常理静脉注射药物无吸收过程，但起效的速度，一般非其他给药方式可比，这种所谓有违"常理"的疗效，提示穴位注射情况下药效与穴效进行了某种特殊的整合作用。有学者认为这种特殊整合作用形成的原因是因为经络系统与神经 – 内分泌 – 免疫系统共同组成了一个网络相关的结构和功能体系，在这一体系中腧穴是信息的反应点和接收点，经络系统输送并整合信息，针灸信号依赖于中枢神经系统的过滤分析和整合作用，中枢神经系统的许多结构及其所代表的功能活动参与针灸效应过程，神经递质及调质等是构成针灸诱导的"类药理学"过程的重要物质基础，这也就是穴位增强免疫的原因。也有研究指出穴位注射不是单纯的穴位刺激或药理作用，或二者作用简单地叠加，而是通过机体的经络系统，把二者作用最大限度地作用在机体疾病上，达到较好的治疗效果。在穴位注射给药的途径中，药物或生物制品的作用得到了几何式的放大。尽管对针刺与药物在机体内相互作用的确切过程不是十分明了，但从最终效应推测，可能是由于穴位注射调整了机体的功能状态，改变了机体对药物的反应性，从而有利于药物治疗效能的发挥。

第二章　生理解剖学基础

第一节　穴位的结构

穴位具有反映病邪的作用，而给予穴位一定的刺激又能产生治疗作用，在以经络腧穴为主的中医体表疗法中穴位一直是人们关注的焦点，也是针灸现代研究的热点，特别是穴位的形态学研究。那么，穴位是否具有相对于"非穴"区的特异性解剖结构？

国内外许多学者在人体解剖和组织学方面做了大量的工作，在穴位处均未发现有别于已知解剖学结构的形态学实体，穴位的立体组织学构筑仍然是已知的细胞、血管、神经以及结缔组织等，因此，学者提出穴位是神经血管以及多种组织参与的组织复合立体结构。然而，此种学说却未能得到广泛地认同，因为人体非穴之处也是同样的结构。通过寻找穴位的特异性结构来揭示穴位的本质一直未取得突破性进展。没有特异性的解剖结构，穴位的效应又如何体现呢？穴位效应的物质基础又是什么呢？

穴区不存在已知结构以外的特殊结构，但存在已知结构配布的特异性，即特殊立体构型，穴区含血管神经的结缔组织富集部可能是针刺疗法产生有效刺激的解剖学基础。大都认为穴位周围有较大的神经束支通过，穴位处有更多的神经纤维分布，针灸是通过激活这些和穴位相关的神经组织而发挥相对特异性作用。因此，了解穴位局部神经纤维组织的来源，也可能成为指导针刺取穴的神经生物学理论。当然，穴位的效应也体现在穴位所接受的刺激方法的特点上，以经络腧穴理论为基础的刺灸方法具有多样性，传统的包括针刺、艾灸、刮痧、拔罐、放血等，现代新兴的方法包括小针刀、穴位埋线、穴位注射等。即便是对同一腧穴进行刺激，不同刺灸方法亦可能产生不同的效应，因此，穴位的效应是否主要体现在刺灸方法对已知穴位结构的功能激活上也值得深入研究。大量的研究表明，针刺或艾灸等刺灸手段能够引起穴位局部组织中细胞化学分子成分的变化，如肥大细胞的聚集和脱颗粒反应，增强了穴区组织中神经肽、细胞因子等的表达。而不同的穴位组织中所含的细胞成分和化学成分有所不同，这可能是同一刺灸方法作用于不同穴位时发挥不同生物学效应的物质基础，也是穴位部位特异性的基础。

　　如上所述，穴位并没有特殊的解剖学形态结构，而是处于一种功能的动态变化中，穴区组织接受特定的刺激，产生组织细胞化学分子成分的变化，从而引起了机体的生物学效应。穴位注射疗法是近现代发展起来的一种新兴疗法，其刺激方式既包括了对局部穴区组织产生的针刺样效应，又包括了局部药理效应，与传统针灸相比，优势较为明显。

第二节　人体解剖结构简介

　　穴位注射疗法疗效确切，在临床中应用广泛。所用器具多为注射器针头，较普通针灸针粗大，刺入穴位后容易出现血管、神经等的损伤，因此，熟悉常用穴位注射部位的解剖结构十分必要，可有效规避风险，提高临床疗效。穴位注射疗法常用于面部、肩上肢部、髋下肢部、脊背部等处的穴位，因此，本节主要着重论述常用部位的解剖结构。

一、面部解剖简介

面部是指头部前方所有暴露的皮肤，面上有五官，在表情肌的运动下，可表现出各种表情，是人体情绪表达的部位，面部浅筋膜内有丰富的神经、血管和腮腺管穿行，由于血供丰富，故面部创口愈合快，抗感染能力亦较强，但创伤时出血较多。

（一）面部肌肉

1. 面肌

面肌属于皮肌，薄而纤细，起自面颅诸骨或筋膜，止于皮肤，可使面部呈现各种表情，又称表情肌。面肌主要集中在眼裂、口裂和鼻孔的周围。面肌由面神经支配，面神经受损时，可引起面瘫。

2. 咬肌

咬肌十分发达，有浅、深两层，浅层纤维借强大的肌腱起自颧弓下缘的前 2/3，肌纤维斜向下后，覆盖深层，但在颞下颌关节前方，深层未被覆盖，可见一三角形区域；深层纤维以肌性起自颧弓后 1/3 及其内侧面，深层肌纤维垂直下降。浅深两层汇合后止于下颌支外面的咬肌粗隆，深层纤维附着于浅层附着处的上方。两侧咬肌同时收缩上提下颌骨，参与咀嚼动作。

3. 颞肌

颞肌起于颞骨两侧的颞下窝骨面，肌纤维从下向上外方呈扇形分布，前部纤维上下方向近乎垂直，后下部纤维则渐呈水平方向，总管下颌骨的牙尖交错位。因此，在牙尖交错位紧咬时，用手指触及颞肌前缘，可觉出颞肌前缘肌纤维强烈收缩，亦可观察出肌纤维收缩的紧张表现。颞肌以宽阔的分布，向下集中呈束，止于冠突，使下颌从张口位向上、后，回复到下颌姿势位或牙尖交错位。

（二）面部主要血管（图 2-1）

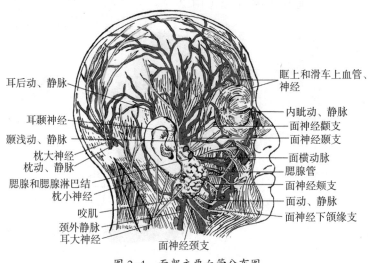

图 2-1　面部主要血管分布图

耳后动、静脉
耳颞神经
颞浅动、静脉
枕大神经
枕动、静脉
腮腺和腮腺淋巴结
枕小神经
咬肌
颈外静脉
耳大神经
面神经颈支
眶上和滑车上血管、神经
内眦动、静脉
面神经颞支
面神经颧支
面横动脉
腮腺管
面神经颊支
面动、静脉
面神经下颌缘支

1. 面动脉

于颈动脉三角内起自颈外动脉，穿经下颌下三角，在咬肌止点前缘处，出现于面部。面动脉行程迂曲，斜向前上行，经口角和鼻翼外侧至内眦，改称内眦动脉。在下颌骨下缘与咬肌前缘相交处可以触及面动脉的搏动。面动脉供区出血时，压迫此点有一定的止血作用。面动脉的后方有面静脉伴行，浅面有部分面肌覆盖，并有面神经的下颌缘支和颈支越过。面动脉的分支有下唇动脉、上唇动脉和鼻外侧动脉。

2. 面静脉

起自内眦静脉，伴行于面动脉的后方，位置较浅，迂曲不明显，至下颌角下方与下颌后静脉的前支汇合，穿深筋膜，注入颈内静脉。面静脉经眼静脉与海绵窦相交通。口角平面以上的一段面静脉通常无瓣膜，面肌的收缩可促使血液逆流进入颅内。

（三）面部主要神经（图 2-2）

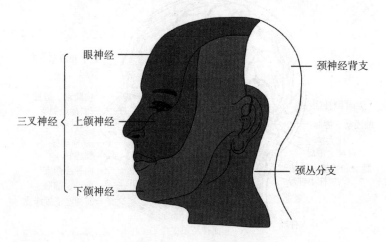

图 2-2　面部主要神经分布图

1. 三叉神经

为混合神经，发出眼神经、上颌神经和下颌神经三大分支，其感觉支除分布于面深部外，终末支穿面颅各孔，分布于相应区域的皮肤。以下只叙述 3 个较大的分支。

（1）眶上神经：为眼神经的分支，与同名血管伴行由眶上切迹或孔穿出至皮下，分布于额部皮肤。

（2）眶下神经：为上颌神经的分支，与同名血管伴行，穿出眶下孔，在提上唇肌的深面下行，分为数支，分布于下睑、鼻背外侧及上唇的皮肤。

（3）颏神经：下颌神经的分支，与同名血管伴行，出颏孔，在降口角肌深面分为数支，分布于下唇及颏区的皮肤。

三叉神经 3 个主支在面部的分布以眼裂和口裂为界，眼裂以上为眼神经的分支分布，口裂以下为下颌神经的分支分布，两者之间为上颌神经的分支分布。

2. 面神经

由茎乳孔出颅，向前穿入腮腺，先分为上、下两干，再各分为数支并相互交织成丛，最后呈扇形分为 5 组分支，支配面肌。

（1）颞支：有 1~2 支，多为 2 支，经下颌骨髁突浅面或前缘，距耳屏前 1.0~1.5cm 处出腮腺上缘，越过颧弓后段浅面，行向前上方，分布至枕额肌额腹、眼轮匝肌的上方及耳部肌。

（2）颧支：有 1~4 支，多为 2~3 支，经腮腺上前缘穿出，上部分支较细，行向前上方，经耳轮脚与外眦连线的中 1/3 段，越颧骨表面至上、下睑眼轮匝肌；后部分支较粗，沿颧弓下方向前至颧肌和提上唇肌深面，分布至此二肌。在做翼点入路开颅时，切口应尽量靠近对耳屏，分离浅筋膜时，应注意不要损伤面神经的颞支和颧支，以免引起术侧不能皱额。

（3）颊支：出腮腺前缘，支配颊肌和口裂周围诸肌。

（4）下颌缘支：从腮腺下端穿出后，行于颈阔肌深面，越过面动、静脉的浅面，沿下颌骨下缘前行，支配下唇诸肌及颏肌。

（5）颈支：腮腺下端穿出，在下颌角附近至颈部，行于颈阔肌深面，并支配该肌。

二、肩上肢部解剖简介

上肢与颈部、胸部和脊柱区相连。由于上、下肢功能随人类进化而不同，因此形态结构上出现差异。与下肢相比，上肢骨骼轻巧，关节囊薄而松弛，韧带相对薄弱，肌形小但数目多。这些结构特点是其较下肢运动更为灵活的形态学基础。上肢为人类灵活的劳动器官，损伤较常见。

（一）上肢部肌肉

1. 冈上肌

冈上肌是肩部诸肌中较小的一块，它被斜方肌和三角肌覆盖，其肌腱与冈下肌、肩胛下肌、小圆肌共同组成肩袖。冈上肌比较厚，呈圆锥形，起于冈上窝骨面的内侧 2/3，向外移行为短而扁平的肌腱，并从喙突肩峰韧带及肩峰下滑囊下面肩关节囊上面通过，止于肱骨大结节最上的小面。检查时，使患者颈后伸，屈向检查一侧，面部转向对侧，以放松斜方肌，上肢下垂于体侧，肩部抗阻力外展，于冈上窝处可扪及冈上肌收缩。冈上肌有外展肩肱关节的功能。在臂外展过程中，它是原动肌，有起动作用，是臂外展活动开始 15° 的发动者。臂外展至一定程度时，此肌将肱骨头固定在关节盂内，对稳定肩关节起重要作用。即使在上肢自然下垂状态，冈上肌亦起着维持肱骨头与关节盂位置相对稳定的作用。

2. 冈下肌

冈下肌位于冈下窝及肩后部，形似三角形，较厚，起于冈下窝的内侧 2/3，一部分肌纤维固定于冈下筋膜，向上外移行为短而扁平的肌腱（构成肩袖的后份），经肩关节后方，止于肱骨大结节上切迹。冈下肌为斜方肌及三角肌外缘所覆盖。检查时，使肩关节外展并屈肘，以放松三角肌，检查者以食、中指扪肩胛骨外缘，肩关节抗阻力外旋，两手指之间即可扪及冈下肌收缩。

3. 肱二头肌

肱二头肌是双头梭形肌，位于上臂前面浅层。其中长头以长腱起自盂上结节，腱由滑膜包绕，通过关节腔，经过肱骨横韧带（防止长头滑脱）深面，携带其结节间滑膜鞘出结节间沟，列于短头的外侧；短头与喙肱肌一同起自喙突尖。二头下降并为肌腹，在上臂下方移行为圆腱，潜入肘窝，止于桡骨粗隆后方。肱二头肌主要功能为屈肘，并为前臂强有力的旋后肌（尤其在屈肘位时），还有使肩肱关节前屈、内收的作用。正常状态下的肱二头肌长头腱可耐受 67.5kg 的拉力，像一条稳定的吊带悬挂肱骨头，对肩关节有重要的支持作用，同时又可以防止肱骨头与喙肩弓（由喙突、喙肩韧带和肩峰所构成）突然相碰。

4. 桡侧腕屈肌

桡侧腕屈肌是人体上肢肌的一部分，分布在人体的小臂上。起于肱骨内上髁及前臂筋膜，止于第二掌骨底。近端固定时，使桡腕关节屈，参与腕关节外展、辅助肘关节屈和前臂内旋。

（二）上肢部主要血管

1. 腋动脉

腋动脉来自于锁骨下动脉（左起自主动脉弓，右起自头臂干），以胸小肌为标志分为三段。第一段：从第一肋外侧缘至胸小肌上缘，分支：胸上动脉；第二段：被臂丛三束呈"品"字形包绕，被胸小肌覆盖，分支：胸外侧动脉、胸肩峰动脉；第三段：胸小肌下缘至大圆肌下缘之间，分支：肩胛下动脉，旋肱前、后动脉。

2.肱动脉

在肱二头肌肌腱的内侧（肘窝向上 2cm 臂内侧，可以用拇指按在上面的位置感觉一下波动）。经肱二头肌腱膜深面至肘窝，在桡骨颈高度分为桡动脉和尺动脉。肱动脉在肘窝位置表浅，能清楚地摸到搏动，临床上常作为测血压时的听诊部位。

3.桡动脉

先经肱桡肌与旋前圆肌之间，继而在肱桡肌腱与桡侧腕屈肌腱之间下行，绕桡骨茎突至手背，穿第一掌骨间隙到手掌，与尺动脉掌深支吻合构成掌深弓。桡动脉下段仅被皮肤和筋膜遮盖，是临床触摸脉搏的部位。

（三）上肢部主要神经

1.正中神经

在臂部与肱动脉一致，位于肱二头肌内侧沟内；在前臂位于肱骨内上髁与肱二头肌腱连线中点至腕远侧纹中点略偏外侧的连线上。正中神经臂部位于从腋窝顶至肘后内侧沟的连线上，在前臂位于从肘后内侧沟至豌豆骨桡侧的连线上。

2.桡神经

在臂部位于自腋后襞下缘外侧端至臂外侧中、下 1/3 交界处，再至肱骨外上髁的斜行连线上。在前臂，桡神经浅支位于自肱骨外上髁至桡骨茎突的连线上，桡神经深支位于肱骨外上髁至前臂背面中线的中、下 1/3 交点处的连线上。

三、下肢部解剖简介

下肢有使身体直立、支持体重、行走和运动的功能。与上肢相比，其结构以稳固性为主，特点为骨骼粗壮，骨连结的构造复杂，关节面宽，关节的辅助结构多而坚韧，韧带发达，肌肉强大而有力。因此，下肢骨连结的稳固性大于灵活性。

（一）下肢部肌肉

1. 臀大肌

臀大肌是人体最大的一块扁肌，呈菱形，覆盖了臀部的大部分。它起于髂骨翼臀面臀后线后方的骨面、髂嵴后方、骶骨尾骨背面及骶结节韧带上方，肌纤维非常粗大，平行向外下，大部分移行于髂胫束的深面，小部分止于股骨的臀肌粗隆。此肌与大转子之间有臀大肌转子囊。从尾骨尖至股骨干上、中 1/3 交点连线代表臀大肌的下缘，从髂后上棘画一线平行于上述之线，两线之间所形成的菱形即为臀大肌的体表投影。臀大肌有后伸股和外旋大腿的功能。当髋关节处于屈曲状态，如攀登、上楼梯或下蹲起立时，其后伸作用更明显；如大腿被固定时，则使骨盆后倾，使前屈的躯干回复至直立位。臀大肌瘫痪时，身体向后倾斜，患者常以一手扶托患侧臀部帮助行走。

2. 臀中肌

臀中肌位于臀部外上方，起于臀后线及臀前线以前的髂骨臀面、髂嵴外唇和阔筋膜，成一扁平扇形肌束，向下集中为腱，止于股骨大转子尖端的上面和外侧面。其前部为阔筋膜张肌所覆盖，后部则为臀大肌所掩蔽，在臀大肌和阔筋膜张肌之间的臀中肌浅面仅为皮肤和臀筋膜所覆盖。臀筋膜即臀部固有筋膜，为深筋膜，覆盖于臀中肌表面，近似三角形，深层筋膜为纵行纤维束，同臀中肌纤维方向一致，浅层筋膜为弧形纤维束。臀筋膜上侧与髂嵴相连，于臀大肌止缘分为两层将其包被，浅层坚韧并有纤维隔伸入肌束，在外侧臀筋膜接受臀大肌止点和阔筋膜张肌的纤维，向下形成髂胫束。臀中肌的主要功能为使大腿外展，其前部纤维可使髋内旋，后部纤维可使髋外旋。当大腿被固定时，臀中肌使骨盆侧倾，行走时每迈一步，肌的止端即行固定，将躯干拉于着地的下肢上。臀中肌在一足支重时对固定髋关节起重要作用，对髋关节后伸动作也起作用。

3. 梨状肌

梨状肌内侧大半位于盆内，大部分起于第 2~4 骶椎前面骶前孔外侧，出盆后，尚有起自骶髂关节囊、骶棘韧带和骶结节韧带的附加纤维加入，肌束向外侧集中，从坐骨大孔出盆后移行为肌腱，紧贴髋关节囊的后上部，向外止于大转子上缘的后部。从尾骨尖至髂后上棘连线中点至大转子尖画一线，为梨状肌下缘的表面投影。梨状肌作为臀部的一个重要标志，与坐骨神经有着极为密切的关系，据统计：正常人约 2/3 的坐骨神经总干是从梨状肌下孔出盆腔孔，有 1/3 是胫神经出梨状肌下缘、腓总神经从上下梨状肌中穿过，另有极少数人为变异型。梨状肌在伸髋时能使髋外旋，屈髋时能使髋外展。

4. 股内收肌

股内收肌群位于大腿内侧部，由股薄肌、长收肌、耻骨肌、短收肌和大收肌组成。其中股薄肌是位于大腿最内侧的带形肌肉，它起于耻骨下支前面下方，以扁腱止于胫骨粗隆内下方的骨面，有内收股、屈膝的作用，但缺少此肌对大腿的运动并无影响；长收肌，为长三角形扁肌，位于耻骨肌的内下方，是股三角的内界，它以圆腱起于耻骨体前面，肌束斜向下外后，并扩展移行为腱，止于股骨粗线内侧唇中 1/3，有内收、屈并内旋股的功能；耻骨肌在长收肌之上，起于耻骨梳及耻骨上支，肌束斜向外下，绕过股骨颈向后，止于股骨的耻骨肌线，有屈、内收股的作用；短收肌位于耻骨肌与长收肌后方，起于耻骨体及其下支的前面，肌束斜向外下，止于股骨粗线内侧唇的上 1/3，有内收、屈并内旋股的作用；大收肌位于内收肌群的最后侧，体积最大，起于耻骨下支与坐骨、坐骨结节。大收肌起自坐骨结节的部分，垂直下行，起自坐骨支与耻骨支的部分，上分肌束横行向外，以下的肌束逐渐向下倾斜，两部合并，止于股骨粗线内侧唇全长，起自坐骨结节的部分，以圆腱止于股骨内侧髁的收肌结节。大收肌坐骨部分有伸及内收已外展大腿的作用，其余部分有内收及内旋股的作用。

5.股四头肌

股四头肌位于大腿前面，由四个部分组成，即股直肌、股外侧肌、股内侧肌及股中间肌，基本上是四个独立的肌肉，四肌均有其单独的起点，在下部互相融合成一坚韧的股四头肌腱，止于髌骨，并向下延长成为髌韧带。股直肌为长而厚呈纺锤形双羽状肌，直头起于髂前下棘，反折头起自髋臼上缘，二头合为一个肌腹，该肌的上下端都是腱，肌束呈羽状排列，止腱附着于髌骨的上缘；股外侧肌为一扁平而坚强的肌肉，起于股骨大转子下部及股骨粗线外侧唇，肌束斜向下内，移行为腱，止于髌的外侧缘。屈膝时，其下端呈圆形隆起；股内侧肌为一大而扁平肥厚的肌肉，起于股骨粗线内侧唇，肌束斜向下外（下分者更接近水平位），移行于腱，止于髌内侧缘。股内侧肌远端由于覆盖其上的筋膜较薄，纤维斜行，止点靠下，因此较显突出，收缩时就更为明显；股中间肌为一扁平肌肉，前面呈腱性并凹陷以容纳股直肌，起于股骨体前面的上 3/4，肌束直行向下移行于腱，在股直肌止点方止于髌骨上缘。这样，四肌强大的腱都集中于髌骨，再由髌骨向下以髌韧带附着于胫骨粗隆。股四头肌最主要的功能是伸膝。人体唯一能防止膝关节屈曲者只有股四头肌，在日常生活中如步行、上下台阶或攀登时，都必须有股四头肌的功能。在股四头肌的四个组成部分中，股内侧肌最为重要，不但参与整个伸直过程、在伸直最后 10°~15° 时起主要作用，还可以维持髌骨的位置，是稳定膝关节最重要的肌肉。

6. 阔筋膜张肌

阔筋膜张肌位于大腿外侧部，起于髂前上棘、髂结节及二者之间的髂嵴外唇和阔筋膜，覆被以阔筋膜，在缝匠肌与臀中肌之间，肌腹呈梭形，长度约为大腿的 1/3，其纤维向下而微后，在股上、中 1/3，移行于髂胫束并止于胫骨髂胫束粗隆。阔筋膜张肌能向上牵引髂胫束，臀大肌能向后上牵引髂胫束，二肌共同收缩，能协助进一步外展股，并能沿大腿纵轴向上牵引胫骨，使足着地时助伸膝、足离地时助屈膝。

7. 小腿三头肌

小腿三头肌由腓肠肌内侧头、外侧头和比目鱼肌组成。腓肠肌内侧头起于股骨内侧髁上的三角形隆起，外侧头起于股骨外侧髁的压迹近侧端，腓肠肌的二肌腹增大，在腘窝下角彼此邻近，所成夹角多为 25°~30°，在小腿后部中点附近相连为一扁宽的腱膜。比目鱼肌起于胫骨腘线、胫骨内侧缘中 1/3、腓骨头及腓骨干上 1/3 的后面及胫腓二骨起端间的纤维弓，向下到小腿中部以下，移行为扁腱。腓肠肌内、外侧头构成的腱膜和比目鱼肌下部形成的扁腱向下移行为跟腱，附着于跟骨后面中分。小腿三头肌的作用是跖屈踝关节，其中腓肠肌尚有屈膝作用，其内、外侧头可内、外旋小腿。

（二）下肢部主要血管

1. 股动脉、静脉

大腿微屈并外展、旋外，膝关节微屈时，从髂前上棘至耻骨联合连线的中点（或腹股沟中点）与收肌结节连线的上 2/3 段为股动脉的体表投影。在股三角内，股动脉的外侧为股神经，内侧为股静脉。腹股沟韧带下方 3~4cm 由股动脉发出股深动脉。股动、静脉在股三角上部内的位置表浅，在腹股沟中点的下方可摸到股动脉的搏动。临床上常用此处作为股动脉采血、动脉造影、介入疗法的穿刺部位及下肢静脉和下肢动脉出血时的压迫止血部位。股动脉内侧的股静脉是进行右心造影、静脉采血等常用的穿刺部位。

2. 腘动脉

从大腿后面中、下 1/3 的分界线与股后正中线交点的内侧一横指（2.0~2.5cm）处至腘窝中点的连线为腘动脉斜行段投影，腘窝中点至腘窝下角的连线为垂直段投影。或者自腘窝上角内侧一横指处到腘窝下角之间的连线。在腘窝上角，腘动脉位于腘静脉和胫神经内侧；在腘窝下角，则位于腘静脉和胫神经的外侧。

4. 胫前、后动脉

自腓骨头和胫骨粗隆之间的中点到内、外踝前面连线中点的连线为胫前动脉的投影。从腘窝下角到内踝与跟腱内缘之间中点的连线为胫后动脉的投影。

（三）下肢部主要神经

1. 坐骨神经

出盆点在髂后上棘至坐骨结节连线中点的外侧 2~3cm 处。

自坐骨结节与股骨大转子连线的中、内 1/3 的交点，向下至股骨内、外侧髁连线的中点作一直线，为坐骨神经在股后区的投影线。坐骨神经痛时，常在此投影线上出现压痛。

2. 臀上皮神经

臀上皮神经来自第 1~3 腰脊神经后支的外侧支，在深层于 1~4 腰椎横突间骶棘肌外缘及附着于此处的腰背深筋膜之间穿过，达骶棘肌纤维间；在中层，穿过骶棘肌纤维行走于骶棘肌与腰背浅筋膜之间；在浅层，由腰背浅筋膜穿出到皮下筋膜中；最后，在第 4 腰椎棘突与髂嵴中点连线的外 1/3 处（或描述为在股骨大粗隆与第三腰椎间连线交于髂嵴处）越过髂嵴，分布于臀上部皮肤。臀上皮神经伴行的血管，主要来自腰部和臀部的动脉，分别汇入腰静脉和臀上静脉。

3. 腓深神经和胫神经

腓深神经和胫神经投影各自与胫前动脉和胫后动脉的走行相一致。

四、脊背部解剖简介

脊柱区位于躯干后部的中轴，又称背区，包括脊柱及其后方和两侧的所有软组织，实属颈、胸、腹和盆各部的一部分，而该区以脊柱为主体，构成了一个相对独立的功能区。

（一）脊背部肌肉

1. 胸锁乳突肌

胸锁乳突肌位于颈部侧面，是重要的体表标志和分区，它将颈部分为前、后三角。胸锁乳突肌有两个头：胸骨头呈腱性，较窄，起自胸骨上缘的前面；锁骨头呈肌性，较宽，起自锁骨内侧部，肌纤维斜向外上，止于乳突和上项线。锁骨头的纤维发出后，逐渐走在胸骨头的深面，为胸骨头所覆盖，但两头的肌纤维在下 2/3 为结缔组织间隔所分开，在上 1/3 相互愈着。两侧胸锁乳突肌一同收缩时，能使颈后伸仰头，上端固定时能提起胸前壁有助于深吸气；如一侧胸锁乳突肌收缩，则屈头至本侧，面部转向对侧；头部的正常姿势即靠颈部两侧肌肉的平衡共同维持。

2. 斜方肌

斜方肌是三角形阔肌，位于项部及背上部；起自枕外隆凸、上项线的内侧 1/3、项韧带、第 7 颈椎至第 12 胸椎的棘突及棘上韧带。上部肌束斜向下外，止于锁骨外侧 1/3 的后缘；中部肌束横行向外，止于肩峰内侧缘及肩胛冈上缘；下部肌束斜向上外，止于肩胛冈的内侧部。在下部肌束的止端腱与肩胛冈内侧端之间，有一斜方肌腱下囊。斜方肌起始处的腱膜以第 7 颈椎附近为最宽，向上及向下逐渐变窄，且有光泽，称为菱形腱镜。两侧斜方肌常不对称；偶见上部与中部肌束分离；肌的头部或下位胸椎起点可能缺如；锁骨部止点有时内移或缺如。全肌收缩可拉肩胛骨移向脊柱；上部肌束上提肩胛骨外侧角，与前锯肌下部肌束拉下角外旋的作用形成力偶，外旋肩胛骨下角，助臂上举，并协同肩胛提肌上提肩胛骨；下部肌束下降肩胛骨内侧部，协同胸小肌下拉肩胛骨。肩胛骨固定时，两侧肌收缩使头后仰；一侧收缩使头颈屈向同侧，面仰向对侧。

3. 肩胛提肌

肩胛提肌呈带状，位于颈部外侧，被斜方肌上部及胸锁乳突肌所覆盖。它起自上位 4 个颈椎横突，肌束斜向下外后方，止于肩胛骨内侧缘的肩胛冈以上的部分。上提肩胛骨，如止点固定，一侧肌肉收缩，可使颈屈曲、头部向同侧旋转。

4. 大、小菱形肌

大、小菱形肌在肩胛提肌的下方，位于同一肌层。大菱形肌薄而扁阔，呈菱形，起自上位 4~5 个胸椎棘突及棘间韧带，肌束斜向下外，止于肩胛骨内侧缘肩胛冈内侧端以下的部分。小菱形肌呈窄带状，起自下位两个颈椎棘突及项韧带，止于肩胛骨内侧缘肩胛冈内侧端以上的部分。大小菱形肌多相融合，分界不清。检查时，患者手背置于腰部，使肩胛骨外展外旋以放松斜方肌，检查者以手指插入肩胛骨脊柱缘前方，嘱患者将手离开腰部，此时肩胛骨内收、内旋，检查者可感觉其收缩，从肩胛骨脊柱缘前方插入的手指可被挤出。大小菱形肌能内收及内旋肩胛骨，并上提肩胛骨，使之接近脊柱。

5. 腰大肌

腰大肌起于各腰椎间盘侧面、椎间盘毗邻的腰椎体侧方的下缘与上缘、同一椎体上下缘之间的腱性弓和各腰椎横突根的下缘，肌束经腹股沟韧带后方、髋关节前方向下集中移行，止于股骨小转子。

6. 骶棘肌

骶棘肌紧列于棘突外侧，下迄骶骨，上达枕骨，沿途均有起止，它以总腱及肌束起于骶骨背面，髂嵴后部、腰椎棘突及胸腰筋膜，肌向上分为外侧、中部及内侧三列纵行的肌柱，外侧列附着于肋骨，称为髂肋肌，中间列附着于横突称为最长肌，内侧列附着于棘突称为棘肌，最薄弱。

7. 腰方肌

腰方肌位于腹后壁腰椎两侧，它起于髂嵴后方内唇、髂腰韧带以及下位 3~4 个腰椎横突，肌束上行，止于第 12 肋内侧半下缘、上位 4 个腰椎横突及第 12 胸椎体。

8. 横突棘肌

横突棘肌位于竖脊肌的深面，由许多斜行的肌束组成，分别起自下位椎骨的横突，斜向上内一定距离，止于椎骨的棘突。

（二）脊背部主要血管

1. 枕动脉

起自颈外动脉，行向后上，经颞骨乳突的内侧进入项区，在夹肌深面、头半棘肌外侧缘处越过枕下三角分出数支。本干继续向上至上项线高度穿斜方肌浅出，与枕大神经伴行分布至枕部（图 2-1）。分支中有一较大的降支，向下分布至项区诸肌，并与椎动脉、肩胛背动脉等分支吻合，形成动脉网。

2. 椎动脉

起自锁骨下动脉第 1 段，沿前斜角肌内侧上行，穿第 6~1 颈椎横突孔，进入枕下三角，经枕骨大孔入颅。按其行程可分为 4 段：①第 1 段为椎前部，位于椎动脉三角内，即自起始处至第 6 颈椎横突孔的一段。②第 2 段称横突部，穿行于上 6 个颈椎横突孔内。③第 3 段称寰椎部，横行于枕下三角，横卧于寰椎后弓上面的椎动脉沟内。④第 4 段为颅内部，位于颅内。椎动脉是向颅内供血的主要血管之一，在颅外，有横突部发出数条细小的肌支和脊支，前者分布到颈深肌，后者经椎间孔入椎管，分布到颈椎和脊髓及其被膜。椎动脉表面包裹丰富的交感神经丛。当颈椎骨质增生导致横突部椎动脉受压时，可引起颅内供血不足，即所谓椎动脉型颈椎病。椎动脉周围有静脉丛，向下汇成椎静脉。

（三）脊背部主要神经

1. 枕大神经

第 2 颈神经后支的内侧支。第 2 颈神经的后支是脊神经中唯一一对后支粗于前支的神经。枕大神经由第 1、2 颈椎横突之间向后，在斜方肌的起点，即上项线的下方（枕外隆突的外侧 2cm 处）浅出，伴枕动脉的分支在浅筋膜中上行分布至枕部。该神经主要成分为感觉纤维，分支分布至枕部皮肤，其运动纤维支配头半棘肌。

2. 脊神经后支

在椎间孔处发自脊神经，绕椎骨关节突外侧向后行，至相邻椎骨横突之间（除第 1 颈神经，第 4、5 骶神经和尾神经）分为内侧支（后内侧支）和外侧支（后外侧支），进而分支至邻近的肌肉和皮肤。颈神经后支（除第 1、2 颈神经）向后行于横突间肌内侧，绕过颈椎关节突，经头半棘肌和颈半棘肌穿出。各颈神经均发出肌支支配项部深层肌。胸神经后支紧靠胸椎关节突行向后方并分为内侧支和外侧支，两支均分布至胸背区的皮肤和深层肌。但上胸部的皮肤主要由上 6 条内侧支支配，而下部则由下 6 条外侧支支配。腰神经分支分布至腰区、臀区的皮肤和深层肌；骶、尾神经后支分布至骶骨背面和臀区的皮肤。

脊神经后支呈明显的节段性分布，故手术中横断深层肌时，不会引起肌瘫痪。腰神经后支的损伤较为多见，是导致腰腿痛的常见原因之一，这与该神经行程中所经过的结构有关。

第三章 经络腧穴学基础

第一节 经络概论

经络是经脉与络脉的总称，是周身气血运行的通道。经脉是气血运行的主干，人体的腧穴主要分布在经脉上，所以从穴位注射的角度出发，主要了解经脉的有关理论。

经络学说认为，经脉主要有十二正经、奇经八脉、十二经别、经筋和皮部。十二正经主要是按手足分三阴、三阳，共十二条，有手太阴肺经、手厥阴心包经、手少阴心经、手阳明大肠经、手少阳三焦经、手太阳小肠经、足阳明胃经、足少阳胆经、足太阳膀胱经、足太阴脾经、足厥阴肝经、足少阴肾经。奇经八脉主要包括：督脉、任脉、冲脉、带脉、阴维脉、阳维脉、阴跷脉、阳跷脉。经络的循行规律如下。（图 3-1）

经络的循行规律，手三阴循行于上肢内侧，从桡侧到尺侧依次为手太阴肺经、手厥阴心包经、手少阴心经；手三阳循行于上肢内侧，从桡侧到尺侧依次为手阳明大肠经、手少阳三焦经、手太阳小肠经。且内、外对应部位的两条经络互为表里，如手太阴肺经与手阳明大肠经相表里、手厥阴心包经与手少阳三焦经相表里、手少阴心经与手太阳小肠经相表里。

足三阴循行于下肢内侧，从前向后，内踝以上依次为足太阴脾经、足厥阴肝经、足少阴肾经；足三阳循行于下肢外侧，从前向后依次为足阳明胃经、足少阳胆经、足太阳膀胱经。且内、外对应部位的两条经络互为表里，如足太阴脾经与足阳明胃经相表里、足厥阴肝经与足少阳胆经相表里、足少阴肾经与足太阳膀胱经相表里。

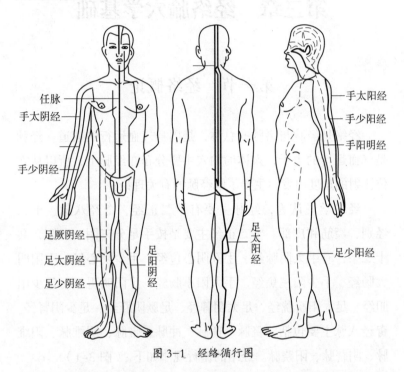

图 3-1 经络循行图

督脉循行于人体后正中线，其中在颈、胸、腰部督脉两侧旁开 0.5 寸，分布着夹脊穴，为穴位注射常用腧穴。任脉分布于人体前正中线。冲脉起于胞中，下出会阴后，从气街部起与足少阴经相并，夹脐上行，散入胸中，上达咽喉，环绕口唇。带脉循行起于季胁，斜向下行到带脉穴，绕身一周。阴维脉起于内踝上 5 寸后端，循腿内侧至小腹外缘，循腹上行至乳上结喉，维络诸阴脉会于任脉。阳维脉起于足跟外侧，向上经过外踝，沿足少阳经上行到髋关节部，经胁肋后侧，从腋后上肩，至前额，再到项合于督脉。阴跷脉起于足跟内侧足少阴经的照海穴，通过内踝上行，沿大腿的内侧进入前阴部，沿躯干腹面上行，至胸部入于缺盆，上行于喉结旁足阳明经的人迎穴之前，到达鼻旁，连属眼内角，与足太阳、阳跷脉会合而上行。阳跷脉起于跟中，循外踝从胁上行，循肩入缺盆，入颈上出人迎之前，属目内眦，上行下耳后，入风池穴而终。

　　十二经脉的循行走向总的规律是：手三阴经从胸走手，在手指末端交手三阳，手三阳经从手走头，交足三阳，足三阳经从头走足，在足趾末端交足三阴，足三阴经从足走腹胸，交手三阴，如环无端。（图3-2）

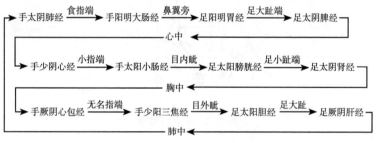

图 3-2　十二正经走向交接规律图

第二节　常用腧穴概述

　　腧穴，又名穴位，指人体经络线上特殊的点区部位，是人体脏腑经络之气聚结的部位。是中医针刺、艾灸、推拿、按摩等施术部位，也是穴位注射的部位。

　　穴位注射是西医学药物注射与中医针刺方法的结合，一般来说，选择的穴位以肌内组织丰富，适宜肌内注射部位，以头面部和四肢穴位常用。下面将简单介绍十二正经、任督二脉以及奇穴常用的穴位注射腧穴。

【手太阴肺经】（图 3–3）

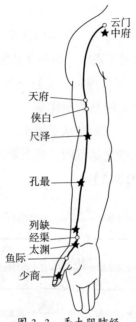

图 3–3   手太阴肺经

表 3–1   手太阴肺经穴位注射常用腧穴

穴名	定位	主治	技法
中府	在胸外上方，前正中线旁开 6 寸，平第 1 肋间隙处	①肺疾；②肩背痛	向外斜刺或平刺 0.5~0.8 寸 注药 0.5~1ml
尺泽	在肘横纹中，肱二头肌腱桡侧凹陷处	①肺疾；②肘臂挛痛；③急性吐泻，中暑，小儿惊风	直刺 0.8~1.2 寸 注药 0.5~1ml
孔最	尺泽穴与太渊穴连线上，腕横纹上 7 寸处	①咯血、咳嗽、气喘、咽喉肿痛等肺系病症；②肘臂挛痛	直刺 0.5 寸 注药 0.5~1ml
列缺	桡骨茎突上方，腕横纹上 1.5 寸，当肱桡肌与拇长展肌腱之间	①肺系病症；②头项部疾患	向上斜刺 0.5~0.8 寸 注药 0.2~0.3ml
太渊	在掌后腕横纹桡侧，桡动脉的桡侧凹陷中	①咳嗽，气喘；②无脉症；③腕臂痛	避开桡动脉，直刺 0.3~0.5 寸 注药 0.3~0.5ml
鱼际	第 1 掌骨中点，赤白肉际处	①咳嗽，咯血；②咽干，咽喉肿痛，失音；③小儿疳积	直刺 0.5~0.8 寸 注药 0.3~0.5ml

【手阳明大肠经】（图 3-4）

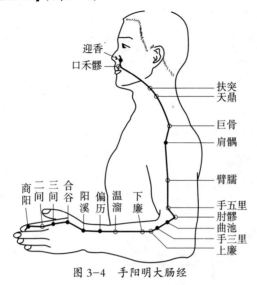

图 3-4 手阳明大肠经

表 3-2 手阳明大肠经穴位注射常用腧穴

穴名	定位	主治	技法
合谷	在手背，第 1、2 掌骨间，当第 2 掌骨桡侧的中点处	①头面五官疾患；②外感病证；③经闭，滞产	直刺 0.5~1 寸 注药 0.5~1ml
阳溪	在腕背横纹桡侧，手拇指向上翘时，当拇短伸肌腱与拇长伸肌腱之间的凹陷中	①手腕痛；②头痛，目赤，耳聋，齿痛	直刺 0.5~0.8 寸 注药 0.3~0.5ml
偏历	屈肘，当阳溪与曲池连线上，腕横纹上 3 寸处	①耳鸣，鼻衄，喉痛；②手臂酸痛；③腹部胀满；④水肿	直刺或斜刺 0.5~0.8 寸 注药 0.3~0.5ml
手三里	在前臂背面桡侧，当阳溪与曲池连线上，肘横纹下 2 寸处	①手臂无力、上肢不遂；②腹痛，腹泻；③齿痛，颊肿	直刺 1~1.5 寸 注药 0.5~1ml
曲池	屈肘成直角，在肘横纹外侧端与肱骨外上髁连线中点	①手臂痹痛，上肢不遂；②热病；③高血压；④癫狂；⑤腹痛吐泻；⑥咽喉肿痛，齿痛，目赤痛；⑦瘾疹，湿疹，瘰疬	直刺 0.8~1.2 寸 注药 0.5~1ml
臂臑	当曲池与肩髃连线上，曲池上 7 寸三角肌止点处	①肩臂疼痛，上肢不遂，颈项拘挛；②瘰疬；③目疾	直刺或向上斜刺 0.8~1.5 寸 注药 0.5~1ml

穴名	定位	主治	技法
肩髃	在肩峰端下缘，三角肌上部中央上臂外展或向前平伸时，肩部出现两个凹陷，当肩峰前下方向凹陷处	①肩臂挛痛，上肢不遂；②瘾疹	直刺或向下斜刺0.8~1.5 寸注药 0.5~1ml
迎香	在鼻翼外缘中点旁，当鼻唇沟中间	①鼻塞，衄衊，口喎，面痒；②胆道蛔虫症	向内上方斜刺或平刺0.3~0.5 寸注药 0.2~0.3ml

【足阳明胃经】（图 3-5）

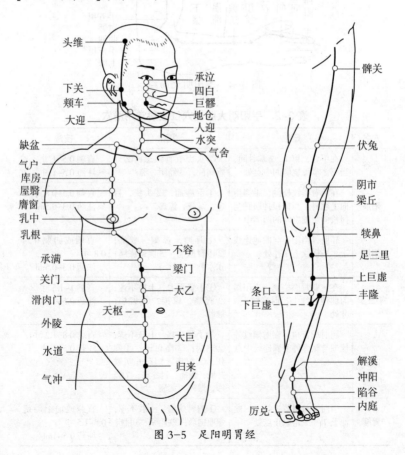

头维
下关
颊车
大迎
缺盆
气户
库房
屋翳
膺窗
乳中
乳根
承满
关门
滑肉门
天枢 - -
外陵
水道
气冲

承泣
四白
巨髎
地仓
人迎
水突
气舍

不容
梁门
太乙

大巨
归来

髀关

伏兔

阴市
梁丘

犊鼻
足三里
上巨虚
丰隆

条口
下巨虚

解溪
冲阳
陷谷
内庭

厉兑

图 3-5　足阳明胃经

表3-3　足阳明胃经穴位注射常用腧穴

穴名	定位	主治	技法
四白	目正视，瞳孔直下，当眶下孔凹陷处	①目赤痛痒，目翳，眼睑眴动；②口眼㖞斜，面肌痉挛；③头痛，眩晕	直刺或微向上斜刺0.3~0.5寸，不可深刺，不可过度提插捻转注药0.3~0.5ml
地仓	在面部，口角外侧，上直对瞳孔	口㖞，流涎，眼睑眴动	斜刺或平刺0.5~0.8寸，可向颊车透刺注药0.3~0.5ml
颊车	在面颊部，下颌角前上方约1横指，当咀嚼时咬肌隆起，按之凹陷处	口㖞，齿痛，颊肿，口噤不语	直刺0.3~0.5寸，平刺0.5~0.1寸，可向地仓透刺注药0.3~0.5ml
下关	在耳屏前，下颌骨髁状突前方，当颧弓与下颌切迹所形成的凹陷中	①耳聋，耳鸣，聤耳，齿痛；②口噤，口眼㖞斜	直刺0.5~1寸注药0.3~0.5ml
头维	在头侧部，当额角发际上0.5寸，头正中线旁4.5寸	头痛，目眩，目痛，流泪	平刺0.5~1寸注药0.3~0.5ml
梁门	在上腹部，脐中上4寸，前正中线旁开2寸	腹胀、纳少、胃痛等胃疾	直刺0.8~1.2寸注药0.3~0.5ml
天枢	脐中旁开2寸	①腹胀肠鸣，绕脐痛，便秘，泄泻，痢疾；②月经不调，痛经	直刺1~1.5寸注药0.5~1ml
归来	当脐中下4寸，距前正中线旁开2寸	①腹痛，疝气；②月经不调，白带，阴挺	直刺1~1.5寸注药0.5~1ml
髀关	在髂前上棘与髌底外侧端的连线上，屈髋时平会阴，居缝匠肌外侧凹陷处	腰痛膝冷，下肢痿痹，腹痛	直刺1~1.2寸注药0.5~1ml

续　表

穴名	定位	主治	技法
梁丘	屈膝，在髂前上棘与髌底外侧端的连线上，髌底外上缘上2寸	①急性胃痛；②膝肿痛，下肢不遂；③乳痈	直刺1~1.2寸注药0.5~1ml
犊鼻	屈膝，在膝部髌韧带外侧凹陷中	膝痛，下肢麻痹，屈伸不利，脚气	向后内斜刺0.5~1寸注药0.5~1ml
足三里	在小腿前外侧，当犊鼻下3寸，距胫骨前缘外开一横指（中指）	①胃痛，呕吐，噎膈，腹胀，泄泻，痢疾，便秘；②乳痈，肠痈；③下肢痹痛，水肿；⑤癫狂，脚气；⑦虚劳赢瘦，为强壮保健要穴	直刺1~2寸注药0.5~1ml
上巨虚	在小腿前外侧，当犊鼻下6寸，距胫骨前缘外开一横指（中指）	①肠鸣，腹痛，泄泻，便秘，肠痈；②下肢痿痹，脚气	直刺1~2寸注药0.5~1ml
丰隆	在小腿前外侧，当外踝尖上8寸，条口外，距胫骨前缘二横指（中指）	①头痛，眩晕；②癫狂；③痰多咳嗽；④下肢痿痹；⑤腹胀，便秘	直刺1~1.5寸注药0.5~1ml
解溪	在足背与踝关节横纹中央凹陷处，当拇长伸肌腱与趾长伸肌腱之间	①下肢痿痹，踝关节病，足下垂；②头痛，眩晕；③癫狂；④腹胀，便秘	直刺0.5~1寸注药0.5~1ml
内庭	在足背当第2、3趾间缝端	①齿痛，咽喉肿痛，口喎，鼻衄；②热病；③胃病吐酸，腹胀，泄泻，痢疾，便秘；④足背肿痛	直刺或斜刺0.5~0.8寸注药0.3~0.5ml

【足太阴脾经】（图 3-6）

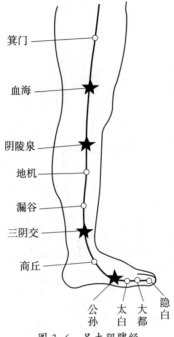

图 3-6 足太阴脾经

表 3-4 足太阴脾经穴位注射常用腧穴

穴名	定位	主治	技法
公孙	在足内侧缘，当第一跖骨基底部的前下方，赤白肉际处	①胃痛，呕吐，腹痛泄泻，痢疾；②心烦失眠，狂证；③气上冲心	直刺 0.6~1.2 寸注药 0.3~0.5ml
三阴交	在足内踝尖上 3 寸，胫骨内侧面后缘	①肠鸣腹胀，泄泻；②月经不调，带下，阴挺，不孕，滞产；③遗精，阳痿，遗尿，疝气；④失眠；⑤下肢痿痹，脚气	直刺 1~1.5 寸孕妇禁针注药 0.5~1ml
阴陵泉	在小腿内侧，当胫骨内侧髁后下方凹陷处	①腹胀，泄泻，水肿，黄疸，小便不利或失禁；②膝痛	直刺 1~2 寸注药 0.5~1ml
血海	屈膝，在大腿内侧，髌底内侧端上 2 寸，当股四头肌内侧头的隆起处	①月经不调，崩漏，经闭；②瘾疹，湿疹，丹毒	直刺 1~1.5 寸注药 0.5~1ml

【手少阴心经】（图 3-7）

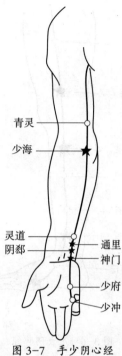

青灵

少海

灵道

阴郄

通里

神门

少府

少冲

图 3-7 手少阴心经

表 3-5 手少阴心经穴位注射常用腧穴

穴名	定位	主治	技法
少海	屈肘，当肘横纹内侧端与肱骨内上髁连线的中点处	①心痛，癔症，神志病；②肘臂挛痛；③头项痛，腋胁痛；④瘰疬	直刺 0.5~1 寸注药 0.3~0.5ml
通里	在前臂掌侧，腕横纹上 1 寸，当尺侧腕屈肌腱的桡侧缘	①心悸，怔忡；②暴喑，舌强不语；③腕臂痛	直刺 0.3~1 寸不宜深刺以免伤及血管和神经注药 0.3~0.5ml
阴郄	在前臂掌侧，腕横纹上 0.5 寸，尺侧腕屈肌腱的桡侧缘	①心痛，惊悸；②骨蒸盗汗；③吐血，衄血	直刺 0.3~0.5 寸不宜深刺以免伤及血管和神经注药 0.3~0.5ml
神门	腕横纹尺侧端，尺侧腕屈肌腱的桡侧凹陷处	①心病，心烦，惊悸，怔忡，健忘，失眠，癫狂痫；②高血压；③胸胁痛	直刺 0.3~0.5 寸注药 0.3~0.5ml

【手太阳小肠经】（图 3-8）

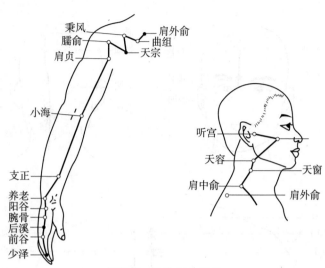

图 3-8 手太阳小肠经

表 3-6 手太阳小肠经穴位注射常用腧穴

穴名	定位	主治	技法
后溪	在手掌尺侧，微握拳，第 5 指掌关节后的远侧掌横纹头赤白肉际	①头项强痛，腰背痛，手指及肘臂挛痛；②目赤，耳聋，咽喉肿痛；③癫狂；④疟疾	直刺 0.5~1 寸，治手指挛痛可透刺合谷注药 0.3~0.5ml
养老	手掌面向胸，当尺骨茎突桡侧骨缝凹缘中	①目视不明；②肩、背、肘、臂酸痛	直刺或斜刺 0.5~0.8 寸注药 0.3~0.5ml
肩贞	在肩关节后下方，臂内收时，腋后纹头上 1 寸	①肩臂疼痛；②瘰疬	直刺 1~1.5 寸不宜向胸侧深刺注药 0.5~1ml
天宗	在肩胛骨冈下窝中央凹陷处，平第 4 胸椎	①肩胛疼痛；②气喘；③乳痈	直刺或斜刺 0.5~1 寸遇到阻力不可强行进针注药 0.5~1ml
颧髎	在面部，当目外眦直下，颧骨下缘凹陷处	口眼㖞斜，眼睑瞤动，齿痛，颊肿，三叉神经痛	直刺 0.3~0.5 寸，斜刺或平刺 0.5~1 寸注药 0.3~0.5ml
听宫	耳屏前，下颌骨髁状突的后方，张口时呈凹陷处	①耳鸣，耳聋，聤耳；②齿痛	张口，直 1~1.5 寸注药 0.3~0.5ml

【足太阳膀胱经】（图 3-9）

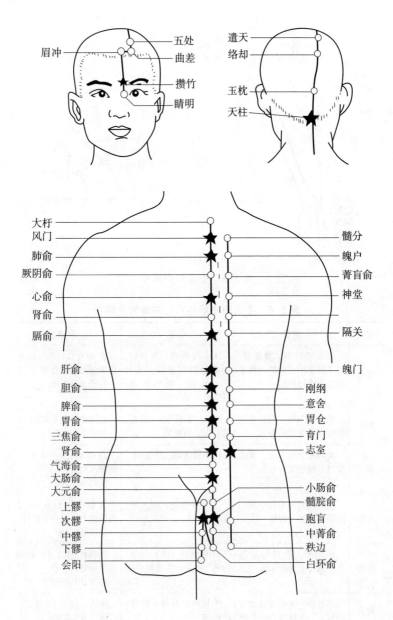

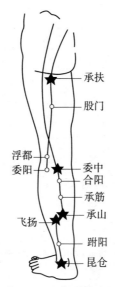

承扶
股门
浮都
委阳
委中
合阳
承筋
承山
飞扬
跗阳
昆仑

图 3-9 足太阳膀胱经

表 3-7 足太阳膀胱经穴位注射常用腧穴

穴名	定位	主治	技法
攒竹	眉头凹陷中，眶上切迹处，约在目内眦直上	①头痛，眉棱骨痛；②眼睑瞤动，眼睑下垂，目视不明，目赤肿痛；③急性腰扭伤	可向眉中平刺或斜刺0.5~0.8寸或直刺0.2~0.3寸 注药0.3~0.5ml
天柱	在后发际正中直上0.5寸，哑门穴旁开1.3寸，当斜方肌外侧缘凹陷中	①后头痛，项强，肩背腰痛；②鼻塞；③癫狂痫，热病	直刺或斜刺0.5~0.8寸，不可向内上方深刺，以免伤及延髓 注药0.3~0.5ml
风门	第2胸椎棘突下，旁开1.5寸	①感冒，咳嗽，发热，头痛；②项强，胸背痛	斜刺0.5~0.8寸 注药0.3~0.5ml
肺俞	第3胸椎棘突下，旁开1.5寸	①咳嗽、气喘、咯血等肺疾；②骨蒸潮热，盗汗	斜刺0.5~0.8寸 注药0.3~0.5ml
心俞	第5胸椎棘突下，旁开1.5寸	①心痛、惊悸、失眠、健忘、癫痫；②咳嗽，吐血	斜刺0.5~0.8寸 注药0.3~0.5ml
膈俞	第7胸椎棘突下，旁开1.5寸	①呕吐、呃逆、气喘、吐血等上逆之证；②贫血；③瘾疹，皮肤瘙痒；④潮热，盗汗	斜刺0.5~0.8寸 注药0.3~0.5ml
肝俞	第9胸椎棘突下，旁开1.5寸	①黄疸，胸胁胀痛，目疾；②癫狂痫；③脊背痛	斜刺0.5~0.8寸 注药0.3~0.5ml

穴名	定位	主治	技法
胆俞	第 10 胸椎棘突下，旁开 1.5 寸	①黄疸、口苦、胁痛等肝胆疾患；②肺痨，潮热	斜刺 0.5~0.8 寸 注药 0.3~0.5ml
脾俞	第 11 胸椎棘突下，旁开 1.5 寸	①腹胀、腹泻、呕吐、痢疾、便血等脾胃肠腑病证；②背痛	斜刺 0.5~0.8 寸 注药 0.3~0.5ml
胃俞	第 12 胸椎棘突下，旁开 1.5 寸	①胃脘痛、呕吐、腹胀、肠鸣等脾胃疾患；②背痛	斜刺 0.5~0.8 寸 注药 0.3~0.5ml
肾俞	第 2 腰椎棘突下，旁开 1.5 寸	①腰痛；②遗尿、遗精、阳痿、月经不调、带下等泌尿系疾患；③耳鸣，耳聋	直刺 0.5~1 寸 注药 0.3~0.5ml
大肠俞	第 4 腰椎棘突下，旁开 1.5 寸	①腰腿痛；②腹胀、腹泻、便秘	直刺 0.8~1.2 寸 注药 0.3~0.5ml
膀胱俞	骶正中嵴（第 2 骶椎棘突下）旁开 1.5 寸，约平第 2 骶后孔	①小便不利、遗尿等膀胱气化功能失调的病证；②腰骶痛；③腹泻，便秘	直刺 0.8~1.2 寸 注药 0.3~0.5ml
次髎	在髂后上棘与后正中线之间，适对第 2 骶后孔	①月经不调、痛经、带下等妇科疾患；②小便不利；③遗精；④疝气；⑤腰骶痛，下肢痿痹	直刺 1~1.5 寸 注药 0.3~0.5ml
承扶	在大腿后面，臀横纹的中点	①腰、骶、臀、股部疼痛；②痔疾	直刺 1~2 寸 注药 0.5~1ml
委中	腘横纹中点，当股二头肌肌腱与半腱肌肌腱之间	①腰背痛、下肢痿痹等腰及下肢病证；②腹痛，急性吐泻；③小便不利，遗尿；④丹毒	直刺 1~1.5 寸，针刺不宜过快、过强、过深，以免损伤血管和神经 注药 0.5~1ml
志室	第 2 腰椎棘突下，旁开 3 寸	①遗精、阳痿等肾虚病证；②小便不利；③腰脊强痛	斜刺 0.5~0.8 寸 注药 0.3~0.5ml
承山	在小腿后面正中，委中穴与昆仑穴之间，当伸直小腿和足跟上提时腓肠肌肌腹下出现凹陷处	①腰腿拘急、疼痛；②痔疾，便秘	直刺 1~2 寸，不宜作过强的刺激，以免引起腓肠肌痉挛，注药 0.5~1ml
飞扬	在小腿后面，外踝后，昆仑穴直上 7 寸，承山穴外下方 1 寸处	①头痛、目眩；②腰腿疼痛；③痔疾	直刺 1~1.5 寸 注药 0.5~1ml
昆仑	在外踝后方，当外踝尖与跟腱之间的凹陷	①后头痛、项强、腰骶疼痛、足踝肿痛；②癫痫；③滞产	直刺 0.5~0.8 寸，孕妇禁用，经期慎用 注药 0.3~0.5ml

【足少阴肾经】（图 3-10）

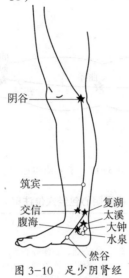

阴谷

筑宾

交信　　复溜
腹海　　太溪
　　　　大钟
　　　　水泉
然谷

图 3-10　足少阴肾经

表 3-8　足少阴肾经穴位注射常用腧穴

穴名	定位	主治	技法
太溪	内踝后方，当内踝尖与跟腱之间的中点凹陷处	①头痛，目眩，咽喉肿痛，齿痛，耳聋，耳鸣等肾虚性五官病证；②月经不调，遗精，阳痿，小便频数等泌尿生殖系疾患；③腰脊痛及下肢厥冷，内踝肿痛；④气喘，胸痛，咯血等肺部疾患；⑤消渴；⑥失眠，健忘等肾精不足证	直刺 0.5~1 寸注药 0.3~0.5ml
照海	内踝尖正下方凹陷处	①痫证，失眠等精神、神志疾患；②咽干咽痛，目赤肿痛等五官热性病证；③小便不利，小便频数；④月经不调，痛经，赤白带下等妇科病证；⑤下肢痿痹	直刺 0.5~1 寸注药 0.3~0.5ml
复溜	在小腿内侧，太溪穴直上 2 寸，跟腱的前方	①水肿，腹胀；②盗汗，身热无汗；③肠鸣，泄泻；④足痿，腰脊强痛	直刺 0.5~1 寸注药 0.5~1ml
交信	在小腿内侧，太溪穴直上 2 寸，复溜穴前 0.5 寸，胫骨内侧面的的后缘	①月经不调，痛经，崩漏等妇科病证；②腹痛，腹泻；③小便不利，水肿；④睾丸肿痛，疝气；⑤膝、股、腘内侧痛	直刺 0.5~1 寸注药 0.5~1ml
阴谷	在腘窝内侧，屈膝时当半腱肌腱与半膜肌腱之间	①阳痿，疝气，月经不调，崩漏，小便难等泌尿生殖系疾患；②膝股内侧痛	直刺 1~1.5 寸注药 0.5~1ml

【手厥阴心包经】（图 3-11）

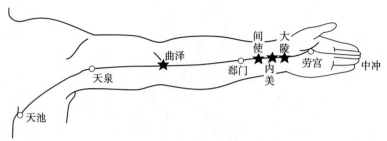

图 3-11　手厥阴心包经

表 3-9　手厥阴心包经穴位注射常用腧穴

穴名	定位	主治	技法
曲泽	在肘横纹中，当肱二头肌腱的尺侧缘	①心痛，心悸等心脏病证；②胃痛，呕吐，泄泻等急性胃肠病；③肘臂挛痛；④热病	直刺 0.8~1 寸注药 0.5~1ml
间使	在前臂掌侧，当曲泽与大陵的连线上，腕横纹上 3 寸，掌长肌腱与桡侧腕屈肌腱之间	①心痛，心悸，癫狂痫等；②胃痛，呕吐；③热病，疟疾；④臂痛	直刺 0.5~1 寸注药 0.5~1ml
内关	在前臂掌侧，当曲泽与大陵的连线上，腕横纹上 2 寸，掌长肌腱与桡侧腕屈肌腱之间	①心痛，心悸，胸闷，胸痛等心胸病证；②胃痛，呕吐，呃逆等胃疾；③失眠，癫狂等神志病证；④上肢臂痛，偏瘫，手指麻木等局部病证	直刺 0.5~1 寸注药 0.5~1ml
大陵	在腕掌横纹的中点处，掌长肌腱与桡侧腕屈肌腱之间	①心痛，心悸，胸胁痛等心胸病证；②癫狂；③胃痛，呕吐；④腕臂痛	直刺 0.3~0.5 寸注药 0.3~0.5ml

【手少阳三焦经】（图 3-12）

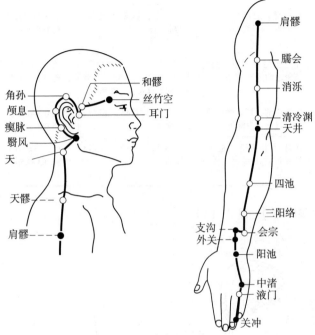

图 3-12 手少阳三焦经

表 3-10 手少阳三焦经穴位注射常用腧穴

穴名	定位	主治	技法
阳池	在腕背横纹中，当指总伸肌腱的尺侧缘凹陷处	①头痛，目赤肿痛，耳聋，喉痹等头面五官疾患；②腕痛；③消渴	直刺 0.3~0.5 寸注药 0.3~0.5ml
外关	在前臂背侧，当阳池与肘尖的连线上，腕背横纹上 2 寸，尺骨与桡骨之间	①头痛，颊痛，目赤肿痛，耳鸣，耳聋等头面五官疾患；②热病；③胁肋痛，上肢痹痛；④瘰疬	直刺 0.5~1 寸注药 0.5~1ml
支沟	在前臂背侧，当阳池与肘尖的连线上，腕背横纹上 3 寸，尺骨与桡骨之间	①便秘；②胁肋痛；③耳聋，耳鸣，暴喑；④瘰疬	直刺 0.5~1 寸注药 0.5~1ml
天井	在臂外侧，屈肘时当肘尖直上 1 寸凹陷处	①手臂无力，上肢不遂；②偏头痛，耳聋；③胸胁痛；④瘰疬	直刺 0.5~1 寸注药 0.5~1ml

穴名	定位	主治	技法
肩髎	在肩部，肩髃后方，当臂外展时，于肩峰后下方呈凹陷处	①臂痛，肩重不能举；②胁肋疼痛	向肩关节直刺1~1.5寸注药0.5~1ml
翳风	在耳垂后方，当乳突与下颌角之间的凹陷处	①口眼㖞斜，牙关紧闭，齿痛，颊肿，耳鸣，耳聋等头面五官疾患；②瘰疬	直刺0.8~1.2寸注药0.3~0.5ml
角孙	在侧头部，折耳廓向前，当耳尖直上入发际处	①颊肿，目翳，齿痛；②项强	平刺0.3~0.5寸注药0.3~0.5ml
耳门	在耳屏上切迹的前方，下颌骨髁状突后缘，张口有凹陷处	①耳鸣，耳聋，聤耳；②齿痛	张口，直刺0.5~1寸注药0.3~0.5ml

【足少阳胆经】（图3-13）

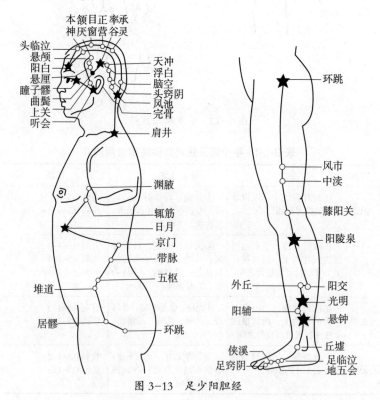

图3-13　足少阳胆经

表 3-11 足少阳胆经穴位注射常用腧穴

穴名	定位	主治	技法
瞳子髎	目外眦旁，当眶外侧缘凹陷处	①目赤，目痛，目翳等目疾；②头痛，口眼㖞斜	平刺 0.3~0.5 寸 注药 0.3~0.5ml
听会	耳屏间切迹的前方，下颌骨髁状突的后缘，张口有凹陷	①耳鸣，耳聋，聤耳等耳疾；②齿痛，口眼㖞斜，面痛	直刺 0.5~1 寸 注药 0.3~0.5ml
率谷	耳尖直上入发际1.5寸	①偏头痛，眩晕；②耳鸣，耳聋；③小儿惊风	平刺 0.5~1 寸 注药 0.3~0.5ml
阳白	目正视，瞳孔直上，眉上1寸	目赤肿痛，眼睑下垂，口眼㖞斜，头痛等头目疾患	平刺 0.3~0.5 寸 注药 0.3~0.5ml
风池	胸锁乳突肌与斜方肌上端之间的凹陷中，平风府穴	①头痛，眩晕，目赤肿痛，鼻渊，耳鸣等头面五官病证；②中风，不寐，癫痫等神志病证；③颈项强痛	针尖微下，向鼻尖方向斜刺0.8~1.2寸，或平刺透风府穴 注药 0.5~1ml
肩井	大椎与肩峰连线的中点上，前直对乳中	①肩背臂痛，上肢不遂，颈项强痛等肩颈上肢部病证；②瘰疬；③乳痈，乳汁不下；④难产，胞衣不下	直刺0.3~0.5寸，深部正当肺尖，慎不可深刺 注药 0.5~1ml
日月	乳头直下，前正中线旁开4寸，第7肋间隙中	①黄疸，呃逆，呕吐，吞酸，胁肋疼痛等肝胆病证；②胃脘痛	斜刺 0.5~0.8 寸 注药 0.3~0.5ml
环跳	侧卧屈股，股骨大转子最凸点与骶管裂孔连线的外1/3与中1/3交点处	腰胯疼痛，下肢痿痹等腰腿病证	直刺 2~3 寸 注药 0.5~1ml
阳陵泉	腓骨小头前下方凹陷处	①黄疸，口苦，呃逆，呕吐，胁肋疼痛等肝胆病证；②下肢痿痹，膝膑肿痛等下肢、膝关节疾患；③肩痛	直刺 1~1.5 寸 注药 0.5~1ml
光明	外踝尖上5寸，腓骨前缘	①目痛，夜盲，目视不明等目疾；②下肢痿痹；③乳房胀痛，乳少	直刺 1~1.5 寸 注药 0.5~1ml
悬钟	外踝尖上3寸，腓骨前缘	①颈项强痛，胸胁胀痛，下肢痿痹；②痴呆，中风	直刺 1~1.5 寸 注药 0.5~1ml

【足厥阴肝经】（图 3-14）

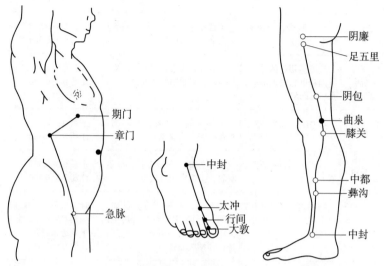

图 3-14　足厥阴肝经

表 3-12　足厥阴肝经穴位注射常用腧穴

穴名	定位	主治	技法
行间	第 1、2 趾间，趾蹼缘的后方赤白肉际处	①中风，癫痫，头痛，目眩，目赤肿痛，青盲，口㖞等肝经风热所致病证；②月经不调，痛经，崩漏，带下等妇科病证；③遗尿，癃闭等泌尿系病证；④疝气；⑤胸胁胀痛	直刺 0.5~0.8 寸注药 0.3~0.5ml
太冲	第 1、2 跖骨结合部之前凹陷处	①头痛，眩晕，目赤肿痛，青盲，口㖞等头面五官病证；②中风，癫痫，小儿惊风；③黄疸，胁痛，口苦，腹胀等肝胃病证；④月经不调，痛经，经闭，带下等妇科病证；⑤遗尿，癃闭；⑥下肢痿痹，足跗肿痛	直刺 0.5~1 寸注药 0.3~0.5ml
曲泉	屈膝，当膝内侧横纹头上方，半腱肌、半膜肌止端前缘凹陷中	①小便不利，淋证，阳痿，遗精等泌尿生殖系疾患；②月经不调，痛经，白带，阴挺等妇科病证；③膝膑肿痛，下肢痿痹	直刺 0.5~1 寸注药 0.3~0.5ml
期门	乳头直下，第 6 肋间隙，前正中线旁开 4 寸	①胸胁胀痛；②腹胀，呃逆，呕吐；③乳痈	斜刺 0.5~1 寸注药 0.3~0.5ml

【督脉】（图 3-15）

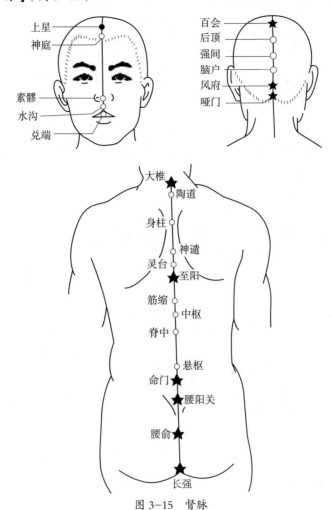

图 3-15 督脉

表 3-13 督脉穴位注射常用腧穴

穴名	定位	主治	技法
长强	在尾骨端下，当尾骨端与肛门连线的中点处	①痔疾；②癫狂痫	斜刺，针尖向上与骶骨平行刺入 0.5~1.0 寸不得刺穿直肠，以防感染 注药 0.3~0.5ml

穴名	定位	主治	技法
腰俞	在骶部,当后正中线上,适对骶管裂孔	①腰脊强痛;②癫痫	向上斜刺0.5~1寸 注药0.3~0.5ml
腰阳关	在腰部,当后正中线上,第四腰椎棘突下凹陷中	①腰骶疼痛,下肢痿痹;②月经不调	直刺0.5~1寸 注药0.3~0.5ml
命门	在腰部,当后正中线上,第二腰椎棘突下凹陷中	①腰痛,下肢痿痹;②遗精,阳痿,月经不调,遗尿,尿频;③泄泻	直刺0.5~1寸 注药0.3~0.5ml
至阳	在背部,当后正中线上,第七胸椎棘突下凹陷中	①黄疸,身热,胃痛;②咳喘	斜刺0.5~1寸 注药0.3~0.5ml
大椎	在后正中线上,第七颈椎棘突下凹陷中	①热病;②咳喘;③癫痫,小儿惊风	斜刺0.5~1寸 注药0.3~0.5ml
哑门	在项部,当后发际正中直上0.5寸,第一颈椎下	①暴喑,舌强不语;②头痛,项强	伏案正坐位,使头微前倾,项肌放松,向下颌方向缓慢刺入0.5~1.0寸 注药0.5~1ml
风府	在项部,当后发际正中直上1寸,枕外隆凸直下,两侧斜方肌之间凹陷中	①头痛,眩晕;②中风不语	伏案正坐,使头微前倾,项肌放松,向下颌方向缓慢刺入0.5~1.0寸针尖不可向上,以免刺入枕骨大孔,误伤延髓 注药0.5~1ml
百会	在头部,当前发际正中直上5寸,或两耳尖连线的中点处	①头痛,眩晕;②失眠,健忘;③脱肛,阴挺,久泻	平刺0.5~1寸 注药0.3~0.5ml
上星	在头部,当发际正中直上1.0寸	①鼻渊,鼻衄;②头痛,眩晕,癫狂	平刺0.5~1寸 注药0.3~0.5ml

【任脉】（图 3-16）

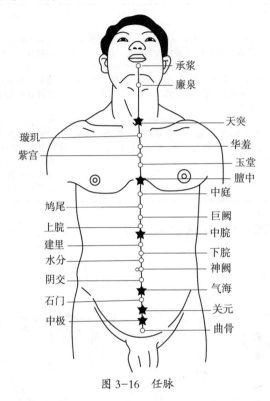

承浆
廉泉
天突
璇玑
华盖
紫宫
玉堂
膻中
中庭
鸠尾
巨阙
上脘
中脘
建里
下脘
水分
神阙
阴交
气海
石门
关元
中极
曲骨

图 3-16　任脉

表 3-14　任脉穴位注射常用腧穴

穴名	定位	主治	技法
中极	在下腹部，前正中线上，当脐中下 4 寸	①癃闭，遗尿，尿频，遗精，阳痿；②月经不调，带下，痛经	直刺 1.0~1.5 寸，需在排尿后进行针刺孕妇禁针注药 0.5~1ml
关元	在下腹部，前正中线上，当脐中下 3 寸	①阳痿，遗精，遗尿，癃闭；②月经不调，痛经，闭经，不孕；③腹痛，泄泻；④虚劳，中风脱证	直刺 1.0~2.0 寸，需排尿后进行针刺孕妇慎用注药 0.5~1ml
气海	在下腹部，前正中线上，当脐中下 1.5 寸	①腹痛，泻泄；②遗尿，遗精，阳痿；③闭经，痛经，带下，阴挺；④虚劳，中风脱证	直刺 1.0~2.0 寸注药 0.5~1ml

续　表

穴名	定位	主治	技法
中脘	在上腹部，前正中线上，当脐中上4寸	①胃痛，呕吐，吞酸，黄疸；②癫痫	直刺1.0~1.5寸 注药0.5~1ml
膻中	在胸部，当前正中线上，平第四肋间隙，两乳头连线的中点	①胸闷，胸痛，气喘；②乳少，乳痈；③呕逆	直刺或平刺0.3~0.5寸，注药0.3~0.5ml
天突	仰靠坐位在颈部，当前正中线上，胸骨上窝中央	①咳喘；②胸痛；③暴喑，瘿气，梅核气	先直刺0.2寸，当针尖超过胸骨柄内缘后，即向下沿胸骨柄后缘、气管前缘缓缓向下刺入0.5~1.0寸 注药0.5~1ml

【经外奇穴】（图 3-17）

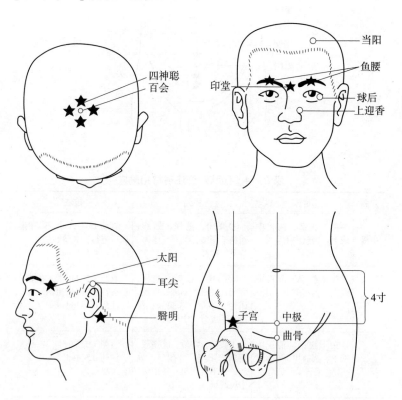

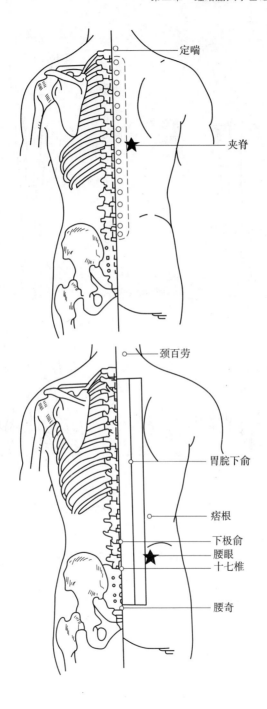

定喘

夹脊

颈百劳

胃脘下俞

痞根

下极俞

腰眼

十七椎

腰奇

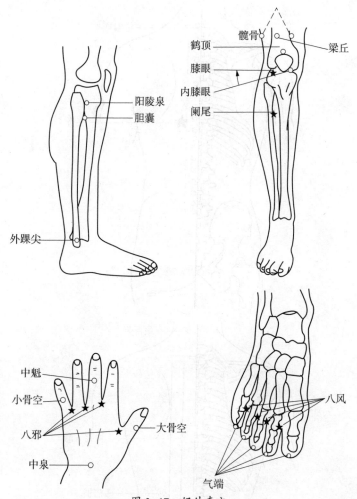

图 3-17 经外奇穴

表 3-15 经外奇穴穴位注射常用腧穴

穴名	定位	主治	技法
四神聪	百会穴前后左右各 1 寸，共 4 穴	头痛、眩晕、失眠、健忘、癫痫等神志病证	平刺 0.5~0.8 寸 注药 0.3~0.5ml
印堂	在额部，当两眉头之中间	①头痛、眩晕、鼻渊、鼻衄、目赤肿痛等头面五官病证；②小儿惊风，失眠	提捏局部皮肤，向下平刺 0.3~0.5 寸 注药 0.3~0.5ml

续　表

穴名	定位	主治	技法
鱼腰	在额部，瞳孔直上，眉毛中	目赤肿痛，目翳，眼睑下垂，眼睑眴动，眉棱骨痛	平刺 0.3~0.5 寸 注药 0.3~0.5ml
太阳	眉梢与目外眦之间，向后约 1 横指的凹陷处	①头痛；②目赤肿痛、暴发火眼、目翳等目疾；③口眼㖞斜	直刺 0.3~0.5 寸 注药 0.3~0.5ml
翳明	翳风穴后 1 寸	①目赤肿痛、目翳、视物不清、青盲、雀目等目疾；②耳鸣，耳聋	直刺 0.5~1 寸 注药 0.3~0.5ml
子宫穴	脐下 4 寸，中极穴旁开 3 寸	阴挺、痛经、崩漏、不孕、月经不调等妇科病证	直刺 0.8~1.2 寸 注药 0.5~1ml
定喘	第 7 颈椎棘突下，旁开 0.5 寸	①哮喘、咳嗽等肺部病证；②落枕，肩背痛	直刺 0.5~1 寸 注药 0.3~0.5ml
夹脊	第 1 胸椎至第 5 腰椎棘突下旁开 0.5 寸，一侧 17 个穴，左右共 34 穴	上胸部位治疗心肺部及上肢病证；下胸部治疗胃肠部病证；腰部治疗腰腹及下肢病证	直刺 0.3~0.5 寸 注药 0.3~0.5ml
腰眼	第 4 腰椎棘突下，旁开约 3.5 寸凹陷中	①腰痛；②月经不调，带下	直刺 0.5~1 寸 注药 0.5~1ml
八邪	手背，微握拳，第 1 至第 5 指间指蹼缘后方赤白肉际处，左右共 8 个穴位	①毒蛇咬伤，手臂肿痛，手指麻木；②目痛，烦热	斜刺 0.5~0.8 寸 注药 0.3~0.5ml
鹤顶	在膝上部，髌底的中点上方凹陷处	膝痛，腿足无力，鹤膝风，脚气	直刺 1~1.5 寸 注药 0.5~1ml
胆囊穴	腓骨小头前下方凹陷处，（阳陵泉）直下 2 寸	①胆囊炎、胆石症、胆道蛔虫症、胆绞痛等胆道病证；②下肢痿痹，胁痛	直刺 1~1.5 寸 注药 0.5~1ml
阑尾穴	足三里穴直下 2 寸	①阑尾炎，消化不良；②下肢痿痹	直刺 1~1.5 寸 注药 0.5~1ml
八风	足背，第 1 至第 5 趾间，趾蹼缘后方赤白肉际处	毒蛇咬伤，足跗肿痛，脚弱无力，脚气	斜刺 0.5~0.8 寸 注药 0.3~0.5ml

第三节　常用耳穴概述

耳与经络关系密切，阳经直接入耳或耳周围，阴经通过各自的经别间接的上达于耳。奇经八脉的阴跷脉、阳跷脉并入耳后，阳维脉循头入耳。故《灵枢》说："耳者，宗脉之所聚也。"而耳与脏腑的生理、病理也有着密切的联系。耳穴，是指分布在耳郭上的腧穴，是耳郭上的一些特定的反应点或刺激点。耳穴在耳郭上的分布有一定的规律，犹如一个倒置在子宫的胎儿，头部朝下臀部朝上。下面就简单介绍常用穴位注射的耳穴分布及功效。（图 3-18）

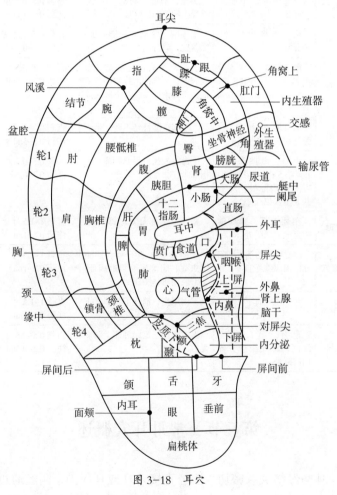

图 3-18　耳穴

表 3-16 耳穴穴位注射常用腧穴

穴名	定位	主治
耳中	在耳轮脚处，即耳轮1区	呃逆，荨麻疹，皮肤瘙痒，咯血
直肠	在耳轮脚棘前上方的耳轮处，即耳轮2区	便秘，腹泻，脱肛，痔疮
尿道	在直肠上方的耳轮处，即耳轮3区	尿频，尿急，尿痛，尿潴留
外生殖器	在对耳轮下脚前方的耳轮处，即耳轮4区	睾丸炎，附睾炎，阴道炎，外阴瘙痒
肛门	三角窝前方的耳轮处，即耳轮5区	痔疮，肛裂
耳尖	在耳郭向前对折的上部尖端处，即耳轮6、7区交界处	发热，高血压，急性结膜炎，麦粒肿，痛证，风疹，失眠
结节	在耳轮结节处，即耳轮8区	头晕，头痛，高血压
风溪	在耳轮结节前方，指区与腕区之间，即耳舟1、2区交界处	荨麻疹，皮肤瘙痒，过敏性鼻炎，哮喘
肩	在肘区的下方处，即耳舟4、5区	肩周炎，肩部疼痛
坐骨神经	在对耳轮下脚的前2/3处，即对耳轮6区	坐骨神经痛，下肢瘫痪
交感	在对耳轮下脚末端与耳轮内缘相交处，即对耳轮6区前端	胃肠痉挛，心绞痛，胆绞痛，肾绞痛，自主神经功能紊乱，心悸、多汗、失眠等
腹	在对耳轮体前部上2/5处，即对耳轮8区	腹痛，腹胀，腹泻，急性腰扭伤，痛经，产后宫缩痛
腰骶椎	在腹区后方，即对耳轮9区	腰骶部疼痛
胸	在对耳轮体前部中2/5处，即对耳轮10区	胸胁疼痛，胸闷，乳痈，乳少
胸椎	在胸区后方，即对耳轮11区	胸胁疼痛，经前乳房胀痛，产后乳少，乳痈
颈	在对耳轮体前部下1/5处，即对耳轮12区	落枕，颈项强痛
颈椎	在颈区后方，即对耳轮13区	落枕，颈椎病
角窝上	在三角窝前1/3的上部，即三角窝1区	高血压
内生殖器	在三角窝前1/3的下部，即三角窝2区	在三角窝前1/3的下部，即三角窝2区

穴名	定位	主治
神门	在三角窝后 1/3 的上部，即三角窝 4 区	失眠，多梦，各种痛证，咳嗽，哮喘，眩晕，高血压，过敏性疾病，戒断综合征
盆腔	在三角窝后 1/3 的下部，即三角窝 5 区	盆腔炎，附件炎
肾上腺	盆腔炎，附件炎	低血压，风湿性关节炎，腮腺炎，间日疟，链霉素中毒性眩晕，哮喘，休克，鼻炎，急性结膜炎，咽炎，过敏性皮肤病等
咽喉	在耳屏内侧面上 1/2 处，即耳屏 3 区	声音嘶哑，咽炎，扁桃体炎
皮质下	在对耳屏内侧面，即对耳屏 4 区	痛证，间日疟，神经衰弱，假性近视，胃溃疡，腹泻，高血压病，冠心病，心律失常
缘中	在对耳屏游离缘上，对屏尖与轮屏切迹之中点处，即对耳屏 2、3、4 区交点处	遗尿，内耳眩晕症，功能性子宫出血
脑干	在轮屏切迹处，即对耳屏 3、4 区之间	头痛，眩晕，假性近视
食道	在耳轮脚下方中 1/3 处，即耳甲 2 区	食道炎，食道痉挛
胃	耳轮脚消失处，即耳甲 4 区	胃炎，胃溃疡，失眠，牙痛，消化不良，恶心呕吐
十二指肠	耳轮脚及部分耳轮与 AB 线之间的后 1/3 处，即耳甲 5 区	十二指肠球部溃疡，胆囊炎，胆石症，幽门痉挛，腹胀，腹泻，腹痛
小肠	在耳轮脚及部分耳轮与 AB 线之间的中 1/3 处，即耳甲 6 区	消化不良，腹痛，心动过速，心律不齐
大肠	在耳轮脚及部分耳轮与 AB 线之间的前 1/3 处，即耳甲 7 区	腹泻，便秘，痢疾，咳嗽，痤疮
阑尾	在小肠区与大肠区之间，即耳甲 6、7 区交界处	单纯性阑尾炎，腹泻，腹痛
膀胱	在对耳轮下脚下方中部，即耳甲 9 区	膀胱炎，遗尿，尿潴留，腰痛，坐骨神经痛，后头痛
肾	在对耳轮下脚下方后部，即耳甲 10 区	腰痛，耳鸣，神经衰弱，水肿，哮喘，遗尿症，月经不调，遗精，阳痿，早泄，眼病，五更泻
输尿管	在肾区与膀胱区之间，即耳甲 9、10 区交界处	输尿管结石绞痛

续　表

穴名	定位	主治
胰胆	在耳甲艇的后上部，即耳甲 11 区	胆囊炎，胆石症，胆道蛔虫症，偏头痛，带状疱疹，中耳炎，耳鸣，听力减退，胰腺炎，口苦，胁痛
肝	在耳甲艇的后下部，即耳甲 12 区	胁痛，眩晕，经前期紧张症，月经不调，围绝经期综合征，高血压病，假性近视，单纯性青光眼，目赤肿痛
脾	在 BD 线下方，耳甲腔的后上部，即耳甲 13 区	腹胀，腹泻，便秘，食欲不振，功能性子宫出血，白带过多，内耳眩晕症，水肿，痿证，内脏下垂，失眠
心	在耳甲腔正中凹陷处，即耳甲 15 区	心动过速，心律不齐，心绞痛，无脉证，自汗盗汗，癔症，口舌生疮，心悸怔忡，失眠，健忘
气管	在心区与外耳门之间，即耳甲 16 区	咳嗽，气喘，急慢性咽炎
肺	在心、气管区周围处，即耳甲 14 区	咳喘，胸闷，声音嘶哑，痤疮，皮肤瘙痒，荨麻疹，扁平疣，便秘，戒断综合征，自汗盗汗，鼻炎
三焦	在外耳门后下方，肺与内分泌区之间，即耳甲 17 区	便秘，腹胀，水肿，耳鸣，耳聋，糖尿病
内分泌	在屏间切迹内，耳甲腔的前下部，即耳甲 18 区	痛经，月经不调，围绝经期综合征，痤疮，间日疟，糖尿病
垂前	在耳垂正面前中部，即耳垂 4 区	神经衰弱，牙痛
眼	在耳垂正面中央部，即耳垂 5 区	假性近视，目赤肿痛，迎风流泪
内耳	在耳垂正面后中部，即耳垂 6 区	内耳眩晕症，耳鸣，听力减退
扁桃体	在耳垂正面下部，即耳垂 7、8、9 区	扁桃体炎，咽炎

（技法：针刺入皮下，注入药液 0.1~0.3ml）

第四章 治疗原理

穴位注射疗法是以中医基础理论为指导，通过经络－腧穴、针刺及药物等多种治疗因素共同作用于机体而产生治疗效果的特色疗法。其作用机制与经络－腧穴的特性、针刺的机械刺激、药物的机械刺激及药理作用密切相关。

一、经络－腧穴的特性

中医经络学说认为，经络"内属于脏腑，外络于肢节"，是运行气血、联系脏腑及全身各部的通道，是人体功能的调控系统。腧穴是脏腑经络气血输注于躯体外部的特殊部位，也是疾病的反应点和针灸等外治疗法的刺激点。《灵枢·九针十二原》："节之交，三百六十五会……所言节者，神气之所游行出入也。"经络、腧穴、脏腑间相互联系和密切配合，共同调节机体的正常生理功能，维持整体的平衡统一。当机体平衡遭到破坏而产生疾病时，在诊断上可以通过经络传输的外在表现而查知病情，正所谓"有诸内必形于外"；在治疗上可以通过对腧穴的刺激，输入相关治疗信息，调节经络、脏腑，使之恢复到平衡状态而祛病。穴位注射正是利用经络－腧穴这一特性，选用特定的腧穴作为药物注射的部位，既保证了药物的药理作用，又发挥了经络－腧穴对机体的调控作用。

二、针刺的机械刺激

穴位注射的操作，首先将注射器针头快速刺入特定腧穴，待行针至腧穴局部有"得气"感后，再将液体药物缓慢注入。在药物注入前，其操作过程相当于常规针刺时将毫针刺入腧穴，然后采用各种行针手法使之得气的过程。值得一提的是，穴位注射所使用的注射器针头较常规针刺时所使用的毫针粗，因此其刺激比普通针刺更强烈，产生的生物学效应也就更大。

经络－腧穴接受机械刺激后发挥生物学效应的形态学基础是血管、神经干及其分支、游离神经末梢及穴位所在部位的主要感受器等。经观察，在十二经脉和任脉的 333 个穴位中，由脑神经或脊神经支配的有 323 个，占 97%。感受器将物理刺激信号转换为神经冲动，治疗信息沿着传入神经纤维传到脊髓背角，首先引起突触后抑制，在低水平上快速抑制病理信息，同时将信息上传至大脑皮层，神经中枢对输入的刺激信息进行分析和整合后，发出兴奋或者抑制信号，通过神经－内分泌－免疫系统调节神经递质、各种激素、细胞因子等，对神经系统、内分泌系统、血液成分、防御免疫系统以及全身各个脏器、组织功能产生调控作用。而且，这种调控的作用往往是一种良性的双向调节，即当机体处于过度亢奋状态时，针刺产生抑制作用；当机体处于过度抑郁状态时，针刺产生兴奋作用。

三、药物的机械刺激及药理作用

（一）药物的机械刺激作用

药物注入经络－腧穴时，会在腧穴局部组织内迅速扩充，从而对腧穴局部及周围组织包括肌肉、血管、神经等产生巨大的机械压迫。在经脉线上蓄积的药物压迫刺激局部感受器产生酸、麻、胀、重等"得气"感，从而发挥经络－腧穴的特定生物学效应。另外，腧穴局部组织对注入药物的吸收需要一定的时间，在此过程中，注入的药物可对腧穴进行持续的刺激，从而使经络 – 腧穴发挥持续的调控作用。当注射药物用量大、浓度高时，对腧穴的刺激则更强烈，时间更持久。

（二）药物的药理作用

穴位注射所用药物的治疗作用可分为对因作用和对症作用两种。对因作用是指具有消灭致病原的作用，如抗病原微生物的杀灭抑制作用，解毒药的解毒作用等，它们既能消除病因，又能控制症状，产生预防性疗效；对症作用是指具有消除疾病症状的作用，如解热药的解热作用，活血化瘀药的活血化瘀作用等。当药物经穴位注射进入人体后，经过腧穴局部毛细血管壁，以扩散和过滤的方式转运到机体各组织器官。在机体内经过氧化、还原、水解和结合四种途径进行转化代谢后，形成水溶性代谢物，大部分通过肾随尿排出，有的经胆汁随粪便排出，也有的由肺呼出、皮肤腺体分泌等方式排出。药物在人体内从吸收到排泄的过程中，作用于病原体或机体病变部位，发挥治疗作用。

需强调的是，药物的机械刺激和药理作用与其疗效的关系不是简单的"1+1=2"，当选择适当的腧穴进行注射时，可在短时间内产生与静脉注射等效或者更强的药效，这正是穴位注射的优势所在。

第五章　操作

第一节　治疗用具

一、消毒的注射器和针头

根据注射药物的剂量大小及针刺的深浅选用不同规格的注射器和针头，常用的注射器为 1ml（用于耳穴和眼区穴位）、2ml、5ml 注射器，若肌肉肥厚部位可使用 10ml、20ml 注射器。临床多使用一次性注射器。

二、注射针头

针头可选用 4~7 号普通注射针头、牙科用 5 号长针头以及封闭用的长针头，穴位注射则以 6.5 或 7 号针头为宜。

第二节　常用药物

原则上凡可肌内注射用的药物，均可用于穴位注射，并适用于药物所治的病症；中药制剂不论单味或者复方，制剂必须符合注射剂规定的标准；中西药混用时，必须注意配伍禁忌。医者可根据患者的病情，结合药物的药理作用，考虑在没有药物禁忌的情况下选择使用，目前常用药物分以下几类。

一、中草药制剂

复方当归注射液、丹参注射液、生脉注射液、清开灵注射液、鱼腥草注射液、板蓝根注射液、徐长卿注射液、柴胡注射液、银黄注射液、威灵仙注射液、夏天无、肿节风、丁公藤等多种中草药注射液。（表 5-1）

表 5-1　常用中草药制剂

药名	主要成分	功能与主治	用量（一次）	注意
复方当归注射液	当归、红花、川芎	活血、补血、调经	2~4ml，儿童用量按每千克体重计算（详见药物使用说明）	
丹参注射液	丹参	活血祛瘀、调经、止痛、养心安神 临床上广泛用于心脑血管病及其他疾病	2~4ml，儿童用量按每千克体重计算	过敏者禁用
生脉注射液	红参、麦冬、五味子提取物	益气养阴、复脉固脱 用于：休克：心源性休克、感染性休克、低血容量性休克；心脏疾病：充血性心力衰竭、冠心病心绞痛、心肌梗死、心律失常；脑血管疾病：脑梗死及其他具有气阴两亏证候者	2~4ml，儿童用量按每千克体重计算	孕妇慎用、过敏者禁用
清开灵注射液	胆酸、水牛角、黄芩苷、金银花、栀子等	清热解毒、化痰通络、醒脑开窍 用于热病神昏，中风偏瘫，神志不清，亦可用于急慢性肝炎、乙型肝炎、上呼吸道感染、肺炎、高热以及脑血栓形成、脑出血见上述证候者	2~4ml，儿童用量按每千克体重计算	如经 10% 葡萄糖或生理盐水注射液稀释后，出现浑浊亦不得使用；有表证恶寒发热者、药物过敏史者慎用
鱼腥草注射液	鱼腥草	清热、解毒、利湿 用于肺脓肿症、痰热、咳嗽、白带、尿路感染	2~4ml，儿童用量按每千克体重计算	对本品有过敏或严重不良反应病史者禁用；忌辛辣、刺激、油腻饮食
板蓝根注射液	板蓝根	清热解毒、消炎	2~4ml，儿童用量按每千克体重计算	

药名	主要成分	功能与主治	用量（一次）	注意
徐长卿注射液	丹皮粉	祛风止痛、化湿利尿、清热解毒、安神	2~4ml，儿童用量按每千克体重计算	
柴胡注射液	柴胡	解热、镇痛 用于外感发热性疾病	2~4ml，儿童用量按每千克体重计算	
银黄注射液	银花提取物、黄芩素	清热解毒、消炎 用于外感发热性疾病	1~2ml，儿童用量按每千克体重计算	
威灵仙注射液	威灵仙	祛风通络、活血止痛 用于风湿、类风湿关节炎及其他原因导致的关节肿痛	2~4ml，儿童用量按每千克体重计算	

二、维生素制剂

如维生素 B_1，长效维生素 B_1（呋喃硫胺），维生素 B_2，维生素 B_6，维生素 B_{12} 注射液（氰钴胺），维生素 C 注射液、维生素 D_2 胶性钙（维丁胶性钙）注射液等。（表 5-2）

表 5-2　常用维生素类

药名	功能与主治	用量（一次）	注意
维生素 B_1	维持神经、心脏和消化系统的正常功能，促进糖代谢。 用于缺乏维生素 B_1 所引起的病症，如维生素 B_1 缺乏症、多发性神经炎、消化不良等	50~100mg，儿童用量按每千克体重计算	
长效维生素 B_1（呋喃硫胺）	作用较维生素 B_1 注射液迅速而持久。 用于维生素 B_1 缺乏症，也用于各种神经痛、偏头痛、神经炎及消化不良的辅助治疗	20~40mg，儿童用量按每千克体重计算	偶有头昏、乏力、恶心、呕吐等不良反应，停药即可消失
维生素 B_2	防治维生素 B_2 缺乏症，如口角炎、舌炎、阴囊炎、眼结膜炎、眼色觉减弱、脂溢性皮炎等	5~10mg，儿童用量按每千克体重计算	
维生素 B_6	参与氨基酸与脂肪的代谢。 用于维生素 B_6 缺乏症、妊娠、放射病及抗癌药物所引起的呕吐，脂溢性皮炎、贫血及白细胞减少症等	25~50mg，儿童用量按每千克体重计算	

续　表

药名	功能与主治	用量（一次）	注意
维生素 B_{12} 注射液（氰钴胺）	作用于糖、蛋白质、脂肪物质代谢。用于恶性贫血及其他巨幼细胞性贫血对神经系统疾病、肝炎、白细胞减少症等有辅助治疗作用	0.05~0.5mg，儿童用量按每千克体重计算	偶致过敏反应，甚至过敏性休克
维生素 C 注射液	参与机体氧化还原过程，增加毛细血管致密性，刺激造血功能，增强对感染的抵抗力	100mg，儿童用量按每千克体重计算	
维生素 D_2 胶性钙（维丁胶性钙）	促进钙磷从肠道吸收储存于骨中，维持血液钙磷平衡。用于佝偻病、骨软化症、支气管炎	1ml，儿童用量按每千克体重计算	

三、其他常用药物

　　5%~10% 葡萄糖注射液、0.9% 氯化钠注射液（生理盐水）、注射用水、阿尼利定（复方氨林巴比妥）注射液、硫酸阿托品注射液、盐酸消旋山莨菪碱注射液（654-2 注射液）、盐酸普鲁卡因注射液、异丙嗪（非那根）、泼尼松龙、三磷酸腺苷（ATP）、辅酶 A、胎盘组织液等。许多供肌肉注射用的药物也可考虑作小剂量穴位注射。（表 5-3）

　　中药制剂不论单味或者复方，制剂必须符合注射剂规定的标准；中西药混用时，必须注意配伍禁忌。医者可根据患者的病情，结合药物的药理作用，考虑在没有药物禁忌的情况下选择使用，目前常用药物分以下几类。

表 5-3　常用其他药物

药名	功能与主治	用量（一次）	注意
5%~10% 葡萄糖注射液	供给热量，补充液体，促进肝脏解毒功能，高渗液能引起高渗性利尿作用，促进组织脱水。穴位注射主要是利用溶液渗透压对穴位的刺激作用，浓度越高，刺激作用越大	5%、10%，或 25% 葡萄糖注射液 5~20ml，儿童用量按每千克体重计算	糖尿患者慎用，25% 葡萄糖注射液刺激性较大，一些过敏者或穴位或神经干处慎用

药名	功能与主治	用量（一次）	注意
0.9%氯化钠注射液（生理盐水）	补充液体。用于低钠血症等渗溶液，穴位注射刺激作用小，可用于稀释其他药液	0.9%氯化钠注射液5~10ml，儿童用量按每千克体重计算	心功能不全，脑、肾疾病，低蛋白血症患者慎用
注射用水	对腧穴有较强的刺激作用，可稀释其他药液	0.5~2.0ml，儿童用量按每千克体重计算	疼痛反应较重，尽量少用
阿尼利定注射液（复方氨林巴妥）	解热镇痛。用于发热、头痛、关节痛、神经痛、风湿痛与月经痛等	2ml，儿童用量按每千克体重计算	
硫酸阿托品注射液	抗胆碱药可解除平滑肌痉挛，抑制腺体分泌，散大瞳孔。用于胃肠道、肾、胆绞痛，急性微循环障碍，有机磷中毒，阿－斯综合征等	0.5mg，儿童用量按每千克体重计算	青光眼患者禁用
盐酸消旋山莨菪碱注射液（654-2）	抗胆碱。用于有机磷农药中毒、神经痛、血管神经性头痛、眩晕病和突发性耳聋等	5~10mg，儿童用量按每千克体重计算	颅内压增高，脑出血急性期及青光眼患者禁用。个别患者用后出现心率加快及排尿困难
盐酸普鲁卡因注射液	局部麻醉药。浸润局麻、神经传导阻滞、蛛网膜下腔麻醉	0.25%~5%溶液，用量一般为40mg，儿童用量按每千克体重计算	个别患者出现过敏性休克，用前应做皮试，忌与葡萄糖液配伍，忌与抗胆碱酯酶药合用
异丙嗪（非那根）	有较强安定作用，镇静、镇吐、降压。主要用于精神分裂症	12.5~50mg，儿童用量按每千克体重计算	因有较强的中枢抑制作用，驾驶员及从事危险职业的工作人员禁用，肝功能减退者慎用
泼尼松龙	抗炎及抗过敏。用于严重过敏反应、过敏性休克、输血反应、哮喘、药物过敏，局部或关节腔注射，可用于风湿性关节炎、肩周炎、腰或颈神经根炎、带状疱疹的重度神经痛、坐骨神经痛、腰痛以及肌肉及肌腱过度疲劳等	10~30mg，一般注射1次能维持1周，儿童用量按每千克体重计算	①必须严格掌握适应证，防止滥用；②长期大量使用可引起肥胖、多毛、血糖升高、高血压、痤疮、骨质疏松、水盐代谢紊乱等，肾上腺皮质功能亢进、高血压、精神病以及胃、十二指肠溃疡的患者应避免使用；③一般感染不用本类药，本药作为穴位注射不宜长期大量使用

药名	功能与主治	用量（一次）	注意
三磷酸腺苷（ATP）	为一种辅酶，参与体内脂肪、蛋白质、糖、核酸、核苷酸的代谢，并能供给能量。可用于冠心病、偏头痛、肌营养不良等	10~20mg，儿童用量按每千克体重计算	
辅酶A	对糖、脂肪、蛋白质的代谢有重要影响。用于白细胞减少、紫癜、肝炎、冠心病、肾功能减退等	25~50U，儿童用量按每千克体重计算	
胎盘组织液	刺激并增强网状内皮系统功能，增加抗体，增加白细胞	1~2ml，儿童用量按每千克体重计算	

第三节　选穴原则

一、一般针灸辨证选穴

（一）局部选穴

即在受病肢体、脏腑、组织、器官的局部取穴进行注射。体现了"腧穴所在，主治所在"的治疗规律。多用于病变部位比较明确、比较局限的病症以及某些器质性病变。如：鼻病取迎香；面瘫取颊车、地仓；胃痛取中脘、梁门；肩痛取肩髃、肩髎；膝痛取膝眼等。此法在大多数情况下都应作为选穴的主要依据，从加强局部的刺激作用来看，更加适宜。

（二）邻近选穴

即在距离病变部位比较近的范围内取穴进行注射。如：牙痛取太阳、上关；痔疮取次髎、秩边。前后对应选穴法也属于邻近选穴。如：目疾取风池、翳明；舌强不语取风府、哑门；胃痛取胃俞；肩背痛取中府等。

（三）远端选穴

即在距离病变部位较远的地方取穴进行注射。体现了"经脉所在，主治所及"的治疗规律。如：腹痛取足三里；腰痛取委中；五官疾病取合谷等。这种选穴方法紧密结合经脉的循行，特别适用于在四肢肘、膝关节以下选穴，用于治疗头面、五官、躯干、内脏病症，临床上应用十分广泛。

（四）辨证选穴

即根据病症的性质进行辨证分析，将病症归属于某一脏腑或经脉，然后按经选穴进行注射。如：失眠属心肾不交者，归心、肾二经，在心、肾二经选穴；属心胆气虚者又归心、胆二经，则在心、胆二经选穴；属心脾两虚者当选取心、脾二经上的穴位。

（五）随症选穴

即针对某些症状或疾病的病因病机而选取腧穴进行注射。如：发热取大椎、曲池；痰多选丰隆；贫血取膈俞、足三里；痛经取关元、三阴交等。由于这种随症选穴法是长期临床经验的结晶，疗效较高，因此也称作"经验选穴"。

二、阳性反应点

水针的特点之一是临床结合经络、经穴的触诊法选取阳性反应点进行治疗。即用拇指或食指指腹以均匀的力量在患者体表进行按压、触摸、滑动，以检查其有无压痛、条索或结节等阳性反应物以及皮肤的凹陷、隆起、色泽的变化等。触诊检查的部位一般是背腰部的背俞穴，胸腹部的募穴，四肢部则沿经络循行路线触摸，尤其是原穴、合穴等特定穴及一些经验穴。有压痛等阳性反应者，注入反应点往往效果好。反应不明显者，也可取有关俞、募穴进行治疗。

三、耳穴选穴原则

（一）辨证选穴

根据中医的脏腑、经络学说辨证选用相关耳穴。如皮肤病，按"肺主皮毛"的理论，取肺穴；目赤肿痛，可按"肝开窍于目"的理论，取肝穴。

（二）对症取穴

根据中医理论，针对疾病的症状选用有关耳穴。如：耳中穴与膈相应，用于治疗膈肌痉挛，又可凉血清热，用于血液病和皮肤病；胃穴用于消化系统病症，又用于脾胃不和所致的失眠。也可根据西医学的生理病理知识对症选穴。如：月经不调取内分泌；神经衰弱取皮质下等。

（三）相应部位取穴

根据临床诊断属于某病，选用相应耳穴。如：眼病选眼穴及屏间前、屏间后穴；胃病取胃穴；妇女经带病取内生殖器穴。

（四）经验取穴

临床实践发现有些耳穴具有治疗本部位以外疾病的作用。如：外生殖器穴可以治疗腰腿痛。

第四节 操作方法

一、操作程序

根据所选穴位及用药量的不同选择合适的注射器和针头。将选好的穴位或部位充分暴露，避开血管、瘢痕，局部皮肤常规消毒后，用无痛快速进针法将针刺入皮下组织。进针后缓慢

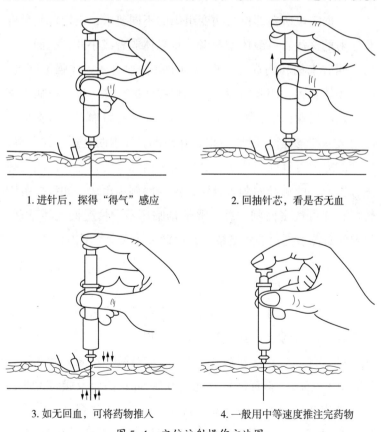

1. 进针后，探得"得气"感应　　　　2. 回抽针芯，看是否无血

3. 如无回血，可将药物推入　　　　4. 一般用中等速度推注完药物

图 5-1　穴位注射操作方法图

推进或上下提插，探得酸、麻、胀等"得气"感应后，回抽针芯，如无回血，即可将药物推入。注射时一般用中等速度推入药液；慢性病体弱者用轻刺激，将药液缓慢轻轻推入；急性病体强者可用强刺激，快速将药液推入。如需注入较多药液时，可将注射针由深部逐步提出到浅层，边退边推药，或将注射针更换几个方向注射药液。出针后用消毒干棉球压迫片刻，以免皮下出血。（如图 5-1）

二、注射角度与深度

根据穴位所在部位与病变组织的不同要求，决定针刺角度及注射的深浅。一般体型瘦者、年老体弱者或小儿，头面、耳部、四肢末梢和胸背部等皮薄肉少处注射宜浅；体强形胖者、中青年体壮者、四肢肘膝以上和臀部注射宜深。也可按病情需要决定注射深浅度，如三叉神经痛于面部有触痛点，可在皮内注射成一"皮丘"；腰肌劳损多在深部，注射时宜适当深刺等。进针的方向可针向病位所在处，或根据针灸的迎随补泻法选择进针方向，即顺经而刺为补法，逆经而刺为泻法。如病变范围较广，亦可选多向刺，总之要依据临床不同情况而灵活选择，但要注意注射部位的解剖特点，使针头在安全范围内移动。

三、药物剂量

穴位注射的用药剂量取决于注射部位、患者病情及药物的性质和浓度，药量一般不多于常规注射用量。一般头面部、耳穴和胸背部等处用药量较小，耳穴每穴注射 0.1ml，面部每穴注射 0.3~0.5ml，胸背部每穴注射 0.5~1ml；四肢及腰背部肌肉丰厚处用药量较大，四肢部每穴注射 1~2ml，腰臀部每穴注射 2~5ml；刺激性较小的药物，如葡萄糖、生理盐水等用量较大，如软组织劳损时，局部注射葡萄糖液可用 10~20ml 以上；而刺激性较大的药物（如乙醇）以及特异性药物（如阿托品、抗生素、激素等）一般用量较小，即所谓小剂量穴位注射，每次用量多为常规用量的 1/10~1/3。中药注射液的常用量为 1~4ml。由于穴位注射的部位不同于常规注射部位，所用药液的浓度须小于常规注射浓度，用前一般用生理盐水或注射用水稀释。

四、疗程

每日或隔日注射 1 次，反应强烈者亦可隔 2~3 日 1 次，穴位可左右交替使用。5~10 次为 1 个疗程，休息 5~7 天再进行下一个疗程的治疗。

第六章 宜忌及注意事项

第一节 适应证

穴位注射疗法适应范围广泛，凡是针灸的适应证大部分可用本法治疗。包括内、外、妇、儿、五官、骨伤等在内的临床各科病症。由于穴位注射疗法具有针刺和药物的双重作用，所以，针刺疗法和肌内注射疗法的大部分适应证穴位注射疗法都适用。如运动系统疾病：肩周炎、关节炎、腰肌劳损、骨质增生、关节扭挫伤等；神经精神系统疾病：三叉神经痛、面神经麻痹、坐骨神经痛、多发性神经炎、精神分裂症、癫痫、神经衰弱等；消化系统疾病：胃下垂、胃肠神经官能症、腹泻、痢疾等；呼吸系统疾病：急慢性支气管炎、上呼吸道感染、支气管哮喘、肺结核等；心血管疾病：高血压、冠心病、心绞痛等；皮肤疾病：荨麻疹、痤疮、神经性皮炎等。穴位注射疗法不仅适用于临床各科各系统常见病症，也有用于外科手术麻醉以及手术并发症的预防和治疗，而且对某些疑难顽固病症也有一定疗效。穴位注射疗法还可以配合其他手段，用于危重病症的抢救。

第二节 禁忌证

1.有感染或皮损的穴位区不宜使用。

2.有严重的心肾功能不全、恶性肿瘤等危急重症和诊断不清的意识障碍者禁用。

3.酒后、饭后及强体力劳动过度时不可立即行穴位注射，以免引起休克。

4.体弱或有晕针史者慎用。

第三节　注意事项

一般情况下，穴位注射较为安全，但应用时也应注意以下几个方面。

1.严格遵守无菌操作规则，防止感染。注射器如有漏气、针头有钩毛者，均不能用。

2.患者过于饥饿、疲劳、精神过于紧张时，不宜立即注射。对于年老体弱或患者身体瘦弱、气血亏虚，或第一次接受穴位注射治疗时，应取卧位，刺激不宜过强，注射部位不宜过多，用药量可以酌减，以免发生晕针。

3.治疗前应该向患者说明本疗法的特点和注射后的正常反应。如注射局部会出现酸胀感，4~8小时内局部有轻度不适或持续较长时间，但一般不超过一天。如因消毒不严而出现局部红肿、发热等反应，应及时作消炎处理。

4.注意药物的性能、药理作用、剂量、配伍禁忌及毒副作用。凡能引起过敏的药物，如青霉素、链霉素、普鲁卡因等，必须做常规皮试，皮试阳性者不可使用；不良反应较严重的药物，使用时应谨慎；某些中草药制剂有时也可能有反应，应用时需注意；注意药液有无沉淀变质等情况，注意药物生产日期，不要使用过期的药物。

5.穴位注射时避开神经干，以免损伤神经。如针尖触到神经干，患者有触电样感觉，应及时退针，更不可盲目地反复提插。

6.严禁将药物注入关节腔、血管内和脊髓腔。若药物误入关节腔，可致关节红肿、发热、疼痛；误入脊髓腔，可损伤脊髓，严重者可导致瘫痪。

7.背部脊椎两侧腧穴注射时，针尖斜向脊柱为宜；胸部注射宜浅，平刺或斜刺进针，避免直刺伤及肺脏引起气胸；躯干部针刺不宜过深，以免刺伤深部内脏。

8.孕妇的下腹部、腰骶部及合谷、三阴交等穴，不宜作腧穴注射，以免引起流产。

第七章　异常情况的处理及预防

第一节　晕针

晕针，在注射过程中，患者出现晕厥现象。

【原因】年老体弱，精神紧张，过度疲劳、饥饿，体位不当；或选穴过多，刺激过重，注射速度过快，药量过大。

【表现】在注射过程中，轻者感觉精神疲倦，头晕目眩，恶心欲吐；重者突然出现心慌气短，面色苍白，出冷汗，四肢厥冷，脉细弱而数或沉伏。甚而神志昏迷，猝然仆倒，唇甲青紫，大汗淋漓，二便失禁，脉细微欲绝。

【处理】应立即停止注射，使患者平卧，头部稍低，松开衣扣，并注意保暖，轻者静卧片刻给予热茶或温开水饮之，即可恢复；重者在上述处理的基础上，可指压或针刺急救穴水沟、素髎、内关、足三里、涌泉等穴，也可灸百会、气海、关元等穴；对于神志不清，呼吸、脉搏微弱可给予西医抢救，静脉输液，吸氧等。

【预防】根据晕针的原因加以预防，对初诊或精神紧张者，应先做好解释工作，消除顾虑。尽量采取卧位，过于饥饿、疲劳者，应待进食体力恢复后，再进行操作；注射时穴位不宜过多，手法宜轻，少留针；注射速度要均匀，不宜过快，注射中密切观察患者神态变化，一旦出现先兆症状，应立即处理。

第二节　弯针

弯针是指注射过程中，针身在体内形成弯曲。

【原因】因为紧张、剧痛，患者体位突然较猛烈地移动所致。

【表现】针身弯曲，患者感到疼痛。

【处理】出现弯针后，立即停止穴位注射。如针系轻微弯曲，应慢慢将针起出。若弯曲角度过大时，应顺着弯曲方向将针起出。若由患者移动体位所致，应使患者慢慢恢复原来体位，局部肌肉放松后，再将针缓缓起出。

【预防】注射不可过快，不可突然加速推药，避免使用造成剧烈疼痛的药物，选择适当体位，嘱患者不要随意变动体位或突然动作。

第三节　断针

断针或称折针，是指针体折断在人体内。

【原因】针具质量欠佳，但主要是刺激过强或剧痛造成肌肉猛烈收缩导致。

【表现】针身断于体内。

【处理】医者态度必须从容镇静，嘱患者切勿变动原有体位，以防断针向肌肉深部陷入。若残端部分针身显露于体外时，可用手指或镊子将针起出。若断端与皮肤相平或稍凹陷于体内者，可用左手拇、食二指垂直向下挤压针孔两旁，使断针暴露体外，右手持镊子将针取出。若断针完全深入皮下或肌肉深层时，应在 X 线下定位，手术取出。

【预防】注射前仔细检查针头，质量不佳者，剔除不用；注射过程中，避免将一次性针头全部刺入穴中，避免使用产生剧痛的药物，推注速度不可过快或者突然加速。

第四节　气胸

气胸指的是由于针刺伤及肺脏，空气进入胸腔所致。

【原因】由于针刺胸背、腋、胁、缺盆等部位的腧穴时，直刺过深，伤及肺脏，引起创伤性气胸。

【现象】轻者出现胸痛、胸闷、心慌、呼吸不畅甚则呼吸困难、唇甲发绀、出汗、血压下降等症。体检时，可见患侧胸部肋间隙变宽，胸部叩诊过度反响，气管向健侧移位，听诊时呼吸音明显减弱或消失，有的病例，针刺当时并无明显异常现象，隔几小时后才逐渐出现胸痛、胸闷、呼吸困难等症状。

【处理】一旦发生气胸，应立即起针，并让患者采取半卧位休息，要求患者心情平静，切勿恐惧而反转体位。一般漏气量少者，可自然吸收。医者要密切观察，随时对症处理，如给予镇咳、消炎类药物；以防止肺组织因咳嗽扩大创口，加重漏气和感染。对严重病例需及时组织抢救，如胸腔排气、少量慢速输氧等。

【预防】医者在进行针刺过程中精神必须高度集中，根据患者的体形胖瘦灵活掌握刺入深度，尤其是胸胁部、上背部、锁骨附近的穴位，严格掌握进针的深度、角度和方向。

第五节　感染

感染是指穴位注射部位发生感染的现象。

【原因】消毒不严致注射局部细菌入侵；或药液浓度较大，注射于软组织较薄处，长时间不吸收所致。

【表现】轻者感染局部红肿、发热疼痛；重者可发生化脓破溃；有的发生深部脓肿，可出现败血症。

【处理】轻度发红肿胀可做局部消毒后外敷消炎药物，一般短时间内炎症可消退；如经上述处理症状仍未得到控制，或者红肿热痛较重，范围较大，应同时口服或注射消炎抗菌药物；如化脓部位较深，应行外科手术切开排脓。

【预防】注射前医者要洗手、消毒，并对器具、注射部位进行严格消毒，最好使用一次性消毒注射器。注射后短时间内局部避免接触污染物，24 小时内应避免洗澡，保持局部干燥。

第六节　神经损伤

神经损伤是指在进针或注射的过程中损伤了神经干。

【原因】医者对于注射局部的解剖不够熟悉，未避开神经干，用力过猛；或者针头较粗，刺伤神经干；或者药物浓度过高，刺激过大，剂量过多，推注过快致神经麻痹。

【表现】进针或注射时，注射局部有强烈触电感，该神经分布区疼痛、麻木、无力，日久可发生感觉消失，肌肉萎缩。

【处理】一旦出现神经损伤症状，应立即停止注射，并拔出针头，可进行远端按摩，局部理疗或药物治疗，损伤较轻可在短时间内恢复；如果损伤较大的神经干或者损伤严重，应及早采取综合治疗方法。嘱患者加强患部的功能锻炼，以尽早恢复。

【预防】医者应熟悉解剖知识，避开神经干；进针时不可用力过猛或一次性进针过深，应先浅刺透皮，然后缓慢进针，如出现触电感表示针尖触及神经干，须立即退针，更改进针方向；在神经干附近进行穴位注射时，应选用刺激较小的药物，剂量不宜过大，推注不宜过快。

第七节　药物过敏

药物过敏是指注入某些药物后机体产生的变态反应。

【原因】对某些过敏体质的人注射易于引起过敏的药物，如青霉素类、链霉素、普鲁卡因、细胞色素和少数中草药注射剂。

【表现】轻者局部或全身出现药疹，如见皮疹、瘙痒、皮肤充血；胸闷、心悸、不能呼吸、气喘等；甚者可出现过敏性休克，如突见面色苍白、冷汗淋漓、血压下降、意识丧失等。偶见患者出现口脸发麻，胃部有灼热感，呕吐咖啡样胃内容物；有的患者注射部位呈荨麻疹样感觉，有蚁行感等。

【处理】立即停止穴位注射，如发生药疹轻者可自行消失，重者予以脱敏治疗；如发生过敏性休克应迅速抢救，立即施行脱敏、升压、吸氧及对症支持抢救措施。

【预防】治疗前详细询问患者的药物过敏史，对于易发生过敏反应的药物如青霉素类注射前必须行皮试，阳性反应者禁用该药；穴位注射过程中要仔细观察患者的精神状态和生命体征，尤其对过敏体质或体质虚弱者、心肺严重疾患者。事先备好抢救所需的材料，一旦发生过敏现象，应立即组织抢救。

第八节　血肿

血肿指注射部位的皮下出血而引起肿痛的现象。

【原因】注射时误刺伤血管，或针尖带钩损伤周围组织。

【表现】出针后，针眼少量溢血，注射局部出现肿胀疼痛，继则皮肤出现青紫。

【处理】出针后如有小量的体表出血可用消毒干棉球局部按压止血数分钟；如少量的皮下出血而出现局部小块青紫时，一般不做处理，可自行消退；如皮下出血量较多，局部肿胀疼痛较剧烈，青紫面积较大，可先做冷敷止血，待 24 小时后再做热敷，以促进瘀血的消散吸收。

【预防】治疗前仔细检查针具，熟悉穴位注射部位的解剖结构，注射时避开血管进针；对血管丰富，容易出血的部位，出针后立即用消毒干棉球按压针孔片刻，以防皮下缓慢出血。

各 论

临床篇

第八章　内科疾病

第一节　肺病症

感　冒

感冒是感受触冒风邪，邪犯卫表而导致的常见外感疾病，临床表现以鼻塞、流涕、喷嚏、咳嗽、头痛、恶寒、发热、全身不适、脉浮为主要特征。

一、病因病机

病因：外感风邪疫毒；正气虚弱，肺卫功能失常。

病机：卫表不和，肺失宣肃。

病位：在肺卫，主要在卫表。

病性：多为实证，体虚感冒者虚实相兼。

二、辨证论治

表 8-1　感冒证型

证型		实证			虚证	
		风寒感冒	风热感冒	暑湿感冒	气虚感冒	阴虚感冒
症状	主症	恶寒重，发热轻，无汗，头痛，肢节酸疼，鼻塞声重	身热较著，微恶风，汗泄不畅，头胀痛	身热，微恶风，汗少，肢体酸重或疼痛	恶寒较甚，发热，无汗，头痛身楚，咳嗽，痰白，咯痰无力	身热，微恶风寒，少汗

续 表

证型		实证			虚证	
		风寒感冒	风热感冒	暑湿感冒	气虚感冒	阴虚感冒
症状	兼症	或鼻痒喷嚏，时流清涕，咽痒，咳嗽，痰稀薄色白，口不渴或渴喜热饮	面赤，咳嗽，痰黏或黄，咽燥，或咽喉乳蛾红肿疼痛，鼻塞，流黄浊涕，口干欲饮	头昏重胀痛，咳嗽痰黏，鼻流浊涕，心烦口渴，或口中黏腻，渴不多饮，胸闷脘痞，泛恶，腹胀，大便或溏，小便短赤	平素神疲体弱，气短懒言，反复易感	头昏，心烦，口干，干咳少痰
	舌脉	舌苔薄白而润，脉浮或浮紧	舌苔薄白微黄，舌边尖红，脉浮数	舌苔薄黄而腻，脉濡数	舌淡苔白，脉浮而无力	舌红少苔，脉细数
治法	治则	辛温解表	辛凉解表	清暑祛湿解表	益气解表	滋阴解表
	取经	手太阴肺经、足太阳膀胱经	手太阴肺经及手阳明大肠经	手太阴肺经、足阳明胃经	手太阴肺经、足阳明胃经和肺俞	手太阴肺经、足阳明胃经和肺俞

三、穴位注射疗法

（一）实证感冒

方1

【药物组成】鱼腥草注射液，板蓝根注射液。

【取穴】风池。

【用法】每穴注射 1.5ml，隔日 1 次，5 次为 1 个疗程。

【主治】风热感冒。

【出处】陈德成，王庆文主编.《中国针灸独穴疗法·第2版》.吉林科学技术出版，2016.

方2

【药物组成】5%柴胡注射液。

【取穴】风池、定喘、肺俞、曲池。

【用法】每次选 2~3 穴，每穴注射 0.3~0.5ml。

【主治】风热感冒。

【出处】徐涛，王业军等主编.《中西医结合儿科学》. 科学技术文献出版社，2014.

········· 方 3 ·········

【药物组成】维生素 B_1 10mg/ml。

【取穴】风池、风门、外关。

【用法】每穴注射 0.3~0.5ml，隔日 1 次，3 次为 1 个疗程。

【主治】实证感冒。

【出处】邱茂良主编.《中国针灸治疗学·第 2 版》. 江苏科学技术出版社，2009.

········· 方 4 ·········

【药物组成】维生素 C 500mg/ml。

【取穴】鱼际穴、肾上腺、皮质下。

【用法】鱼际穴每次注射 2ml，肾上腺、皮质下每次注射 0.1ml，1 天 1 次，3 次为 1 个疗程。

【主治】实证感冒。

【出处】鲍景龙主编.《手诊手疗小窍门》. 中国医药科技出版社，2015.

（二）虚证感冒

········· 方 1 ·········

【药物组成】胎盘组织液。

【取穴】大椎。

【用法】每次注射 1ml，连注 2~3 次后，隔日 1 次，10 次为
1 个疗程。

【主治】阴虚感冒。

【出处】苗彦霞等主编.《水针疗法》. 人民卫生出版社，1993.

.... 方 2 ....

【药物组成】黄芪注射液 1ml。

【取穴】足三里。

【用法】每周 1 次，2 个月为 1 个疗程。

【主治】气虚感冒。

【出处】唐春林，戴德纯，王彩珍等. 足三里穴注射黄芪当归针
剂防治虚人感冒的临床观察. 针灸临床杂志，2010,（10）: 52-53.

.... 方 3 ....

【药物组成】5% 当归注射液。

【取穴】风池、风门、外关。

【用法】每穴注射 0.3~0.5ml，隔日 1 次，3 次为 1 个疗程。

【主治】血虚感冒。

【出处】邱茂良主编,《中国针灸治疗学·第 2 版》. 江苏科学
技术出版社，2009.

.... 方 4 ....

【药物组成】卡介菌多糖核酸注射液 1ml。

【取穴】足三里。

【用法】隔日 1 次，双侧足三里交替使用，小儿注射 9 次，
成人注射 18 次为 1 个疗程。

【主治】体虚感冒。

【出处】吕建兰. 天灸结合穴位注射卡介菌多糖核酸预防反

复感冒 50 例.浙江中医杂志，2015，50（5）：378-340.

四、注意事项

水针疗法治疗本病疗效明显，但若出现高热持续不退、咳嗽加剧、咳吐血痰等症时，宜尽快采取综合治疗措施。本病须与流脑、乙脑、流行性腮腺炎等传染病的前驱症状作鉴别诊断。患病期间注意保暖，避风寒，饮食宜清淡。感冒流行期间应保持居室内空气流通，少去公共场所。维生素 B_1 注射液 100mg 注射足三里穴，可预防流感。

五、医案医话

患者，男，5 岁，1994 年 3 月 13 日初诊。其母代述，患儿出生后，身体发育正常，饮食尚可。但近年来非常容易感冒，开始症状较轻，服药 4~5 天病愈。近半年来每月感冒 1~2 次，每次出现症状较重，扁桃体发炎，咳嗽，气喘，发热，体温 39℃左右。经服药、输液 5~7 天病愈。愈后 1 星期，今来门诊，要求服药或针灸使患孩不患或少患感冒，达到预防作用。采用核酪注射液 2m1，作穴位注射，每穴注入 0.5ml。第一次，3 月 13 日，取孔最（左）、合谷（右）、足三里（双）；第二次，3 月 16 日，取大椎、风门（右）、肺俞（双）；第三次，3 月 19 日，取孔最（右）、合谷（左）、足三里（双）；第四次，3 月 22 日，取大椎、风门（左）、肺俞（双）。经过穴位注射后，1 个多月后，患孩未再感冒，身体、饮食等均比以前有所改善。半年后随访，只感冒1 次，症状轻，服感冒药 2 天即痊愈。[王登旗，王远祥.穴位注射防治感冒 72 例.上海针灸杂志，2005，24（12）.]

患者，女，30 岁，1995 年 10 月 7 日初诊。患者因腰椎骨质增生来就诊。后述平时很容易感冒，每月患病 1~2 次。

服药、打针后，3~5天病愈。此次感冒已3天，症见鼻塞流涕、咳嗽，痰色白质稀，背部不适，无发热，头微痛，舌质淡白，苔薄，脉浮紧。辨证属风寒感冒。采用核酪注射液4ml作穴位注射，每穴注入1ml。第一次，10月13日，取大椎、风门（左）、肺俞（双）；第二次，10月16日。取孔最（左）、合谷（右）、足三里（双）；第三次，10月19日，取大椎、风门（右）、肺俞（双）；第四次，10月22日，取孔最（右）、合谷（左）、足三里（双）；在穴位注射期，患者感冒症状日渐减轻。第二次注射后，感冒基本痊愈。1个月后随访，患者身体比较好，感冒未见发作。[王登旗，王远祥.穴位注射防治感冒72例.上海针灸杂志，2005，24（12）.]

李某某，女，36岁，2008年11月13日初诊。主诉：反复感冒打喷嚏10年余。每逢天气变化，寒冷刺激即感冒，每年达10次以上，伴之打喷嚏，尤以晨起时嚏声连作，甚则声音嘶哑，流清水样涕，鼻塞声重。曾在某医院诊为"过敏性鼻炎"。症见舌淡红，苔薄白，脉细弱。予连续半年足三里穴位注射治疗，随访1年，仅感冒过1次。[张为华.足三里穴位注射预防感冒的临床观察.中外医疗，2011，30（10）.]

咳　嗽

咳嗽是肺系疾病的主要症状之一，以咳嗽、咯痰为主要临床特征。

一、病因病机

病因：外感六淫，内邪干肺。

病机：肺失宣降，肺气上逆。

病位：病变主脏在肺，与肝、脾有关，久则及肾。

病性：外感咳嗽属于邪实，内伤咳嗽多属邪实与正虚并见。

二、辨证论治

表 8-2　咳嗽证型

证型	外感咳嗽			内伤咳嗽			
	风寒袭肺	风热犯肺	风燥伤肺	痰湿蕴肺	痰热郁肺	肝火犯肺	肺阴亏耗
症状　主症	咳声重浊,气急,喉痒,咯痰稀薄色白	咳嗽频剧,气粗或咳声嘶哑,喉燥咽痛,咯痰不爽,痰稠黏或黄,咳时汗出	干咳,连声作呛,喉痒,咽喉干痛,唇鼻干燥,无痰或痰少而黏,不易咯出	咳嗽反复发作,咳声重浊,因痰而嗽,痰出咳平,痰黏腻或稠厚成块,色白或带灰色	咳嗽,气息粗促,或喉中有痰声,痰多质黏厚或稠黄,咯吐不爽,或有热腥味,或咯血痰	上气咳逆阵作,咳时面赤,咽干口苦,常感痰滞咽喉而咯之难出	干咳,咳声短促,痰少黏白,或痰中带血丝,或声音逐渐嘶哑
兼症	鼻塞,流清涕,头痛,肢体酸楚,恶寒发热,无汗	鼻流黄涕,口渴,头痛,身楚,或见恶风,身热等表证	或痰中带有血丝,口干,初起或伴鼻塞,头痛,微寒,身热等表证	每天早晨或食后则咳甚痰多,进甘甜油腻食物加重,胸闷,脘痞,食少,体倦,大便时溏	胸胁胀满,咳时引痛,面赤,或有身热,口干而黏,欲饮水	量少质黏,或如絮条,胸胁胀痛,咳时引痛,症状可随情绪波动而增减	午后潮热,颧红,盗汗,口干,日渐消瘦,神疲
舌脉	舌苔薄白,脉浮或浮紧	舌苔薄黄,脉浮数或浮滑	舌质红干而少,苔薄白或薄黄,脉浮	舌苔白腻,脉濡滑	舌质红,舌苔薄黄腻,脉滑数	舌红或舌边红,舌苔薄黄少津,脉弦数	舌质红少苔,脉细数
治法　治则	疏风散寒,宣肺止咳	疏风清热,宣肺止咳	疏风清肺,润燥止咳	燥湿化痰,理气止咳	清热肃肺,豁痰止咳	清肺泻肝,顺气降火	滋阴润肺,化痰止咳
取经	手太阴肺经穴,其俞募穴,足太阳膀胱经	手太阴肺经及其俞募穴,手阳明大肠经	手太阴肺经及其俞募穴,阴阳肝经	手太阴肺经及其俞募穴,足阳明胃经	手太阴肺经及其俞募穴,足阳明胃经	手太阴肺经及其俞募穴,足厥阴肝经	手太阴肺经及其俞募穴,足少阴肾经

三、穴位注射疗法

（一）外感咳嗽

·········· **方 1** ··········

【药物组成】鱼腥草注射液 1~2ml。

【取穴】肺俞穴（双）。

【用法】每穴注入鱼腥草注射液 0.5~1ml，1 天 1 次，2~4 次为 1 个疗程，儿童药量减半。

【主治】风热、风燥咳嗽。

【出处】陈德成，王庆文主编.《中国针灸独穴疗法·第 2 版》，吉林科学技术出版社，2016.

·········· **方 2** ··········

【药物组成】黄连素注射液。

【取穴】风门、大杼、大椎、肺俞。

【用法】每穴注入 2ml，1 天 1 次，10 次为 1 个疗程，疗程间隔 3 日。

【主治】风热咳嗽。

【出处】府强主编.《实用针灸疗法临床大全》，中国中医药出版社，1991.

（二）内伤咳嗽

·········· **方 1** ··········

【药物组成】核酪注射液。

【取穴】天突、定喘、尺泽、肺俞、丰隆。气虚加足三里，咳嗽剧烈加孔最。

【用法】每穴 1ml，隔日 1 次，2 个月为 1 个疗程。

【主治】痰湿咳嗽。

【出处】王峰．穴位注射治疗痰湿蕴肺型慢性支气管炎疗效观察．上海针灸杂志，2011，（12）：810-812．

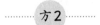

【药物组成】穿心莲注射液 2ml，柴胡注射液 2ml，鱼腥草注射液 2ml 等份混合。

【取穴】膻中、肺俞（双穴）。

【用法】1 天 1 次，5 次为 1 个疗程，若未愈则加做 1 个疗程。

【主治】痰湿咳嗽。

【出处】侯懿烜．附子理中丸配合穴位注射治疗痰湿咳嗽 39 例临床观察．中国中医药现代远程教育，2006，（09）：39-41．

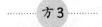

【药物组成】维生素 D，果糖酸钙注射液。

【取穴】丰隆。

【用法】每次注射 0.5ml，1 天 1 次，连续 2 天。

【主治】痰湿咳嗽。

【出处】赵耀东，李德珍主编．《临床实用穴位注射疗法》，甘肃文化出版社，2014．

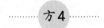

【药物组成】硫酸链霉素 0.1g/ml。

【取穴】尺泽。

【用法】1 岁以内 0.1ml，1~5 岁 0.2~0.3ml，5~13 岁及 60 岁以上 0.5ml，14~60 岁 1ml。急性咳嗽每天注射 1 次，慢性咳嗽

隔日注射 1 次，5 次为 1 个疗程。间隔 2~3 天进行下 1 个疗程。

【主治】痰热咳嗽。

【出处】陈德成，王庆文主编.《中国针灸独穴疗法·第 2 版》，吉林科学技术出版社，2016.01.

方 5

【药物组成】复方当归注射液、黄芪注射液、胎盘组织注射液，按 4∶2∶1 的比例混合。

【取穴】肺俞、天突、定喘、胸 1~2 夹脊。

【用法】每次选 2~3 穴，每穴 0.5~1ml，每隔 3 日治疗 1 次。

【主治】气血不足、肺阴亏虚型咳嗽。

【出处】刘世敏，吴焕淦，胡玲主编.《针灸治疗学案例导读》，上海科学技术出版社，2014.

方 6

【药物组成】维生素 B_1 或胎盘注射液。

【取穴】定喘、大杼、风门、肺俞。

【用法】每次取 1~2 穴，每穴注入药液 0.5ml，选穴由上而下依次轮换。隔日 1 次。

【主治】肺阴亏虚型咳嗽。

【出处】张生主编.《临床中医针灸推拿学》，西安交通大学出版社，2014.

（三）其他咳嗽

方 1

【药物组成】醋酸曲安奈德 40mg（1ml）、当归注射液 2ml、麝香注射液 2ml。

【取穴】天突及膻中、肺俞及定喘、曲池及足三里。

【用法】选取三组穴位共 5 个注射点注射，每穴 1ml，每周 1 次，3 次为 1 个疗程，疗程之间休息 15 天，共 3 个疗程。

【主治】咳嗽兼气滞血瘀。

【出处】李艳，范晓萍，郭雄波，田浩，余璟玮. 穴位注射对慢性支气管炎的疗效观察. 时珍国医国药，2014，（07）：1657-1659.

·········· 方 2 ··········

【药物组成】胶性钙注射液 2ml 与苯海拉明注射液 10mg。

【取穴】定喘。

【用法】1 天 1 次，3 天为 1 个疗程，如果未愈，3 天后可重新作 1 个疗程注射。

【主治】支气管炎。

【出处】赵耀东，李德珍主编.《临床实用穴位注射疗法》，甘肃文化出版社，2014.

·········· 方 3 ··········

【药物组成】青霉素 3 岁以下 10 万 U 加生理盐水至 1ml，3 岁以上用青霉素 20 万 U 加生理盐水至 1ml。

【取穴】肺俞穴。

【用法】双侧肺俞各 0.5ml，每日穴位注射 1 次，5 次为 1 个疗程，效果不满意者可按上法再注射 1 个疗程。

【主治】肺炎咳嗽。

【出处】赵耀东，李德珍主编.《临床实用穴位注射疗法》. 甘肃文化出版社，2014.

四、注意事项

穴位注射疗法可有效缓解咳嗽的症状。重症咳嗽应采用综合治疗措施。注意天气变化和饮食起居，避免诱导本病的发生。平日加强锻炼，增强体质。

五、医案医话

谢某，38岁，干部。2003年9月25日就诊。1周前因感冒出现鼻塞流脓涕，咽喉痛，咳嗽痰黄，某医院诊断为上呼吸道感染，血常规检查白细胞计数正常，给予抗生素口服，1周后鼻塞流脓涕、咽喉痛等症状减轻，但咳嗽未减，经介绍到我科就诊。刻诊：咳嗽，晨起明显且痰黄难咳，苔薄黄，脉浮数。胸部X线片显示肺纹理增粗。给予大椎穴刺络拔罐，风门、肺俞穴、背部拔火罐，留罐10分钟；然后用鱼腥草注射液2ml加核酪注射液2ml穴位注射双侧肺俞穴。隔日1次，5次治愈。［朱英，王咏梅，杜艳.穴位注射配合拔火罐治疗外感风热咳嗽56例［J］.河北中医，2005，27（3）：210-212.］

哮　喘

支气管哮喘是一种常见的、反复发作的肺部过敏性疾病。是以阵发性呼吸喘促及喉间哮鸣为主要临床特征。

一、病因病机

病因：外邪侵袭，饮食不当，情志失调，体虚病后。

病机：肺失肃降，肺气上逆。

病位：肺，与脾、肾关系密切。

病性：本虚标实，发作期实证为主。

二、辨证论治

表 8-3　哮喘证型

证型		实证		虚证		
		寒饮伏肺（冷哮）	痰热遏肺（热哮）	肺脾气虚	肺肾两虚	心肾阳虚
症状	主症	遇寒触发，胸膈满闷，呼吸急促，喉中痰鸣，咯痰稀白	喘急胸闷，喉中哮鸣，声高息涌	咳喘气短，动则加剧	短气而喘，咳嗽痰少	喘促短气，呼多吸少，气不得续
	兼症	初起恶寒，无汗，喉痒，痰白并稀薄多泡沫，咯吐不易，面苍白或青灰，口不渴，喜热饮	头痛，有汗，面红，张口抬肩，不能平卧，痰色黄而胶粘，咯痰不爽，烦躁，口渴，便秘	咳声低怯，痰液清稀，畏风自汗，神疲倦怠，食少便溏	头晕耳鸣，腰膝酸软，潮热盗汗	畏寒肢冷，尿少浮肿，甚则喘急烦躁，心悸神昧，冷汗淋漓，唇甲青紫
	舌脉	舌质淡，苔白滑，脉浮紧	舌质红，苔黄腻，脉滑数	舌淡、苔薄白，脉濡细	舌红、少苔，脉细数	舌质紫暗或有瘀点、瘀斑，苔薄白，脉沉细或微弱而结代
治法	治则	温肺散寒化痰平喘	清热宣肺化痰平喘	补肺固卫健脾化痰	补肺温肾纳气平喘	扶阳固脱镇摄肾气
	取经	手太阴肺经及其俞募穴、足太阳膀胱经	手太阴肺经及其俞募穴、手阳明大肠经、足阳明经胃经	手太阴肺经及其俞募穴、足太阴脾经	手太阴肺经及其俞募穴、足少阴肾经、任脉	手太阴肺经及其俞募穴、足太阳膀胱经、足少阴肾经

三、穴位注射疗法

（一）实证

········· 方1 ·········

【药物组成】0.1% 肾上腺素。

【取穴】定喘、合谷。

【用法】每穴注入 0.1~0.2ml。

【主治】寒哮。

【出处】《中国家庭医生大全》编辑部编著.《中国家庭医生大全》.陕西师范大学出版社，2008.

········· 方2 ·········

【药物组成】曲安奈德混悬液（1ml：40mg）。

【取穴】迎香穴。

【用法】每穴注射0.1ml。

【主治】寒哮。

【出处】刘晓松，徐坤主编.《哮喘病用药宜忌与日常调养》.黑龙江科学技术出版社，2012

········· 方3 ·········

【药物组成】链霉素0.5g，儿童按20mg/kg/天计算。

【取穴】天突。

【用法】1天1次，5次为1个疗程。

【主治】寒哮。

【出处】陈德成，王庆文主编.《中国针灸独穴疗法·第2版》.吉林科学技术出版社，2016.

········· 方4 ·········

【药物组成】鱼腥草注射液1支（约2ml），儿童减半。

【取穴】天突。

【用法】1天1次，5次为1个疗程。

【主治】热哮。

【出处】陈德成，王庆文主编.《中国针灸独穴疗法·第2版》.吉林科学技术出版社，2016.

······· 方5 ·······

【药物组成】生地注射液（1ml 内含生药 1g）。

【取穴】膻中、足三里、丰隆、天府。

【用法】每穴注射 1~2ml。

【主治】热哮。

【出处】朱广仁编著.《中医必读》.天津科学技术出版社，1997.

······· 方6 ·······

【药物组成】复方功劳叶注射液。

【取穴】尺泽、丰隆。

【用法】每穴注射 2 次，每穴注射 2ml。

【主治】热哮。

【出处】刘晓松，徐坤主编.《哮喘病用药宜忌与日常调养》.黑龙江科学技术出版社，2012.

（二）虚证

······· 方1 ·······

【药物组成】黄芪注射液，每支装 10ml（相当于原药材 20g）。

【取穴】肺俞、脾俞、膻中、足三里。

【用法】每穴注射 0.5~1ml，每周 1~2 次，2 个月为 1 个疗程。

【主治】肺脾气虚。

【出处】刘晓松，徐坤主编.《哮喘病用药宜忌与日常调养》.黑龙江科学技术出版社，2012.

·········· 方2 ··········

【药物组成】核酪注射液、生理盐水。

【取穴】定喘、丰隆。

【用法】每穴注射 0.5~1ml，每周 1~2 次。

【主治】肺脾气虚。

【出处】王振坤，肖淑春编著.《现代针灸临床聚英》. 中医古籍出版社，1987.

·········· 方3 ··········

【药物组成】维生素 B_{12} 0.5mg、胎盘组织液 2U、当归注射液 2U，ATP 20mg、辅酶 A 50U。

【取穴】足三里。

【用法】1 天 1 次，10 次为 1 个疗程，疗程间休息 1 天。

【主治】肺脾气虚。

【出处】余平波主编.《人体七大穴使用手册》. 上海科学技术文献出版社，2010.

·········· 方4 ··········

【药物组成】醋酸氢化泼尼松 1ml（25mg），维丁胶钙 2ml。

【取穴】定喘、百劳（双侧）。

【用法】每穴 1.5ml（儿童 1ml），2 组穴交替使用。1 天 1 次，3 次为 1 个疗程，用 2 个疗程。

【主治】肺脾气虚。

【出处】高景华编著.《外治秘方祛百病》. 陕西科学技术出版社，2013.

··········· 方5 ···········

【药物组成】胎盘组织液、黄芪注射液按 1:2 比例混合。

【取穴】胸 1~7 夹脊、肺俞、膏肓、脾俞、肾俞。每次选用 2~3 穴。

【用法】每穴注入 0.5~1ml，每周 2~3 次。

【主治】肺肾气虚。

【出处】刘世敏，吴焕淦，胡玲主编.《针灸治疗学案例导读》.上海科学技术出版社，2014.

··········· 方6 ···········

【药物组成】痰少体虚为胎盘组织液、维生素 B_{12}。

【取穴】肺俞、肾俞穴为主。

【用法】每穴注射 0.5~1ml，每周 1~2 次。

【主治】肺肾气虚。

【出处】王振坤，肖淑春编著.《现代针灸临床聚英》.中医古籍出版社，1987.

··········· 方7 ···········

【药物组成】附子注射液（1ml 内含生药 1.5g）。

【取穴】膻中、足三里、丰隆、天府。

【用法】每穴注射 1~2ml。

【主治】肺肾阳虚。

【出处】朱广仁编著.《中医必读》.天津科学技术出版社，1997.

（三）其他

········· 方1 ·········

【药物组成】灭活卡介苗。

【取穴】肺俞、膻中。

【用法】每穴 0.5~1ml，每日或隔日 1 次，20 次为 1 个疗程。

【主治】预防哮喘。

【出处】刘晓松，徐坤主编.《哮喘病用药宜忌与日常调养》.黑龙江科学技术出版社，2012.

········· 方2 ·········

【药物组成】丙种球蛋白（抽取患者静脉血 2ml，混入丙种球蛋白 1ml）。

【取穴】定喘、肺俞、风门、大杼。

【用法】每穴注射 0.5~1ml，每周 1~2 次。

【主治】预防哮喘。

【出处】刘晓松，徐坤主编.《哮喘病用药宜忌与日常调养》.黑龙江科学技术出版社，2012.

········· 方3 ·········

【药物组成】转移因子（取注射用水 2ml 及转移因子 1mg）。

【取穴】膻中、定喘穴或肺俞、大椎穴。

【用法】每穴注射 0.5~1ml，两组穴位交替操作。

【主治】预防哮喘。

【出处】刘晓松，徐坤主编.《哮喘病用药宜忌与日常调养》.黑龙江科学技术出版社，2012.

四、注意事项

穴位注射疗法治疗哮喘有较好的效果。哮喘发作持续 24 小时以上，或经针灸治疗 12 小时以上仍未能控制者宜采取综合治疗措施。注意天气变化及饮食起居，加强身体锻炼，提高抗病能力。

五、医案医话

陈某，女，40 岁。2001 年 3 月 21 日初诊。患者有哮喘病史 20 年，每逢春秋季节易发。1 天前因接触油烟而诱发，就诊时咳嗽气急，喉中哮鸣有声，胸闷如塞，呼吸困难，两肺可闻及哮鸣音，舌苔腻，脉弦紧。诊断为哮喘。证属寒饮伏肺，阻塞气道，肺失宣畅，治拟温肺化饮、止咳平喘。予自拟二龙汤治疗。处方：炙麻黄 10g，桂枝 10g，白芍 12g，干姜 5g，细辛 3g，半夏 10g，枇杷叶 10g，款冬花 10g，杏仁 10g，广地龙 10g，沉香 3g（后下），甘草 3g。每日 1 剂，水煎，早晚分服。同时给予曲安奈德 50mg 两侧肺俞穴各半注射治疗 15 天后，哮喘完全控制，哮鸣音消失。[凌东升. 二龙汤配合穴位注射治疗哮喘 58 例 [J]. 江苏中医药，2006，27（3）：36.]

第二节　心脑病症

心　悸

心悸是患者自觉心中悸动，惊惕不安，甚则不能自主的一种病证，临床一般多呈发作性，每因情志波动或劳累过度发作，且常伴胸闷、气短、失眠、健忘、眩晕、耳鸣等症。病情较轻者为心悸，病情较重者为怔忡，可呈持续性。

一、病因病机

病因：体虚劳倦，七情所伤，感受外邪，药食不当。

病机：气血阴阳亏虚，心失所养，心主不安，或痰、饮、火、瘀阻滞心脉，扰乱心神。

病位：心，与肝、脾、肾、肺四脏密切相关。

病性：主要有虚实两方面，虚实之间可以相互夹杂或转化。

二、辨证论治

表 8-4　心悸证型

证型		实证				虚证		
		心虚胆怯	心血不足	阴虚火旺	心阳不振	水饮凌心	瘀阻心脉	痰火扰心
症状	主症	心悸不宁，善惊易恐，坐卧不安	心悸气短，头晕目眩，失眠健忘	心悸易惊，心烦失眠，五心烦热，口干，盗汗	心悸易安，胸闷气短，动则尤甚	心悸眩晕，胸闷痞满，渴不欲饮，小便短少	心悸不安，胸闷不舒	心悸时发时止，受惊始作，胸闷烦躁
	兼症	不寐多梦而易惊醒，恶闻声响，食少纳呆	面色无华，倦怠乏力，纳呆食少	伴耳鸣腰酸，头晕目眩，急躁易怒	面色苍白，形寒肢冷	或下肢浮肿，形寒肢冷，伴恶心，欲吐，流涎	心痛时作，痛如针刺，唇甲青紫	失眠多梦，口干苦，大便秘结，小便短赤
	舌脉	苔薄白，脉象略数或细弦	舌淡红，脉细弱	舌红少津，苔少或无，脉象细数	舌淡苔白，脉象虚弱或沉细无力	舌淡胖，苔白滑，脉象弦滑或沉细而滑	舌质紫暗或有瘀斑，脉涩或结代	舌红，苔黄腻，脉弦滑
治法	治则	镇惊定志，养心安神	补血养心，益气安神	滋阴降阳，养心安神	温补心阳，安神定悸	振奋心阳，化气行水，宁心安神	活血化瘀，理气通络	清热化痰，宁心安神
	取经	取手少阴心经、手厥阴心包经的背俞穴募穴为主						

西医学认为心律失常的发病机制包括冲动形成的异常和（或）冲动传导的异常。按其发生原理，可分为冲动形成异常和冲动异常两大类。按照心律失常发生时心率的快慢，可分为快速性与缓慢性心律失常两大类。

三、穴位注射疗法

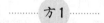

【药物组成】维生素 B_1 注射液 100mg 或维生素 B_{12} 注射液 500μg。

【取穴】郄门、神门、内关、胆俞、心俞。

【用法】每穴注射 0.3~0.5ml，1 天 1 次，10 次为 1 个疗程。

【主治】心虚胆怯。

【出处】艾坤主编.《水针疗法》. 中国医药科技出版社，2012.

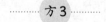

【药物组成】当归 Ⅱ 号注射液 2ml。

【取穴】内关、神门穴。

【用法】每穴注射 2ml，治疗 4 周。

【主治】快速性心律失常。

【出处】尹克春，周文斌，刘淑娟，等. 当归 Ⅱ 号注射液穴位注射治疗快速性心律失常临床观察. 山西中医，2006，22（2）：37-38.

方 3

【药物组成】复方丹参注射液。

【取穴】甲组：神门、心俞；乙组：内关、厥阴俞。

【用法】每穴注射 0.5~2ml，两组穴位交替使用，1 天 1 次，7 次为 1 个疗程。

【主治】心律失常。

【出处】梁镇忠，林连枝. 谷维素和维生素 B_1 片配合穴位注射复方丹参注射液治疗心律失常的临床疗效研究. 中医临床研究，2014，6（2）：3-5.

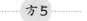

方 4

【药物组成】丹参注射液、毛冬青注射液。

【取穴】心俞、厥阴俞、郄门、内关。

【用法】每次选 1~2 穴，每穴按穴位注射方法注入 0.5~1ml，上述 2 个药交替使用，各穴位轮流使用，每日或隔日 1 次，10 次为 1 个疗程。

【主治】瘀血阻络型心悸。

【出处】罗和古主编.《穴位注射巧治病》. 中国医药科技出版社，2007.

方 5

【药物组成】参麦注射液。

【取穴】足三里。

【用法】双侧足三里穴位消毒，抽取参麦注射液 2ml，得气后每穴注入药液 1ml，隔日 1 次，15 次为 1 个疗程。

【主治】气阴两虚型心悸。

【出处】罗和古主编.《穴位注射巧治病》. 中国医药科技出版社，2007.

.... 方6 ....

【**药物组成**】当归注射液 0.3~2ml。

【**取穴**】天池、内关、郄门。

【**用法**】每穴注射 0.5ml，隔日 1 次，10 次为 1 个疗程。

【**主治**】心血不足之心悸。

【**出处**】罗和古主编.《穴位注射巧治病》. 中国医药科技出版社，2007.

.... 方7 ....

【**药物组成**】地西泮注射液 2mg，5% 葡萄糖注射液 4ml。

【**取穴**】心俞、内关。

【**用法**】用地西泮注射液 2mg 加入 5% 葡萄糖注射液 4ml，分注于双侧内关及心俞穴，1 天 1 次，5 次为 1 个疗程。

【**主治**】心悸。

【**出处**】苗彦霞，邢玉瑞，邢芳瑞主编.《水针疗法治百病》. 人民军医出版社，2005.

四、注意事项

穴位注射治疗本病能有效控制症状。心悸可有多种原因引起，应积极查找病因，重视原发病的治疗。对于器质性疾病，采取综合治疗措施。患者平日注意饮食宜清淡，避免劳累，控制情绪，保持畅达的心情。

五、医案分析

胡某，男，48 岁，工人。于 2001 年 2 月 11 日来诊。病史：心悸、胸闷、手脚发凉 3 小时。病史：于 3 小时前无明显诱因出现心悸、胸闷，休息并服用速效救心丸后症状不能缓解，伴有头晕乏力、手脚发凉。2个月前有类似发作，在合肥市某医院静脉注射维拉帕米后症状消失。体检：神情焦虑，面色苍白，唇无发绀，血压90/60mmHg，心率180次/分钟，律齐，各瓣膜听诊区未闻及病理性杂音，两肺未闻及干湿啰音。舌质暗淡，脉细不易测出。心电图提示室上性心动过速。中医诊断：惊悸，气虚血瘀型。以去氧肾上腺素10mg分别注射于双侧内关穴。患者穴位注射处有明显酸胀感，10分钟后发作停止，听诊心率为88次/分钟，复查心电图正常。3个月后随访，未见复发。[曹奕，齐淑兰.内关穴位注射治疗阵发性室上性心动过速30例临床研究[J].中国针灸，2002，22（4）：231-232.]

胸痹心痛

胸痹心痛是指以胸部闷痛，甚则胸痛彻背，喘息不得卧为主症的一种疾病，轻者仅感胸闷如窒，呼吸欠畅，重者则有胸痛，严重者心痛彻背，背痛彻心。

一、病因病机

病因：正气内虚，寒邪入侵，或情志郁结，或饮食无度，或劳逸失度，年迈体虚。

病机：心脏气血失调、心脉痹阻不畅。

病位：心，涉及肝、肺、脾、肾等脏。

病性：本虚标实。

二、辨证论治

西医学认为心绞痛的发病机制主要是冠状动脉存在固定狭窄或部分闭塞的基础上发生需氧量的增加。休息时可无症状，在劳力、情绪激动、饱食等情况下，心脏负荷突然增加，心肌耗氧量增加，而冠状动脉的供血不能相应地增加以满足心肌对血液的需求时，即可引起心绞痛。

表 8-5　胸痹心痛证型

证型		气滞血瘀	寒邪凝滞	痰湿闭阻	阳气虚衰
症状	主症	胸膺刺痛，痛处固定不移，入夜更甚	心痛彻背，喘不得卧，遇寒痛剧，得热痛减	胸闷痞满而痛，或心痛彻背，喘不得卧	胸闷气短，甚至心痛彻背，心悸汗出，喘不得卧
	兼症	喘不得卧，心慌汗出，面色晦暗，唇甲青紫	面色苍白，四肢不温	喉中痰鸣，形体肥胖，肢体沉重，口黏乏味，纳呆脘胀	形寒肢厥，腰酸乏力，或虚烦不寐，面色淡白，唇甲青紫或淡白
	舌脉	舌紫暗或有瘀斑，脉涩或结代	舌淡红，苔薄白，脉弦紧或沉迟	舌紫暗，苔浊腻，脉沉滑	舌淡红有齿痕，苔润或白滑，脉沉细或沉微欲绝
治法	治则	疏肝理气活血通络	通阳化瘀散寒止痛	通阳泄浊豁痰宣痹	温补阳气振奋心阳
	取经	以手厥阴心包经、手少阴心经为主			

三、穴位注射疗法

········· 方1 ·········

【药物组成】维生素 B_1 注射液 100mg，维生素 B_{12} 注射液 500µg。

【取穴】郄门、心俞、厥阴俞、内关、膻中、太冲、膈俞。

【用法】每穴注射 0.3~0.5ml，1 天 1 次，5 次为 1 个疗程。

【主治】气滞血瘀。

【出处】艾坤主编.《水针疗法》. 中国医药科技出版社，2012.

········· 方2 ·········

【药物组成】复方活血注射液（鸡血藤、白果、当归、阿胶、川芎、盐酸普鲁卡因。水煎，过滤后去蛋白，高压无菌消毒后用）。

【取穴】心俞、厥阴俞。

【用法】将穴位常规消毒，取一侧俞穴快速进针，得气后回抽无血，将上药注入俞穴中，每次每穴 0.5ml，隔日 1 次，15~20 次为 1 个疗程。

【主治】胸痹心痛。

【出处】罗和古主编.《穴位注射巧治病》.中国医药科技出版社，2007.

········· 方 3 ·········

【药物组成】丹参注射液 2ml、毛冬青注射液。

【取穴】郄门、内关、心俞、厥阴俞。

【用法】每次选 1~2 个穴，每穴按穴位注射方法注入 0.5ml，上述两药交替使用，每日或隔日 1 次，10 次为 1 个疗程。

【主治】胸痹。

【出处】罗和古主编.《穴位注射巧治病》.中国医药科技出版社，2007.

········· 方 4 ·········

【药物组成】川芎嗪注射液、葛根素注射液。

【取穴】膈俞穴。

【用法】每穴注入 2ml，1 天 1 次，10 次为 1 个疗程。

【主治】胸痹心痛。

【出处】苗彦霞，邢玉瑞，邢芳瑞主编.《水针疗法治百病》.人民军医出版社，2005.

············ 方5 ············

【药物组成】复方香丹注射液。

【取穴】甲组：内关、丰隆、阳陵泉；乙组：心俞、通里、太冲；丙组：膈俞、足三里、三阴交。

【用法】三组穴位交替使用，每穴注入0.5~1ml，1天1次，10次为1个疗程。

【主治】胸痹。

【出处】韩勇，王红.穴位注射治疗冠心病心绞痛58例.陕西中医，2007，28（2）：204-205.

············ 方6 ············

【药物组成】丹参注射液4ml。

【取穴】内关、厥阴俞、足三里。

【用法】内关穴、厥阴俞注入1ml，足三里注入2ml，1天1次，10次为1个疗程。

【主治】稳定型心绞痛。

【出处】闫海龙，刘元峰，宋盼.穴位注射治疗稳定型心绞痛64例.广西中医药，2011，34（5）：28-29.

············ 方7 ············

【药物组成】丹参注射液2ml。

【取穴】内关、三阴交、心俞、膻中穴。

【用法】每穴注入0.5ml，隔日1次，14次为1个疗程。

【主治】胸痹。

【出处】宋建华，李斌.穴位注射配合中药治疗冠心病心绞痛58例.上海针灸杂志，2006，25（10）：16-17.

四、注意事项

水针疗法可有效缓解心绞痛症状，但是本病病情危急，必须及时采取急救措施。患者饮食宜清淡，起居宜规律，切忌肥甘厚味和烟酒，须畅达情志。

五、医案分析

患者，男，78岁，2006年2月就诊。罹患高血压，冠心病至今15年，确诊为稳定型心绞痛5年，常年服用盐酸地尔硫䓬片、酒石酸美托洛尔、硝酸异山梨酯类药。近2年来，患者心前区疼痛频繁发作，活动后及情绪变化后明显，每日均需含服硝酸甘油或麝香保心丸。多次住院检查及治疗，病情反复。就诊时患者胸闷，心悸，畏寒，四肢欠温，面白，舌苔白，脉沉迟涩。24小时心电图示ST-T下降0.1mV以上合并右束支传导阻滞，结合病史诊断为胸痹，阴寒凝滞型。即予丹参注射液2mL心俞注射，黄芪注射液4mL足三里、丰隆注射，并予冠心灸膻中及至阳敷灸，5次后患者症状明显改善，精神大振，治疗1个疗程后，心绞痛发作次数明显减少，服用硝酸甘油次数大减。患者坚持3个疗程后，复查心电图显示ST-T恢复正常，基本无明显心绞痛发生。随访半年，患者心电图均无明显ST-T改变。此后，患者每年冬春交替时节均会行此治疗1次，至今病情平稳。[肖思琦.穴位注射配合灸法治疗稳定型心绞痛疗效观察[J].上海针灸杂志，2011，30（3）：146-148.]

眩 晕

眩是指眼花或眼前发黑，晕是指头晕甚或感觉自身或外界景物旋转。二者常同时并见，故统称为"眩晕"。轻者闭目即止；重者如坐车船，旋转不定，不能站立，或伴有恶心、呕吐、汗出，甚则昏倒等症状。眩晕是临床常见症状，可见于西医的多种疾病。凡梅尼埃病、高血压病、低血压、脑动脉硬化、椎 – 基底动脉供血不足、贫血、神经衰弱等，临床表现以眩晕为主症者，均可参考本节内容辨证论治。

一、病因病机

病因：情志、饮食、体虚年高、跌仆外伤等。

病机：虚者为髓海不足，或气血亏虚，清窍失养。实者为风或痰瘀扰乱清空。

病位：在头窍，与肝、脾、肾三脏相关。

病性：以虚证居多，亦有实证或本虚标实证。

二、辨证论治

表 8-6　眩晕证型

证型		肝阳上亢	气血亏虚	肾精不足	痰湿中阻	瘀血阻窍
症状	主症	眩晕欲仆，耳鸣，头痛且胀	眩晕，动则加剧，遇劳则发	头晕目眩，耳鸣如蝉，久发不已	头重昏蒙，视物旋转	眩晕时作，头痛如刺
	兼症	面红目赤，急躁易怒，肢麻震颤，颜面潮红，口苦，失眠多梦	神疲懒言，乏力自汗，面色无华，唇甲淡白，心悸少寐	健忘，两目干涩，视力减退，胁部隐痛，腰膝酸软，咽干口燥，少寐多梦	胸闷作恶，呕吐痰涎，脘腹痞满，纳少神疲	面色黧黑，口唇暗紫，肌肤甲错，健忘，心悸失眠，耳鸣耳聋
	舌脉	舌红苔黄，脉弦或数	舌淡苔薄白，脉细弱	舌红苔黄，脉弦或数	舌苔白腻，脉濡滑	舌暗有瘀斑，脉涩或细涩
治法	治则	平肝潜阳，清火息风	补益气血，调养心脾	平肝潜阳，清火息风	化痰祛湿，健脾和胃	祛瘀生新，活血通窍
	取经	以督脉、足少阳胆经为主				

眩晕可分为真性眩晕和假性眩晕。真性眩晕是由眼、本体觉或前庭系统疾病引起的，有明显的外物或自身旋转感。假性眩晕多由全身系统性疾病引起，如心血管疾病、脑血管疾病、贫血、尿毒症、药物中毒、内分泌疾病及神经官能症等，几乎都有轻重不等的头晕症状，患者感觉"飘飘荡荡"，没有明确转动感。

三、穴位注射疗法

.... 方1 ....

【药物组成】清开灵注射液 2~4ml。

【取穴】太冲、行间、侠溪、阳陵泉。

【用法】每穴注射 0.3~0.5ml，1 天 1 次，10 次为 1 个疗程。

【主治】肝阳上亢眩晕。

【出处】艾坤主编.《水针疗法》. 中国医药科技出版社，2012.

.... 方2 ....

【药物组成】生脉注射液。

【取穴】百会、足三里、脾俞、胃俞。

【用法】每穴注射 0.3~0.5ml，1 天 1 次或隔日 1 次，10 次为 1 个疗程。

【主治】气血亏虚眩晕。

【出处】艾坤主编.《水针疗法》. 中国医药科技出版社，2012.

.... 方3 ....

【药物组成】阿托品。

【取穴】丰隆、中脘、足三里。

【用法】每穴注射 0.3ml，1 天 1 次，左右交替注射，10 次
为 1 个疗程。

【主治】痰浊中阻型眩晕。

【出处】罗和古主编.《穴位注射巧治病》. 中国医药科技出
版社，2007.

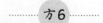

方 4

【药物组成】复方活血注射液。

【取穴】曲池、内关、足三里。

【用法】每穴注射 0.5~1ml，隔日 1 次，10 次为 1 个疗程。

【主治】高血压之眩晕。

【出处】罗和古主编.《穴位注射巧治病》. 中国医药科技出
版社，2007.

方 5

【药物组成】天麻注射液 4ml。

【取穴】风池、足三里穴。

【用法】用天麻注射液 4ml，双侧风池穴各注入 0.5ml，足
三里穴各注入 1.5ml，1 天 1 次，10 次为 1 个疗程。

【主治】气血亏虚眩晕。

【出处】艾坤主编.《水针疗法》. 中国医药科技出版社，
2012.

方 6

【药物组成】天麻素注射液 0.2g，地塞米松 2mg，利多卡因
20mg。

【取穴】主穴：天牖穴；配穴：太冲、阳陵泉穴。

【用法】天牖穴注射 1ml，余下药液注入配穴中，隔日 1 次，5 次为 1 个疗程。

【主治】后循环缺血性眩晕。

【出处】齐学军，刘金敏. 穴位注射天麻素注射液治疗后循环缺血性眩晕的疗效观察. 中西医结合心脑血管病杂志，2010，08（8）：937-938.

······ 方 7 ······

【药物组成】2% 利多卡因 2ml、当归注射液 2ml、麝香注射液 2ml。

【取穴】风池、风府穴。

【用法】每穴注入 2ml，1 天 1 次，10 次为 1 个疗程。

【主治】颈性眩晕。

【出处】龚国胜，朱以蔚，全坤，等. 风池、风府穴位注射结合针刀治疗颈性眩晕60例. 针灸临床杂志，2014（6）：30-32.

······ 方 8 ······

【药物组成】生理盐水 10ml、2% 利多卡因 5ml、维生素 B_{12} 100mg，维生素 B_1 500μg、地塞米松 5mg。

【取穴】风池、水突、颈三夹脊、大椎。

【用法】大椎穴每天注射 1 次，其余三穴隔日两侧交替注射 1 次，每穴注入 5ml，1 天 1 次，10 次为 1 个疗程。

【主治】椎基底动脉供血不足性眩晕。

【出处】鞠作泉，李庆华，宋立华. 穴位注射治疗椎基底动脉供血不足性眩晕的疗效观察 ［C］// 山东省第三次中西医结合神经内科学术研讨会. 2011：86-87.

·········· 方 9 ··········

【药物组成】天麻注射液。

【取穴】足三里穴。

【用法】1 天 1 次，7 次为 1 个疗程。

【主治】椎 – 基底动脉供血不足性眩晕。

【出处】孙玉芝，陈党红，安畅，等．天麻素穴位注射治疗椎 – 基底动脉供血不足性眩晕 60 例临床观察．中成药，2010，32（9）：1476-1478．

四、注意事项

水针疗法治疗本病效果较好，在治疗的同时应测血压。患者饮食宜清淡，少食油腻厚味及辛辣刺激的食品，切忌抽烟酗酒，注意控制情绪，勿激动，保持心情舒畅。

五、医案分析

患者，男，44 岁。2004 年 10 月 26 日初诊。眩晕、头重、双目发胀，颈背部僵硬不适活动后加重半个月。查 C_{3-6} 棘突两侧有压痛点，压颈试验（+），颈椎正侧位 X 线摄片示颈椎生理曲度变直，C_{3-6} 前缘唇样骨质增生，椎间隙狭窄。TCD 显示左侧椎动脉血流量减少。诊断为颈椎病（椎动脉型）。取红花注射液 5ml、2% 利多卡因注射液 2ml、维生素 B_{12} 0.5mg 混匀后，注入风池（双）、百会及颈夹脊压痛点（阿是穴），每穴注 2ml，隔日 1 次。治疗 3 次后症状明显减轻。治疗 1 个疗程，症状消失。继续巩固 1 个疗程，随访半年未复发。[王宗江．穴位注射治疗颈性眩晕疗效观察［J］．上海针灸杂志，2009，28（2）：90-91.]

中 风

中风是以猝然昏仆，不省人事，半身不遂，口眼㖞斜，语言不利为主症的病症。病轻者可无昏仆而仅见半身不遂及口眼㖞斜等症状。西医学中的急性脑血管疾病与之相近，包括缺血性中风和出血性中风，如短暂性脑缺血发作、局限性脑梗死、原发性脑出血和蛛网膜下腔出血等，均可参照本节进行辨证论治。

一、病因病机

病因：内伤积损，劳欲过度，饮食不节，情志所伤，外感时邪。

病机：阴阳失调，气血逆乱。

病位：在心脑，与肝肾密切相关。

病性：多属本虚标实。

二、辨证论治

脑梗死是由各种原因所致的局部脑组织区域血液供应障碍，导致脑组织缺血缺氧性病变坏死，进而产生临床上对应的神经功能缺失表现。脑梗死依据发病机制的不同分为脑血栓形成、脑栓塞和腔隙性脑梗死等主要类型。

表8-7　中风证型

证型		主症	兼症	舌脉	治则	取经
中经络	风痰入络	肌肤不仁，手足麻木，突然发生口眼㖞斜，语言不利，口角流涎，舌强语謇，甚则半身不遂		舌苔薄白，脉浮数	祛风化痰通络	以手厥阴心包经、足厥阴肝经为主
中经络	风阳上扰	平素头晕头痛，耳鸣目眩，突然发生口眼㖞斜，舌强语謇，半身不遂		舌质红，苔黄，脉弦	平肝潜阳，活血通络	
中经络	阴虚风动	突然发生口眼㖞斜，舌强语言不利	头晕耳鸣，腰酸	舌质红，苔黄，脉弦细数	滋阴潜阳，息风通络	
中脏腑	痰热腑实	半身不遂，口舌㖞斜，语謇舌强，神志欠清或昏糊，肢体强急，痰多而黏	腹胀，便秘	舌质暗红，或有瘀斑点，苔黄腻，脉弦滑或弦涩	通腑泄热，息风化痰	以督脉为主
中脏腑（闭证）	痰火瘀闭	突然昏仆，不省人事，牙关紧闭，口噤不开，两手握固，肢体强痉	大小便闭	舌质暗红，苔腻，脉弦滑而数	息风清火，豁痰开窍	
中脏腑（闭证）	痰浊瘀闭	突然昏仆，不省人事，半身不遂，肢体松懈，手足散厥（瘫软），口舌㖞斜	面白唇暗，静卧不烦，四肢不温，痰涎壅盛	苔白腻，脉沉滑缓	化痰息风，宣郁开窍	
中脏腑（脱证）	阴竭阳亡	突然昏仆，不省人事，汗出如珠，目合口张，肢体瘫软，手撒肢厥	气息微弱，面色苍白，瞳神散大，二便失禁	舌质淡紫，或舌体卷缩，苔白腻，脉微欲绝	益气回阳，扶正固脱	
恢复期	风痰瘀阻	口眼㖞斜，舌强语謇或失语，半身肢体麻木		苔滑腻，舌暗紫，脉弦滑	搜风化痰，行瘀通络	以手阳明大肠经及足阳明胃经、足太阴脾经为主
恢复期	气虚络瘀	肢体偏枯不用，肢软无力，面色萎黄		舌质淡紫或有瘀斑，苔薄白，脉细涩或细弱	益气养血，化瘀通络	
恢复期	肝肾亏虚	半身不遂，患肢僵硬，拘挛变形，舌强不语	偏瘫，肢体肌肉萎缩	舌红脉细或舌淡红脉沉细	滋养肝肾	

三、穴位注射疗法

········ 方1 ········

【药物组成】维生素 B_1 注射液 100mg，维生素 B_{12} 注射液 500μg。

【取穴】（上肢）肩髃、肩髎、曲池、手三里、外关、合谷（下肢）环跳、伏兔、阳陵泉、足三里、解溪、昆仑。

【用法】每穴注射 0.5ml，1 天 1 次，10 次为 1 个疗程。

【主治】中经络之半身不遂。

【出处】艾坤主编.《水针疗法》. 中国医药科技出版社，2012.

········ 方2 ········

【药物组成】当归注射液。

【取穴】百会、大椎、身柱、灵台、脊中、命门、腰阳关。

【用法】每穴注射 0.5~1ml，隔日 1 次，20 次为 1 个疗程。

【主治】中风。

【出处】王海东，赵俊喜，李永升，等. 督脉穴位注射疗法治疗中风 187 例. 中医研究，2006，19（6）：56-57.

········ 方3 ········

【药物组成】复方当归注射液。

【取穴】C_5、C_6 夹脊穴。

【用法】复方当归注射液 1ml 加入 5% 葡萄糖溶液 3ml，每穴 1ml，隔日 1 次，7 次为 1 个疗程。

【主治】缺血性中风。

【出处】王小丽，张唐法，张红星，等. 颈夹脊穴位注射对缺血性中风患者的疗效及其 ET、CGRP 的影响. 中国针灸，2007，27（2）：93-95.

方4

【药物组成】脑活素药液。

【取穴】双侧风池、风府、哑门穴。

【用法】用脑活素药液取双侧风池、风府、哑门穴，每次每穴注入 2ml，隔日 1 次，5 次为 1 个疗程。

【主治】脑梗死失语。

【出处】罗和古主编.《穴位注射巧治病》. 中国医药科技出版社，2007.

方5

【药物组成】氯丙嗪注射液。

【取穴】膈俞。

【用法】用氯丙嗪注射液 5mg 在膈俞穴位注射，1 天 1 次，一般 3 至 5 次。

【主治】中风合并顽固性呃逆。

【出处】罗和古主编.《穴位注射巧治病》. 中国医药科技出版社，2007.

方6

【药物组成】维生素 B_{12} 注射液。

【取穴】中极、足三里。

【用法】每穴注射 1.5ml，1 天 1 次，共 28 次。

【主治】中风后尿潴留。

【出处】刘卫星，武颖，张正旭，等. 温针灸配合穴位注射治疗中风后尿潴留疗效观察. 上海针灸杂志，2015（8）：728-730.

·········· 方 7 ··········

【药物组成】红花注射液 4ml。

【取穴】心俞、肝俞。

【用法】每穴注射 1.0ml，每周 2 次，共治疗 2 个月。

【主治】中风后抑郁。

【出处】王峰，娄晓敏，夏罗敏，等. 针刺结合穴位注射治疗缺血性中风后抑郁症临床观察. 上海针灸杂志，2016，35（8）：942-944.

四、注意事项

水针疗法治疗中风疗效满意。在中风急性期应采用综合治疗方法，恢复期和后遗症期要积极配合功能锻炼。中风患者应注意防止褥疮，保持呼吸道通畅。平日注意饮食清淡，本病应重在预防，如年逾四十，经常出现头晕头痛、肢体麻木，偶有发作性语言不利、肢体痿软无力者，多为中风先兆，应加强防治。

五、医案分析

患者，男，73 岁，退休工人。1999 年 5 月以"右侧肢体无力 2 个月余伴呃逆 20 天"入院。入院时症见：右侧肢体无力，活动受限，呃逆，声音响亮，大便干结，舌红，苔黄腻，脉弦滑。经头颅 CT 确诊脑梗死后遗症期，入院诊断：①中风后遗症期；②顽固性呃逆。入院后予中风呃逆散加生石膏 30g、竹叶 10g、大黄 10g 水煎服，同时予氯丙嗪 25mg，双侧足三里穴位注射。治疗 3 天后呃逆停止，巩固治疗 5 天后出院。半年后随访，呃逆未见复发。附：中风呃逆散基本方组成：川芎 15g，黄芪 30g，太子参 12g，桃仁 6g，红花 6g，地龙 10g，代赭石

15g，旋覆花 8g（包煎），竹茹 20g，丁香 8g，柿蒂 20g。[蒋建玲，陆彩云．自拟中风呃逆散配合穴位注射治疗中风后顽固性呃逆 50 例 [J]．广西中医药大学学报，2010，13（2）：28-29．]

失　眠

　　失眠是以不能获得正常睡眠为特征的一类病证，主要表现为睡眠时间，深度的不足，轻者入睡困难，或寐而不酣，时寐时醒，或醒后不能再寐，重则彻夜不寐，常影响人们的正常生活、工作、学习和健康。

一、病因病机

　　病因：饮食不节，情志失常，劳逸失调，病后体虚。
　　病机：各种致病因素引起脏腑功能紊乱，气血失和，阴阳失调，阳不入阴
　　病位：在心，涉及肝、胆、脾、胃、肾。
　　病性：有虚有实，且虚多实少。

二、辨证论治

表 8-8　失眠证型

证型		肝火扰心	痰热扰心	心脾两虚	心肾不交	心胆气虚
症状	主症	不寐多梦，甚则彻夜不眠，性情急躁	心烦不寐，胸闷脘痞，泛恶嗳气	不易入睡，多梦易醒，心悸健忘，神疲食少	心烦不寐，入睡困难，心悸多梦	虚烦不寐，触事易惊，终日惕惕，胆怯心悸
	兼症	伴头晕头胀，目赤耳鸣，口干而苦，不思饮食，便秘溲赤	口苦，头重，目眩	伴头晕目眩，四肢倦怠，腹胀便溏，面色少华	伴头晕耳鸣，腰膝酸软，潮热盗汗，五心烦热，咽干少津，男子遗精，女子月经不调	伴气短自汗，倦怠乏力
	舌脉	舌红苔黄，脉弦而数	舌偏红苔黄腻，脉滑数	舌淡苔薄，脉细无力	舌红少苔，脉细数	舌淡，脉弦细

续　表

	证型	肝火扰心	痰热扰心	心脾两虚	心肾不交	心胆气虚
治法	治则	疏肝泻火，镇心安神	清化痰热，和中安神	补益心脾，养血安神	滋阴降火，交通心肾	益气镇惊，安神定志
	取经	手少阴心经、足厥阴肝经	手少阴心经、足阳明胃经	手少阴心经、足太阴脾经	手少阴心经、足少阴肾经	手少阴心经、足少阳胆经

失眠的发病机制与睡眠－觉醒周期密切相关。但睡眠－觉醒具体机制尚不明确。失眠的常见类型可以分为：心理生理性失眠、睡眠位相延迟综合征、睡眠位相提前综合征、阻塞性睡眠呼吸暂停综合征、周期性肢体运动障碍、精神疾病引起的失眠、神经系统疾病引起的失眠、睡眠节律性障碍、境遇性失眠，以及药物引起的失眠等。

三、穴位注射疗法

·········· 方 1 ··········

【药物组成】维生素 B_1 注射液，维生素 B_{12} 注射液。

【取穴】郄门、神门、心俞、巨阙、内关、胆俞。

【用法】每次选穴 2~4 个，每穴注射 0.5ml，1 天 1 次，10 次为 1 个疗程。

【主治】心胆气虚。

【出处】艾坤主编.《水针疗法》. 中国医药科技出版社，2012.

·········· 方 2 ··········

【药物组成】刺五加注射液。

【取穴】安眠、少海、然谷。

【用法】每穴注射 1ml，1 天 1 次，10 次为 1 个疗程。

【主治】心肾不足。

【出处】李种泰．穴位注射治疗心肾不交型失眠 55 例．辽宁中医杂志，2006，24（1）：103-104．

方 3

【药物组成】丹参注射液。

【取穴】足三里、安眠。

【用法】每穴注射 1ml，3 次／周，1 个月为 1 个疗程。

【主治】心脾两虚。

【出处】付斌，刘梅香．针刺结合穴位注射治疗心脾两虚型失眠的临床研究．中医临床研究，2015，7（30）：21-23．

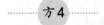
方 4

【药物组成】复方丹参注射液、清开灵注射液。

【取穴】三阴交、风池。

【用法】用复方丹参注射液三阴交穴注射，每穴 2ml，用清开灵注射液双侧风池穴各注射 1~2ml，隔日 1 次。7 天为 1 个疗程。

【主治】顽固性失眠。

【出处】罗和吉主编．《穴位注射巧治病》．中国医药科技出版社，2007．

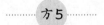
方 5

【药物组成】当归注射液 4ml。

【取穴】双侧安眠穴。

【用法】每穴注射 2ml，1 天 1 次，10 次为 1 个疗程。

【主治】失眠。

【出处】苗彦霞，邢玉瑞，邢芳瑞主编.《水针疗法治百病》. 人民军医出版社，2005.

·········· 方6 ··········

【药物组成】天麻注射液。

【取穴】足三里、三阴交。

【用法】每穴注射1ml，1天1次，左右交替取穴，10次为 1个疗程。

【主治】失眠。

【出处】史玲，张全霞，张吉玲，等. 天麻素穴位注射治疗 失眠症的临床研究. 中国老年保健医学，2011，09（3）：41-43.

·········· 方7 ··········

【药物组成】刺五加注射液。

【取穴】足三里、安眠。

【用法】每穴注射1ml，1天1次，10次为1个疗程。

【主治】老年功能性失眠症。

【出处】王文英，王成银. 刺五加注射液穴位注射治疗老年 功能性失眠症. 广东医学，2012，33（12）：1836-1837.

四、注意事项

穴位注射治疗本病有较好的疗效，但须明确病因，积极治 疗原发病。养成良好的生活习惯，保持心情舒畅。

五、医案分析

张某，女，43岁，农民。2002年3月2日初诊。病史：3个月前，因生气致夜晚入睡困难，睡后多梦，易惊醒，醒后不易入睡，每晚睡眠在 2~3 小时左右，甚则通夜不眠。睡前口服安定 3mg 或肌内注射安定 2ml 都不能延长睡眠时间，白天常感头昏头胀，遂来就诊。取心俞、脾俞穴位注射维生素 B_1，每穴 2ml，双侧穴位轮流施治，治疗 1 个疗程后，每晚睡眠在 4~5 小时左右，头昏胀痛症状明显减轻，又经过 2 个疗程的治疗，睡眠时间已达 6 小时，诸症消失。随访半年，睡眠一直很好。[毕臻．穴位注射加艾灸涌泉治失眠症 40 例疗效观察 [J]．针灸临床杂志，2004，20（11）：23-24．]

痴　呆

痴呆是由髓减脑消，神机失用所导致的一种神志异常的疾病，以呆傻愚笨，智能低下，善忘等为主要临床表现。其轻者可见神情淡漠，寡言少语，反应迟钝，善忘；重则表现为终日不语，或闭门独居，或口中喃喃，言辞颠倒，行为失常，忽笑忽哭，或不欲食，数日不知饥饿等。

一、病因病机

病因：年迈体虚，情志所伤，久病耗损。

病机：髓海不足，神机失用。

病位：脑，与心、肝、脾、肾功能失调密切相关。

病性：本虚标实之候。

二、辨证论治

西医学认为，痴呆症具有神经化学改变和特征性神经病理，它是一种多病机异质性的疾病。

表8-9 痴呆证型

证型		髓海不足	脾肾两虚	痰浊蒙窍	瘀血内阻
症状	主症	智能减退,计算力、记忆力、定向力、判断力明显减退,神情呆钝,词不达意	表情呆滞,沉默寡言,记忆减退、失认失算,口齿含糊,词不达意,伴腰膝酸软,肌肉萎缩,食少纳呆,气短懒言,口涎外溢	表情呆钝、智力衰退,或哭笑无常,喃喃自语,或终日无语,呆若木鸡	表情迟钝,言语不利,善忘,易惊恐,或思维异常,行为古怪
	兼症	头晕耳鸣,懈惰思卧,齿枯发焦,腰酸骨软,步履艰难	四肢不温,腹痛喜按,鸡鸣泄泻	不思饮食,脘腹胀痛,痞满不适,口多涎沫,头重如裹	肌肤甲错,口干不欲饮,双目晦暗
	舌脉	舌瘦色淡,苔薄白,脉沉细弱	舌质淡白,舌体胖大,苔白,或舌红,苔少或无苔,脉沉细弱,双尺尤甚	舌质淡,苔白腻,脉滑	舌质暗或有瘀点瘀斑,脉细涩
治法	治则	补肾益髓,填精养神	补肾健脾,益气生精	豁痰开窍,健脾化浊	活血化瘀,开窍醒脑
	取经	督脉,足少阴肾经,足少阳胆经	督脉,足少阴肾经,足太阴脾经	督脉,足少阴肾经,足太阴脾经	足少阴肾经,督脉

三、穴位注射疗法

·········· 方1 ··········

【药物组成】维生素 B_1 注射液,维生素 B_{12} 注射液。

【取穴】百会、哑门、风池、肾俞、足三里、悬钟、气海。

【用法】每次选穴 2~4 个,每穴注射 0.3~0.5ml。1 天 1 次或隔日 1 次,10 次为 1 个疗程。

【主治】髓海不足。

【出处】艾坤主编.《水针疗法》.中国医药科技出版社,2012.

·········· 方2 ··········

【药物组成】乙酰谷酰胺注射液。

【取穴】甲组：哑门、肝俞、肾俞；乙组：大椎、风池、足三里。

【用法】甲乙两组交替轮用，每穴注射药液 1ml。隔日治疗1 次，15 次为 1 个疗程。

【主治】肝肾阴虚、肾气虚、肾阳虚。

【出处】陈业孟，方幼安，沈自尹，等．针刺结合穴位注射治疗老年痴呆症临床初探．中国针灸，1991（4）：20-23.

方 3

【药物组成】复方丹参注射液。

【取穴】肝俞、肾俞。

【用法】每穴注射 1ml，隔日 1 次，7 次为 1 个疗程。

【主治】血管性痴呆。

【出处】戴晓红，张宏伟，郭玉红，等．头针结合穴位注射治疗血管性痴呆的临床观察．针灸临床杂志，2013，29（5）：4-6.

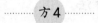
方 4

【药物组成】1% 麝香注射液。

【取穴】风池、内关、肾俞。

【用法】每次 2 穴，每穴注射 1ml，1 天 1 次，1 周治疗 5 天，周六、周日休息，5 次 1 个疗程，共 6 个疗程。

【主治】血管性痴呆。

【出处】李常度，吴大容．麝香注射液穴位注射治疗血管性痴呆的临床随机对照研究．中国针灸，2000，20（12）：709-712.

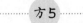
方 5

【药物组成】胞二磷胆碱注射液。

【取穴】百会、风池。

【用法】每穴注射 1ml，隔日 1 次，10 次为 1 个疗程。

【主治】脑血管性痴呆。

【出处】赵宝玉，岳秀兰，付宝珍．穴位注射治疗脑血管性痴呆 234 例．上海针灸杂志，1995（5）：202-202．

·········· 方6 ··········

【药物组成】脑活素注射液。

【取穴】哑门、风池（双）穴。

【用法】用脑活素注射液，哑门穴向下颌骨方向刺入，注药 1ml，风池穴向对侧眼眶内下缘刺入，注药 0.5ml，两穴交替使用，1 天 1 次。

【主治】痴呆。

【出处】苗彦霞，邢玉瑞，邢芳瑞主编．《水针疗法治百病》．人民军医出版社，2005．

四、注意事项

穴位注射对本病有一定的疗效，本病较为顽固，病程一般较长，在治疗过程中需结合心理治疗，加强家属信心及对患者的护理。

五、医案分析

患者，男，54 岁。1992 年 8 月 4 日诊。患者半年前因善忘，写字迟钝，特别是说话时颠倒，举止失常而病退。然由此犹如受罚，整天沉闷，逐渐发展至无记忆力、理解力、思维力、表情呆板，语言重复，行动迟缓，如上街不识回家路，常丢失衣物等。曾到某医院诊断为老年性痴呆症，CT 示双侧脑萎缩，曾服吡拉西坦、脑溢嗪等中西药罔效。今症见双眼无神，双侧瞳孔等大，对光反射灵敏，形似"白痴"，时而傻笑，舌胖大，边有齿印，尖有瘀点，苔薄白，脉细涩。治疗上，主穴取肾俞，配穴取足三里、三阴交，均取双侧。操作时，嘱患者取正坐位或卧位均可，穴位常规消毒后，用 5ml 注射器、6 号针头，抽取乙酰谷酰胺 2ml、复方当归注射液（含当归、川芎、红花）4ml，将两液混合。然后分别刺入上述穴位。针刺主穴用补法，即进针缓慢，得气后快速小幅度提插 3 次，再快速注入药液，每穴 1.5ml，然后快速出针。配穴用泻法，即进针疾速，进针后即缓慢注入药液，每穴 1.5ml，再徐徐出针。隔天 1 次，10 天为 1 个疗程，休息 3 天后行第 2 疗程。用上法治疗 3 个疗程而愈，记忆力、理解力、思维均恢复正常。随访至今未复发。

[董俊峰．穴位注射治疗老年性痴呆症 86 例［J］．上海针灸杂志，1997（3）：9.]

癫　狂

　　癫病以精神抑郁，表情淡漠，沉默痴呆，语无伦次，静而多喜为特征。狂病以精神亢奋，狂躁不安，喧扰不宁，骂詈毁物，动而多怒为特征。

一、病因病机

病因：七情内伤，饮食失节，先天不足。

病机：痰气郁结，蒙蔽神机；痰火上扰，神明失主。

病位：病位在心，与肝、胆、脾关系密切。

病性：初起多属实证，久则虚实夹杂。

二、辨证论治

表8-10 癫狂证型

证型		痰气郁结	痰火扰神	痰热瘀结	火盛阴伤	心脾两虚
症状	主症	精神抑郁,表情淡漠,沉默痴呆,时时太息,言语无序	性情急躁,头痛失眠,两目怒视,面红目赤,突发狂乱无知,骂詈号叫,不避亲疏,逾垣上屋	癫狂日久不愈,面色晦滞而秽,情绪躁扰不安,多言不序,恼怒不休,甚至登高而歌,弃衣而走	癫狂久延,时作时止,势已较缓,妄言妄为,呼之已能自制	神思恍惚,魂梦颠倒,心悸易惊,善悲欲哭
	兼症	喃喃自语,多疑多虑,喜怒无常,秽洁不分,不思饮食	毁物伤人,气力愈常,不食不眠	妄见妄闻,妄思离奇,头痛,心悸而烦	有疲惫之象,寐不安,烦恼焦躁,形瘦,面红而秽,口干便难	肢体困乏,饮食锐减,言语无序
	舌脉	舌红苔腻而白,脉弦滑	舌质红绛,苔多黄腻或黄燥而垢,脉弦大滑数	舌质紫暗,有瘀斑,少苔或薄黄苔干,脉弦细或细涩	舌尖红无苔,有剥裂,脉细数	舌淡,苔薄白,脉沉细无力
治法	治则	理气解郁,化痰醒神	清心泻火,涤痰醒神	豁痰化瘀,调畅气血	育阴潜阳,交通心肾	健脾益气,养心安神
	取经	足厥阴肝经,足太阳膀胱经	督脉,手少阴心经,手厥阴心包经	督脉,手少阴心经,手厥阴心包络经	督脉,手少阴心经,手厥阴心包络经	手少阴心经,足太阴脾经

精神分裂症的发病机制尚未完全明了,西医学认为其发病机制与多巴胺受体密切相关。

三、穴位注射疗法

········ 方1 ········

【药物组成】牛黄醒脑注射液。

【取穴】甲组:风池;乙组:合谷、足三里;丙组:百会、大椎。

【用法】风池穴每次 2ml，余穴每次注射 1ml，3 组穴交替注射，1 天 1 次，12 次为 1 个疗程，休息 5 天后再进行第 2 疗程。

【主治】精神分裂症痰火扰心证。

【出处】罗和吉主编.《穴位注射巧治病》. 中国医药科技出版社，2007.

方 2

【药物组成】5% 当归液、氟哌啶混合液。

【取穴】甲组：大椎、陶道、身柱、神道、灵台、一光；乙组：足三里、丰隆。

【用法】每穴注射 1.5ml，1 天 1 次，两组交替使用，10 次为 1 个疗程，疗程间隔 3 天。

【主治】精神分裂症（癫狂）。

【出处】孙志刚，吴红英，孙元林，等. 电针与穴位注射治疗精神分裂症 350 例疗效观察. 中国针灸，1994（sl）：53-54.

方 3

【药物组成】氯丙嗪注射液。

【取穴】印堂。

【用法】每穴注射 5~15mg，1 天 1 次，一旦精神症状得到控制或发生感染就停止此种治疗。

【主治】精神分裂症。

【出处】舒德海，周桂芝，何华，等. 头皮电针配合穴位注射治疗难治性精神分裂症. 中国针灸，1996（7）.

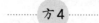

方 4

【药物组成】香丹注射液或血栓通注射液。

【取穴】郄门、神门、巨阙、血海、内关、膈俞。

【用法】每穴注射 0.3~0.5ml，1 天 1 次或隔日 1 次，10 次为 1 个疗程。

【主治】心脉瘀阻。

【出处】艾坤主编.《水针疗法》. 中国医药科技出版社，2012.

·········· 方5 ··········

【药物组成】苯巴比妥钠 0.1mg，丹参注射液或肌苷注射液 4ml，维生素 B_1 注射液、维生素 B_{12} 注射液 200μg，生理盐水。

【取穴】内关、心俞、足三里、风池、百会穴。

【用法】用苯巴比妥钠 0.1mg，加生理盐水 6ml 分注于双侧内关穴，丹参注射液或肌苷注射液 4ml 加生理盐水稀释分注于双心俞穴，维生素 B_1 注射液、维生素 B_{12} 注射液 200μg 加生理盐水稀释分注于双侧足三里、双风池、百会穴。1 天 1 次，7 次为 1 个疗程。

【主治】癫狂。

【出处】苗彦霞，邢玉瑞，邢芳瑞主编.《水针疗法治百病》. 人民军医出版社，2005.

四、注意事项

穴位注射对本病有一定的疗效。本病易于复发，病症缓解后的间歇期持续治疗以巩固疗效。要对患者进行严密的监护，以防意外事故的发生。给予患者关爱，使之心情舒畅。

五、医案分析

患者，男，19 岁，未婚，高中学生，1991 年 10 月 6 日入院。因行为反常 5 天而入院。国庆节前几天为操练游行甚感疲劳，节后出现失眠。继而出现话多、唱歌、幼稚愚蠢行为、妄想、幻觉等精神分裂症状。幼年生长发育良好，既往体健，聪明伶俐，语文成绩好，数学成绩差。个性较倔强，急躁。家族无精神病遗传史。入院精神检查：衣冠不整，油腔滑调，见女患者盯住不放，抢别人的食品及香烟。情绪兴奋，行为忙乱不停，言语显著增多而凌乱，脱离现实，无法理解。采用四神聪电针与穴位药物注射治疗法。治疗 10 次后睡眠好转，不骂人。治疗 20 次精神症状开始好转。针治 30 次精神症状完全消失，痊愈。出院后门诊治疗 30 次，巩固疗效。1 年后随访未复发。[孙志刚，吴红英，孙元林，等. 电针与穴位注射治疗精神分裂症 350 例疗效观察 [J]. 中国针灸，1994（s1）：53-54.]

痫　证

痫证是一种反复发作性神志异常的病证，亦名"癫痫"，俗称"羊痫风"。临床以突然意识丧失，甚则仆倒，不省人事，强直抽搐，口吐涎沫，两目上视或口中怪叫，移时苏醒一如常人为特征。发作前可伴眩晕、胸闷等先兆，发作后常有疲倦乏力等症状。

一、病因病机

病因：七情失调，先天因素，脑部外伤及感受外邪，饮食所伤。

病机：痰浊内阻，脏气不平，阴阳偏胜，神机受累，元神失控。

病位：与心、肝、脾、肾相关，主要责之于心肝。

病性：分标本虚实。

二、辨证论治

癫痫的发病机制复杂，目前主要认为是由于中枢性神经系统的兴奋性与抑制性失衡所致，而其与神经递质失衡、离子通道、神经胶质细胞、遗传及免疫的异常有密切关系。癫痫按病因分为原发性癫痫和继发性癫痫。

表 8-11　癫痫证型

证型		风痰闭阻	痰火扰神	瘀阻脑络	心脾两虚	心肾亏虚
症状	主症	发作呈多样性，突然跌倒，神志不清，抽搐吐涎或伴尖叫与二便失禁，或短暂神志不清，两目发呆，茫然若失谈话中断，持物落地，或精神恍惚而无抽搐	发作时昏仆抽搐，吐涎，或有吼叫	一侧面部抽动，颜面口唇青紫	反复发病，神疲乏力，心悸气短，失眠多梦，面色苍白	病病频发，神思恍惚，心悸，健忘失眠
	兼症	发病前常有眩晕，头昏，胸闷，乏力，痰多，心情不悦	平时急躁易怒，心烦失眠，咯痰不爽，口苦咽干，便秘溲黄，病发后，症情加重，彻夜难眠，目赤	平素头晕头痛，痛有定处，常伴单侧肢体抽搐	体瘦纳呆，大便溏薄	头晕目眩，两目干涩，面色晦暗，耳轮焦枯不泽，腰膝酸软，大便干燥
	舌脉	舌质红，苔白腻，脉多弦滑有力	舌红，苔黄腻，脉弦滑而数	舌质暗红或有瘀斑，舌苔薄白，脉涩或弦	舌质淡，苔白腻，脉沉细而弱	舌质淡红，脉沉细而数
治法	治则	涤痰息风开窍定痫	清热泻火化痰开窍	活血化瘀息风通络	补益气血健脾宁心	补益心肾潜阳安神
	取经	督脉，手少阴心经，足阳明胃经	督脉，手少阴心经、足厥阴肝经	督脉，足厥阴肝经	督脉，足太阴脾经，手少阴心经	督脉，足少阴肾经，手少阴心经

三、穴位注射疗法

········· 方 1 ·········

【药物组成】维生素 B_1 注射液 100mg，维生素 B_{12} 注射液 500μg。

【取穴】水沟、鸠尾、丰隆、阳陵泉、风池。

【用法】每次选穴2~4个，每穴注射0.5ml（耳穴注药0.1ml）。1天1次或隔日1次，10次为1个疗程。

【主治】风痰闭阻。

【出处】艾坤主编.《水针疗法》.中国医药科技出版社，2012.

······ 方2 ······

【药物组成】中药水针4号（全蝎200g、地龙100g、杭菊100g、乌梅100g等组成）。

【取穴】大椎、腰奇，白天发作配申脉穴，夜间发作配照海穴。

【用法】根据不同年龄，将中药水针4号注射液1~4ml，分注所取穴位，10次为1个疗程。

【主治】癫痫。

【出处】张学曾，甄淑新.中药水针四号治疗癫痫39例临床观察.河北中医，1990（3）：14-14.

······ 方3 ······

【药物组成】兔脑垂体细胞悬液。

【取穴】主穴取大椎、心俞、脾俞，发作频繁者配平痫（第4胸椎棘突下凹陷处），抽搐严重者配肝俞，身体虚弱或有头晕耳鸣者配肾俞穴。

【用法】先用0.5%~1%普鲁卡因在穴位上做皮内及皮下浸润麻醉，然后将注射针刺入穴位并稍作提插，待得气后每穴注入兔脑垂体细胞悬液1~1.5ml，3次为1个疗程，第1次后间隔1个月，第2次后间隔2个月，如2个疗程无效，则不再进行。

【主治】原发性癫痫。

【出处】李沛清，高慧琴，郭小平. 兔脑垂体穴位注射治疗原发性癫痫 200 例疗效观察. 甘肃中医学院学报，1992（4）.

············ 方4 ············

【药物组成】牛黄醒脑注射液。

【取穴】风池（双）、大椎、内关（双）、足三里（双）。

【用法】每穴位注射 0.3ml，隔日 1 次，10 次为 1 个疗程。

【主治】癫痫。

【出处】邹德霖，况琼瑢. 牛黄醒脑注射液穴位注射治疗癫痫病 40 例疗效观察. 中医杂志，1991（12）：36-37.

············ 方5 ············

【药物组成】维生素 B_1 注射液 100mg 或维生素 B_{12} 注射液 500μg。

【取穴】大椎、心俞、意舍、鸠尾、哑门、内关、足三里穴。

【用法】用维生素 B_1 注射液 100mg 或维生素 B_{12} 注射液 500μg，每次选 2~3 穴注射，1 天 1 次，10 次为 1 个疗程。

【主治】癫痫。

【出处】罗和古主编.《穴位注射巧治病》. 中国医药科技出版社，2007.

四、注意事项

穴位注射对本病有一定的疗效，但需明确诊断，对继发性癫痫更应重视原发病的诊断、治疗。对癫痫持续发作伴有高热、昏迷等危重病例必须采取综合治疗措施。注意饮食起居，避免过度劳累和精神刺激，保持心情舒畅。

五、医案分析

患者，21岁。1990年9月10日诊。自诉6年前因高热诱发癫痫，每隔5~6天即发作1次，发作时突然昏倒，口吐白沫，四肢抽搐。曾查脑电图示"轻度异常"，诊断为"原发性癫痫"。交替服用"苯妥黄钠""苯巴比妥钠""丙戊酰胺"治疗后，发作次数减少，但不能完全控制，现每月仍发作2~3次。查：神志清楚，但反应迟钝，精神不振，面色少华，头颅及五官未见畸形，神经系统检查无异常。治疗上，主穴大椎、心俞、脾俞；配穴：平痛、肝俞、肾俞。穴位选准后，局部皮肤常规消毒，用0.5%~1%奴夫卡因在穴位处用皮内及皮下浸润麻醉，然后将注射针刺入穴位并稍作提插，待局部产生酸、胀感觉后将药液注入。一般每穴1~1.5ml。3次为1个疗程。第1次后间隔1个月，第2次后间隔2个月。用本疗法治疗1个疗程后，精神明显好转，半年内未再发作。嘱其渐减"丙戊酰胺"等西药，1年后停药，随访至今未发作。

贫　血

贫血是指周围血液单位容积内红细胞数、血红蛋白量及/或血细胞比容低于正常状态，主要由于血液的生成不足或损耗过多。可以是一种综合征，也可以是许多疾病的一个症状。常见有营养不良性贫血、缺铁性贫血、溶血性贫血、再生障碍性贫血等。

本病属于中医学"血虚""虚劳""黄胖病"的范畴。

一、病因病机

病因：内因：素体先天禀赋不足，化源不足。外因：久病体虚，劳累过度，耗伤气血，或失血过多。

病机：肾精不足，脾胃虚弱，气血生化无源。

病位：脾、胃、心、肾。

病性：以虚证为主。

二、辨证论治

表8-12 贫血证型

证型		心脾两虚	脾胃虚弱	脾肾阳虚	肾阴亏虚
症状	主症	面色苍白，倦怠乏力	面色萎黄或淡白，神疲乏力	面色苍白，倦怠乏力	面色苍白，倦怠乏力
	兼症	头晕心悸	纳少便溏	少气懒言，畏寒肢冷，自汗，腰酸腿软，遗精阳痿，月经不调	两颧潮红，头晕目眩，腰膝酸软，咽干喉燥，低热盗汗，五心烦热，失眠，遗精，月经过多或崩漏不止
	舌脉	舌胖而淡、苔薄，脉濡细	舌质淡、苔薄腻，脉细弱	舌胖大而淡、苔薄白，脉沉细	舌质红、苔少，脉弦细
治法	治则	补益心脾、调养气血	补益脾胃，调和气血	补益脾肾，温阳化气	滋阴润燥，补肾养髓
	取经	足太阳膀胱经，督脉为主	足太阴脾经、足太阳膀胱经为主	足少阴肾经、足太阳膀胱经、任脉为主	足太阴脾经、足太阳膀胱经，任脉为主

基于不同的临床特点，贫血有不同的分类：按红细胞形态分大细胞性贫血、正常细胞性贫血和小细胞低色素性贫血；按血红蛋白浓度分轻、中、重度和极重度贫血；按骨髓红系增生情况分增生不良性贫血（如再生障碍性贫血）和增生性贫血（除再生障碍性贫血以外的贫血）等。

三、穴位注射疗法

········· 方1 ·········

【药物组成】复方卡古地铁注射液2ml。

【取穴】体穴：膈俞、绝骨。耳穴：肝、胆。

【用法】将体穴及耳穴常规消毒，快速进针，体穴得气后回抽无血，将上药注入每穴 0.4ml，1 天 1 次，左右交替，10 次为 1 个疗程。

【主治】缺铁性贫血。

【出处】罗和古主编.《穴位注射巧治病》. 中国医药科技出版社，2007.

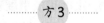

方 2

【药物组成】维生素 B_{12} 注射液（100μg/ml）0.5~1ml。

【取穴】肾俞、肝俞、膈俞、悬钟。

【用法】每次选取单侧穴，双侧穴交替使用。按穴位注射操作常规进行，将穴位皮肤常规消毒后，快速进针刺入皮下，并稍作提插，得气后，经回抽无血，将上述药液注入，每次每穴注射 0.125~0.25ml，每日或隔日注射 1 次，10 次为 1 个疗程。

【主治】再生障碍性贫血。

【出处】罗和古主编.《穴位注射巧治病》. 中国医药科技出版社，2007.

方 3

【药物组成】鱼腥草注射液。

【取穴】肾俞、足三里。

【用法】予以鱼腥草注射液 4ml 穴位注射，每穴可注入 1ml，隔日 1 次，1 个月为 1 个疗程，休息 1 个月，再行第 2 个疗程治疗。

【主治】慢性肾衰贫血。

【出处】熊飞，郭遂怀，曹阳．穴位注射对慢性肾衰患者贫血的辅助治疗作用．中国针灸，2006，26（9）：679-680．

·········· **方4** ··········

【药物组成】黄芪脑注射液。

【取穴】足三里（双）。

【用法】每穴位注射2ml，1周1次，3个月为1个疗程。

【主治】肾性贫血。

【出处】廖福照，陈院，王晓光．足三里穴位注射黄芪注射液配合重组人促红细胞生成素治疗维持性血液透析患者肾性贫血的疗效观察．湖北中医杂志，2017（2）：13-15．

·········· **方5** ··········

【药物组成】丙酸睾丸素。

【取穴】甲组：膈俞、肾俞或大杼、悬钟；乙组：肝俞、脾俞、三阴交或血海；丙组：气海、关元、足三里。

【用法】三组穴位交替使用，每穴100mg，1天1次，10~15次为1个疗程。

【主治】再生障碍性贫血。

【出处】叶彩荷．丙酸睾丸素穴位注射治疗再生障碍性贫血．中国针灸，1991（6）．

四、注意事项

穴位注射治疗本病须首先明确病因，同时采取针对性的治疗。如缺铁性贫血适当补充铁剂，营养不良性贫血则补充营养，出血性疾病应及时止血等。对于中、重度贫血应采取综合治疗措施，必要时可予以输血。

五、医案分析

患者，男，57岁。因乏力、面色苍白伴皮肤出血点16个月于1993年10月12日入住河北省廊坊市中医院血液科（笔者当时在该院工作）。外院曾诊断为慢性再生障碍性贫血，经司坦唑醇、达那唑、长春新碱、环磷酰胺等治疗无效。血红蛋白40g/L左右，约10~15日输血1次，为400ml，期间共输血12000ml。查体：重度贫血貌，面色暗褐，双下肢可见散在出血点，心率84次/分钟，律齐，心尖部可闻及Ⅲ级收缩期吹风样杂音，双肺无异常，肝、脾不大，舌淡胖苔白，脉沉细。实验室检查：血常规检查，网织红细胞0.004，红细胞计数1.40×10^{12}/L，血红蛋白40g/L，白细胞计数2.30×10^9/L，中性粒细胞0.60，淋巴细胞0.40，血小板计数8.0×10^9/L。骨髓象检查：骨髓增生重度低下，粒系占0.45，红系占0.02，淋巴细胞占0.50，网状细胞占0.03，骨髓小粒非造血细胞占0.95，巨核细胞未见，血小板极少见。西医诊断：慢性再生障碍性贫血。治疗经过：经美雄酮、普萘洛尔配合补肾填精益髓中药。治疗8个月，约12日输血1次，共输血8400ml，血红蛋白仍40g/L左右，后给予rh-EPO 1000U足三里（双）穴位注射，每周2次。具体方法：以2ml注射器5号针头取足三里穴垂直刺入，常规手法提插捻转，待得气后缓慢将药液推入后拔针，局部敷无菌敷料。继续配合补肾填精益髓中药。药物组成：太子参30g，黄芪20g，淫羊藿20g，补骨脂20g，鸡血藤20g，黄精20g，当归20g，仙鹤草30g，茜草20g，生地黄、熟地黄各20g，三七粉（冲服）3.0g，阿胶（烊化）10g。水煎服，日1剂。经上述方法治疗5周停药，血红蛋白渐升至70g/L，血小板计数20×10^9/L，白细胞计数2.3×10^9/L，中性粒细胞0.55，淋巴细胞 0.45，网织红细胞 0.01。脱离输血 12 个月后复查血象：红细胞计数 3.8×10^{12}/L，血红蛋白 124g/L，白细胞计数 5.6×10^{9}/L，血小板计数 108×10^{9}/L，网织红细胞 0.008。骨髓象示：骨髓有核细胞增生活跃，粒系 0.46，红系 0.39，淋巴细胞 0.15，全片共见巨核细胞 16 只，血小板可见，骨髓小粒以造血细胞为主。临床获得基本治愈。3 年后复查血常规：红细胞计数 3.76×10^{12}/L，血红蛋白 125g/L，白细胞计数 6.1×10^{9}/L，血小板计数 101×10^{9}/L，网织红细胞 0.006。[周莹. 小剂量人重组促红细胞生成素穴位注射并中药治愈难治性慢性再生障碍性贫血 1 例 [J]. 河北中医，2006，28（8）：591.]

高血压病

高血压病是一种常见的慢性疾病，以安静状态下持续性动脉血压增高（血压 140/90mmHg 以上）为主要表现。本病发病率较高，且有不断上升和日渐年轻化的趋势。病因至今未明，目前认为与遗传、年龄、体态、职业、情绪、饮食等有一定的关系。

根据临床上的主要证候、病程转归以及并发症，本病可归属于中医"头痛""眩晕""肝风"等范畴。

一、病因病机

病因：内因：先天禀赋不足，肾精亏虚，阳盛阴。外因：情志不遂，饮食失节，房事不节，劳倦过度。

病机：脏腑气血阴阳失调，主要为肝肾阴阳失调，肝肾阴虚，肝阳上亢。

病位：心、肝、脾、肾。

病性：多为本虚标实之证，日久可致虚实夹杂或虚证。

二、辨证论治

表8-13　高血压病证型

证型		肝火亢盛	阴虚阳亢	痰湿壅盛	气虚血瘀	阴阳两虚
症状	主症	眩晕头痛	眩晕头痛，头重脚轻	眩晕头痛，头重	眩晕头痛	眩晕头痛
	兼症	惊悸，烦躁不安，面红目赤，口苦，尿赤便秘	耳鸣，五心烦热，心悸失眠，健忘	胸闷，心悸，食少，呕恶痰涎	面色萎黄，心悸怔忡，气短乏力，纳差，唇甲青紫	面色萎暗，耳鸣，心悸，动则气急，甚则咳喘，腰腿酸软，失眠或多梦，时有浮肿
	舌脉	舌红、苔干黄，脉弦	舌质红，苔薄白，脉弦细而数	苔白腻，脉滑	舌质紫暗或见有斑点，脉细涩	舌淡或红，苔白，脉细
治法	治则	平肝潜阳	滋阴降火平肝潜阳	健脾化痰清利头目	益气养血化瘀通络	滋阴补阳调和脏腑
	取经	足厥阴肝经、督脉为主	足少阴肾经、足厥阴肝经，督脉为主	足厥阴肝经、足太阴脾经，督脉为主	足厥阴肝经、手少阴心经，任脉为主	足厥阴肝经、足太阴脾经，任脉、督脉为主

三、穴位注射疗法

·········· 方1 ··········

【药物组成】天麻注射液。

【取穴】主穴：曲池。配穴：第1组：风池、印堂、安眠；第2组：神门、三阴交、足三里。

【用法】每次主穴必取，配穴两组穴轮流交替使用。按穴位注射操作常规进行，将穴位皮肤常规消毒后，快速进针刺入皮下，稍作提插得气后，经回抽无血，将药液注入，每次每穴注射0.5~1ml，1天1次，10次为1个疗程。

【主治】高血压病（肝阳上亢型）。

【出处】罗和古主编.《穴位注射巧治病》. 中国医药科技出版社，2007.

········· 方2 ·········

【药物组成】丹参注射液，复方丹参注射液或川芎注射液。

【取穴】主穴：曲池。配穴：第1组：风池、印堂、安眠；第2组：神门、三阴交、足三里。

【用法】每次主穴必取，配穴两组穴轮流交替使用。按穴位注射操作常规进行，将穴位皮肤常规消毒后，快速进针刺入皮下，稍作提插得气后，经回抽无血，将药液注入，每次每穴注射0.5~1ml，1天1次，10次为1个疗程。

【主治】高血压病（痰热瘀阻型）。

【出处】罗和古主编.《穴位注射巧治病》. 中国医药科技出版社，2007.

········· 方3 ·········

【药物组成】鱼腥草注射液、丹参注射液。

【取穴】肾俞、足三里。

【用法】将穴位局部皮肤常规消毒后，用10ml无菌注射器及5号长针头，将药物吸入针筒，分别快速垂直刺入25mm、足三里50mm，进针得气后，回抽无血，将药液注入，每穴注射2ml，起针后用无菌棉球按压片刻以防出血。治疗隔日1次，治疗1个月为1个疗程。

【主治】高血压性肾损伤。

【出处】曹阳. 中药穴位注射治疗高血压性肾损害临床观察. 中国针灸，2005，25（1）：21-23.

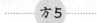

方 4

【药物组成】0.25% 盐酸普鲁卡因 1ml。

【取穴】甲组：足三里、内关穴；乙组：三阴交、合谷穴；丙组：太冲、曲池穴。

【用法】3 组穴位交替使用，每次每穴注射 0.25% 盐酸普鲁卡因 1ml，1 天 1 次，10 次为 1 个疗程。

【主治】原发性高血压。

【出处】苗彦霞，邢玉瑞，邢芳瑞主编.《水针疗法治百病》.人民军医出版社，2005.

方 5

【药物组成】复方当归针。

【取穴】足三里、曲池。

【用法】每穴注入复方当归针 0.5ml，1 天 1 次，14 次为 1 个疗程。

【主治】高血压 1 级或 2 级。

【出处】许剑，刘恒，何鲜平. 埋线治疗配合穴位注射治疗高血压病 64 例. 中医外治杂志，2014，23（4）：9.

四、注意事项

水针疗法治疗本病效果较好，降压作用较快，并且较为持久。对于 3 期高血压患者，应配合降压药治疗。长期服用降压药物者，不要突然停药，可据病情逐渐减小药量。本病须与由其他疾病引起的继发性高血压鉴别。患者饮食宜清淡，控制情绪，谨防摔跤和中风，坚持适量运动。

第三节 脾胃病症

胃 痛

胃痛又称胃脘痛，是以上腹部反复性发作性疼痛为主的症状，饥饿或饱胀时疼痛加剧。

一、病因病机

病因：外邪犯胃，饮食伤胃，情志不畅，先天脾胃虚弱。
病机：胃气郁滞，胃失和降。
病位：胃，与肝、脾关系密切。
病性：初发多属实证，病久常见虚证，亦有虚实夹杂者。

二、辨证论治

表 8-14　胃痛证型

证型		实证					虚证	
		寒邪客胃	饮食伤胃	肝气犯胃	湿热中阻	瘀血停胃	胃阴亏耗	脾胃虚寒
症状	主症	胃痛暴作，得温痛减，遇寒加重	胃脘疼痛，胀满拒按，嗳腐吞酸	胃脘胀痛，连及两胁，攻撑走窜	胃脘灼热而痛，得凉则减，遇热加重	胃脘疼痛，状如针刺或刀割，痛有定处而拒按	胃脘隐痛或隐隐灼痛	胃脘隐痛，遇寒或饥时痛剧，得温或进食则缓，喜暖喜按
	兼症	恶寒喜暖，口淡不渴，或喜热饮	呕吐不消化食物，吐后痛减，不思饮食	每因情志不遂而加重，善太息，不思饮食，精神抑郁	口干喜冷饮，或口臭不爽，口舌生疮	面色晦暗无华，唇暗	嘈杂似饥，饥不欲食，口干不思饮，咽干唇燥，大便干结	面色不华，神疲肢怠，四末不温，食少便溏，或泛吐清水

续 表

证型		实证					虚证	
		寒邪客胃	饮食伤胃	肝气犯胃	湿热中阻	瘀血停胃	胃阴亏耗	脾胃虚寒
症状	舌脉	舌淡，苔薄白，脉弦紧	舌苔厚腻，脉滑	舌苔薄白，脉弦滑	舌质红，苔黄少津	舌质紫暗或有瘀斑，脉涩	舌体瘦，质嫩红，少苔或无苔，脉细而数	舌质淡胖，边有齿痕，苔薄白，脉沉细无力
治法	治则	温胃散寒，行气止痛	消食导滞，和胃止痛	疏肝解郁，理气止痛	清热化湿，理气和胃	理气活血，化瘀止痛	滋阴益胃，和中止痛	温中健脾
	取经	足阳明胃经、手厥阴心包经	足阳明胃经、任脉穴	足阳明胃经、足厥阴肝经穴	足阳明胃经、足太阴脾经	足阳明胃经、手厥阴心包经	足阳明胃经、足少阴肾经	足阳明胃经、手厥阴心包经、任脉

三、穴位注射疗法

（一）实证

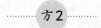
方 1

【药物组成】黄芪注射液，当归注射液，参附注射液。

【取穴】肝俞、胃俞、足三里、梁丘。

【用法】肝、胃俞穴各注入 2.5ml，足三里注入 3ml，每次注射一侧穴位，左右穴位交替进行，每周 3 次，3 个月为 1 个疗程。

【主治】胃痛。

【出处】何斌，吴旭，陆斌．穴位注射治疗慢性萎缩性胃炎 93 例．南京中医药大学学报，2007，23（4）：255-258．

方 2

【药物组成】维生素 B_1 注射液，维生素 B_{12} 注射液。

【取穴】中脘、足三里、内关、梁门。

【用法】每穴注射 0.3~0.5ml，1 天 1 次，10 次为 1 个疗程。

【主治】饮食停滞之胃痛。

【出处】艾坤主编.《水针疗法》. 中国医药科技出版社，2012.

·········· 方 3 ··········

【药物组成】复方丹参注射液。

【取穴】胃俞、足三里、膈俞

【用法】每穴注射 0.5ml，1 天 1 次，共治疗 2 周。

【主治】瘀血停胃之胃痛。

【出处】张云波，颜春艳. 穴位注射治疗瘀阻胃络型慢性胃炎疗效观察. 中国针灸，2010，30（10）：810-812.

·········· 方 4 ··········

【药物组成】维生素 B_1 注射液，维生素 B_{12} 注射液，当归注射液。

【取穴】太冲、期门、中脘、足三里、内关。

【用法】每穴注射 0.3~0.5ml，1 天 1 次，10 次为 1 个疗程。

【主治】肝气犯胃之胃痛。

【出处】艾坤主编.《水针疗法》. 中国医药科技出版社，2012.

·········· 方 5 ··········

【药物组成】维生素 B_1 注射液，维生素 B_{12} 注射液，生脉注射液。

【取穴】曲池、中脘、足三里、内关。

【用法】每穴注射 0.3~0.5ml，1 天 1 次，10 次为 1 个疗程。

【主治】湿热中阻之胃痛。

【出处】艾坤主编.《水针疗法》. 中国医药科技出版社，2012.

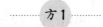

方 6

【药物组成】维生素 B_1 注射液，维生素 B_{12} 注射液，当归注射液。

【取穴】梁丘、胃俞、中脘、足三里、内关。

【用法】每穴注射 0.3~0.5ml，1 天 1 次，10 次为 1 个疗程。

【主治】寒邪客胃之胃痛。

【出处】艾坤主编.《水针疗法》. 中国医药科技出版社，2012.

（二）虚证

方 1

【药物组成】黄芪注射液。

【取穴】足三里。

【用法】足三里注入 4ml，隔日 1 次，1 个月为 1 个疗程。

【主治】气虚血瘀之胃痛。

【出处】陈菲，陈茜，张璇. 黄芪注射液穴位注射治疗慢性萎缩性胃炎气虚血瘀证 30 例. 陕西中医，2011，32（1）：12-14.

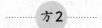

方 2

【药物组成】生脉注射液。

【取穴】中脘、足三里、胃俞、太溪、内关。

【用法】每穴注射 0.3~0.5ml，1 天 1 次，10 次为 1 个疗程。

【主治】胃阴亏虚之胃痛。

【出处】艾坤主编.《水针疗法》. 中国医药科技出版社，2012.

方 3

【药物组成】生脉注射液。

【取穴】中脘、足三里、胃俞、中脘、脾俞、关元。

【用法】每穴注射 0.3~0.5ml，1 天 1 次，10 次为 1 个疗程。

【主治】脾胃虚寒之胃痛。

【出处】艾坤主编.《水针疗法》. 中国医药科技出版社，2012.

四、注意事项

运用穴位注射疗法治疗本病有显著的止痛效果。对于不明原因的胃痛应明确诊断，对溃疡出血、穿孔等急重胃痛应立即采取急救措施，综合治疗。慢性胃痛患者尤忌食辛辣厚味的饮食，须戒烟戒酒，饮食起居宜规律，注意保暖和保持心情舒畅。

五、医案医话

王某某，女，70 岁，因夏日乘凉不慎，胃脘部阵发性绞痛半小时，伴有恶心、腹胀，舌苔白润，脉急弦。辨证为寒邪客胃，阻滞胃络。查体：无发热，巩膜无黄染，无胃及十二指肠溃疡史，墨菲氏征（－），麦氏点压痛（－）。诊断为急性胃痉挛。立刻给予足三里（右侧）穴注射如下药物 3ml，[（5mg 654–Ⅱ）（1ml）8 万 U 庆大霉素（2ml）]，当注射器针刺入足三里穴得气后，即感疼痛明显减轻。注射完观察约 20 分钟。疼痛基本消失。随访 2 年再未出现胃痛。[刘树山，白江华. 足三里穴位注射治疗急性胃痉挛 5 例 [J]. 针灸临床杂志，2003，19（11）：43.]

腹　痛

腹痛是指胃脘以下、耻骨联合以上部位发生的以疼痛为主要表现的病症。

一、病因病机

病因：感受外邪、饮食不当、情志不舒。

病机：脏腑气机不利，经脉阻滞或失养。

病位：与脾、胃、肝、胆、大小肠、膀胱、肾、三焦有关。

病性：寒、热、虚、实，或寒热并见，或虚实夹杂。

二、辨证论治

表 8–15　腹痛证型

证型		实证			虚证
		饮食停滞	肝郁气滞	寒邪内阻	脾阳不振
症状	主症	腹痛，或拒按，或痛则欲便			腹痛隐隐，时作时止
	兼症	暴饮暴食后脘腹胀痛、嗳腐吞酸、恶食、得吐泻后痛减	侧腹胀痛，痛则欲便，便后痛缓，喜叹息，得嗳气或矢气则减，遇恼怒则剧	多因感寒饮冷后突发腹部拘急剧痛，得温痛减，遇寒更甚	喜温喜按，每食生冷或饥饿、劳累后加重，进食及休息后痛减
	舌脉	舌苔厚腻，脉滑	苔薄白，脉弦	苔白，脉沉紧	舌淡、苔薄，脉沉细
治法	治则	消食化积	调气化滞	温中散寒	补益脾阳
	取经	足阳明、任脉穴为主	足阳明、任脉、足厥阴经穴为主	足阳明、任脉穴为主	足阳明、任脉、足太阳经穴为主

三、穴位注射疗法

（一）实证

········ 方1 ········

【药物组成】维生素 K_3 注射液，山莨菪碱注射液，注射用水或取异丙嗪和阿托品各 50mg 混合液。

【取穴】天枢、关元、足三里、上巨虚、中脘。

【用法】每次选穴 2~4 个，每穴注射 0.3~0.5ml，1 天 1 次，10 次为 1 个疗程。

【主治】饮食积滞之腹痛。

【出处】艾坤主编.《水针疗法》. 中国医药科技出版社，2012.

··········· 方2 ···········

【药物组成】丹参注射液。

【取穴】足三里、天枢、脾俞、胃俞。

【用法】每穴各注射 1ml，交替进行，每疗程 10 天。

【主治】腹痛。

【出处】罗婷，颜幸杰，梁秀萍，等. 穴位注射联合奥美拉唑口服治疗消化性溃疡疗效观察. 四川中医，2013，31（9）：143-145.

··········· 方3 ···········

【药物组成】维生素 K_3 注射液，山莨菪碱注射液，注射用水或取异丙嗪和阿托品各 50mg 混合液。

【取穴】天枢、关元、足三里、上巨虚、太冲。

【用法】每次选穴 2~4 个，每穴注射 0.3~0.5ml，1 天 1 次，10 次为 1 个疗程。

【主治】肝气郁滞之腹痛。

【出处】艾坤主编.《水针疗法》. 中国医药科技出版社，2012.

··········· 方4 ···········

【药物组成】维生素 K_3 注射液、山莨菪碱注射液、注射用水或取异丙嗪和阿托品各 50mg 混合液。

【取穴】天枢、关元、足三里、上巨虚。

【用法】每次选穴 2~4 个，每穴注射 0.3~0.5ml，1 天 1 次，10 次为 1 个疗程。

【主治】寒邪内阻之腹痛。

【出处】艾坤主编.《水针疗法》. 中国医药科技出版社，2012.

（二）虚证

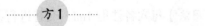

方 1

【药物组成】维生素 K$_3$ 注射液、山莨菪碱注射液、注射用水或取异丙嗪和阿托品各 50mg 混合液。

【取穴】天枢、关元、足三里、上巨虚、脾俞、胃俞。

【用法】每次选穴 2~4 个，每穴注射 0.3~0.5ml，1 天 1 次，10 次为 1 个疗程。

【主治】脾阳不振之腹痛。

【出处】艾坤主编.《水针疗法》. 中国医药科技出版社，2012.

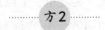

方 2

【药物组成】黄芪注射液。

【取穴】双侧足三里、膈俞、血海。

【用法】每穴注射 0.5ml，1 天 1 次，1 周为 1 个疗程。

【主治】腹痛。

【出处】谢长光. 穴位注射结合奥美拉唑治疗消化性溃疡并出血的临床观察 [D]. 湖北中医药大学，2012.

四、注意事项

运用穴位注射疗法治疗腹痛可取得较好疗效，但须明确诊断，尤其对于急腹症，应严密观察，必要时采取其他治疗措施。平时注意饮食规律，勿暴饮暴食，少食肥甘厚味及辛辣刺激食品。注意保暖和保持心情舒畅。

五、医案医话

患者，女，46岁，2000年5月28日急诊。因腹腔疼痛急诊入院。患者有慢性胆囊炎、胆石症史2年，病发时用消炎止痛等方法处理可缓解症状，近日自觉劳累疲倦，入院当天下午起感到脘腹饱胀不适，即口服消炎利胆片等，晚餐后开始出现脘腹疼痛，并逐渐加重，又口服消炎利胆片及止痛片无效。伴肩背酸胀，无明显恶寒发热，亦无呕吐腹泻。症见：体温37℃，急性痛苦病容，面色晦暗，形体肥胖，心肺（−），腹饱按软，腹壁无青筋暴露，上腹压痛明显。肝区叩击痛（±），无反跳痛。即予内关穴（左）注射阿托品、氯丙嗪针各0.2ml，同时静滴0.9%氯化钠溶液加抗生素，穴位注射后5分钟腹痛开始减轻消失。第2天B超检查为胆囊结石，胆囊内见大小不等结石8粒，服利胆排石冲剂、排石汤剂后，随访1周腹痛未发。[叶玉芳. 穴位注射法治疗急诊腹痛体会 [J]. 邯郸医学高等专科学校学报，2003，16（3）：257.]

患者，女，43岁。2000年10月16日急诊。患者少腹疼痛2天，甚则难以平卧，妇科检查确诊为盆腔炎，门诊输液，加抗生素、山莨菪碱针等，输液尚未结束，患者仍腰痛难忍，口干舌燥。查体：腹平软，脐下压痛广泛，无反跳痛，即予0.9%氯化钠溶液1ml分别注射三阴交（双侧）二穴，穴位注射后10

分钟左右，腹痛逐渐缓解，安卧达旦。[叶玉芳. 穴位注射法治疗急诊腹痛体会 [J]. 邯郸医学高等专科学校学报，2003，16（3）：257.]

胃下垂

胃下垂是指胃的位置低于正常以下，主要由于胃膈韧带和胃肝韧带无力或腹壁肌肉松弛所致。多发生于身体瘦弱的女性。

一、病因病机

病因：素体脾胃虚弱、饮食不节、起居无常、劳倦过度。
病机：脾虚气陷，肌肉不坚，无力托举胃体。
病位：脾胃，与肝、肾相关。
病性：虚证为主，夹有实证，本虚标实。

二、辨证论治

表 8-16　胃下垂证型

证型		肝郁脾虚	气血两虚	中气下陷	脾肾阳虚
症状	主症	腹胀、胃痛、恶心、暖气、腹胀以食后加重，平卧减轻			
	兼症	精神抑郁，暖气食少，矢气肠鸣，大便不调，口苦梦多	心悸气短，嗜睡多梦，面色萎黄，头昏乏力	四肢倦怠，身热自汗，面色㿠白，食少便溏，气短懒言	面色暗而不泽，腰酸腿软，畏寒肢冷，精神不振，大便溏泻，食少
	舌脉	舌淡红，苔薄白腻或淡黄腻，脉细弦	舌淡嫩苔薄白，脉细缓	舌淡苔薄白，脉虚大或双寸脉细弱	舌淡胖嫩苔白腻，脉沉细涩或沉迟
治法	治则	疏肝健脾	益气养血	补中益气	温补脾肾
	取经	足阳明、足厥阴经穴为主	足阳明、任脉经穴为主	足阳明、督脉经穴为主	足阳明、足少阴经穴为主

三、穴位注射疗法

···········方1···········

【药物组成】氢溴酸加兰他敏，苯丙酸诺龙注射液。

【取穴】胃俞、脾俞、阿是穴。

【用法】取一侧胃俞穴予氢溴酸加兰他敏5mg穴位注射，另一侧胃俞穴和双侧脾俞穴各予苯丙酸诺龙注射液25mg穴位注射，同时在双侧臀部取压痛点注射苯丙酸诺龙注射液共125mg。

【主治】胃下垂。

【出处】杨卫华，郭石英，马红霞．穴位注射治疗胃下垂121例疗效观察．河北中医，2010，32（9）：1386-1387．

···········方2···········

【药物组成】苯丙酸诺龙50mg，氢溴酸加兰他敏10mg。

【取穴】胃俞、关元、脾俞、食仓（奇穴，于脐上4寸之中脘穴再旁开1.5寸）。

【用法】每周1次，5次为1个疗程。

【主治】胃下垂。

【出处】常清悟，常得新．药物穴位注射治疗胃下垂69例疗效观察．吉林大学学报（医学版），2010，36（6）：1070．

···········方3···········

【药物组成】黄芪注射液6ml。

【取穴】足三里、胃俞、脾俞。

【用法】每穴各注射1ml，1天1次，20次为1个疗程。

【主治】胃下垂。

【出处】张益辉.温针配合穴位注射治疗胃下垂30例.现代中西医结合杂志，2007，16（18）：2533-2534.

·········· 方4 ··········

【药物组成】生脉注射液，参芪注射液各4ml。

【取穴】脾俞、胃俞、膈俞、足三里、气海。

【用法】每次选穴2~4个，每穴注射0.3~0.5ml，1天1次或隔天1次，10次为1个疗程。

【主治】脾肾阳虚之胃下垂。

【出处】艾坤主编.《水针疗法》.中国医药科技出版社，2012.

·········· 方5 ··········

【药物组成】当归注射液。

【取穴】脾俞、胃俞、膈俞、足三里、气海。

【用法】每次选穴2~4个，每穴注射0.3~0.5ml，每次选穴2~4个，每穴注射0.3~0.5ml，1天1次或隔天1次，10次为1个疗程。

【主治】气血两虚之胃下垂。

【出处】艾坤主编.《水针疗法》.中国医药科技出版社，2012.

四、注意事项

穴位注射疗法对本病有一定的疗效。平时注意饮食有节，少食肥甘厚味及辛辣食物。起居有时，适度运动，保持心情舒畅有助于疾病的治疗。

五、医案医话

患者，女，50岁。2005年3月初诊。主诉：胃脘部胀痛下垂感2个月。服用西药无明显疗效，近来腹胀、恶心、胃胀痛、头昏、心慌、失眠、少气懒言、四肢乏力、腹部下垂感加重，大便时干时溏。查：舌质淡，苔薄白，脉细缓。胃钡餐提示：胃角隅部在髂嵴连线以下3cm，胃下极7cm，胃蠕动缓慢。给予温针灸足三里、中脘、天枢、百会、脾俞、胃俞；黄芪注射液穴位注射足三里、脾俞、胃俞。1天1次，治疗20天后复查。胃钡餐提示：胃角隅部在髂嵴连线下1.5cm，胃下极6.5cm，胃蠕动力增强。续治1个疗程，诸症消失，胃钡餐复查：胃恢复到正常位置，胃蠕动力强，排空正常。[张益辉.温针配合穴位注射治疗胃下垂30例［J］.现代中西医结合杂志，2007，16（18）：2533-2534.]

呕　吐

　　呕吐是指胃气上逆，胃内容物从口中吐出而言。有物有声为呕，有物无声为吐，无物有声为干呕。因呕与吐常同时出现，故并称为"呕吐"。常见于西医学的急性胃炎、幽门痉挛（或梗阻）、胃黏膜脱垂症、十二指肠壅积症、胃神经官能症、胆囊炎、胰腺炎等病。

一、病因病机

　　病因：虚者因胃腑自虚，胃失和降。实者因外邪、饮食、痰饮、郁气、瘀血等邪气犯胃，胃气上逆。
　　病机：胃失和降，胃气上逆。
　　病位：病变部位在胃，还与脾、肝有关。
　　病性：实证居多，虚实夹杂。

二、辨证论治

表 8-17 呕吐证型

证型		实证				虚证	
		外邪犯胃	饮食停滞	肝气犯胃	痰饮内停	脾胃虚弱	胃阴不足
症状	主症	呕吐，或脘腹胀满，或嗳气吞酸，或脘痞纳呆				呕吐，呕而无力，呕量不多或时作干呕	
	兼症	伴有发热恶寒、头身疼痛等表证	因暴饮暴食或饮食不洁而呕吐酸腐，脘腹胀满，吐后反快	每因情志不畅而呕吐或吐甚，嗳气吞酸，胸胁胀满	呕吐清水痰涎，脘痞纳呆，眩晕心悸	素来脾虚胃弱，饮食稍有不慎即发呕吐，时作时止，呕吐无力，面色无华，少气懒言，纳呆便溏	呕吐反复发作，呕量不多或时作干呕，饥不欲食，咽干口燥
	舌脉	舌苔白，脉濡缓	苔厚腻，脉滑实	舌红、苔黄，脉弦	苔白滑或白腻，脉滑	舌淡、苔薄，脉弱	舌红少津，脉细数
治法	治则	祛邪平胃	消食化积	疏肝理气，和胃止呕	化痰止呕	补益脾胃	养阴，益胃，止呕
	取经	足阳明、手厥阴、足太阳、督脉、手少阳经穴为主	足阳明、手厥阴、足太阳经穴为主	足阳明、手厥阴、足太阳、足厥阴经穴为主	足阳明、手厥阴、足太阳经穴为主	足阳明、手厥阴、足太阳、足太阴经穴为主	足阳明、手厥阴、足太阴经穴为主

三、穴位注射疗法

（一）实证

········· 方 1 ·········

【药物组成】盐酸甲氧氯普胺注射液。

【取穴】中脘、足三里、内关、公孙、外关。

【用法】每次选穴 2~4 个，每穴注射 0.3~0.5ml。1 天 1 次，10 次为 1 个疗程。

【主治】外邪犯胃之呕吐。

【出处】艾坤主编.《水针疗法》.中国医药科技出版社，2012.

········· 方2 ·········

【药物组成】盐酸甲氧氯普胺注射液、山莨菪碱。

【取穴】中脘、足三里、内关、公孙、梁门、天枢。

【用法】每次选穴 2~4 个，每穴注射 0.3~0.5ml。1 天 1 次，10 次为 1 个疗程。

【主治】饮食停滞之呕吐。

【出处】艾坤主编.《水针疗法》.中国医药科技出版社，2012.

········· 方3 ·········

【药物组成】舒必利注射液。

【取穴】足三里、内关。

【用法】双侧足三里、内关各推注 0.5ml，1 天 1 次，连续注射 3 日以巩固效果。

【主治】呕吐。

【出处】赵学众.穴位注射舒必利治疗神经性呕吐.中国民间疗法，2006，14（2）：24.

········· 方4 ·········

【药物组成】盐酸甲氧氯普胺注射液、山莨菪碱。

【取穴】中脘、足三里、内关、公孙、丰隆、脾俞。

【用法】每次选穴 2~4 个，每穴注射 0.3~0.5ml。1 天 1 次，10 次为 1 个疗程。

【主治】痰饮内停之呕吐。

【出处】艾坤主编.《水针疗法》. 中国医药科技出版社，2012.

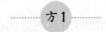

方 5

【药物组成】盐酸甲氧氯普胺注射液、山莨菪碱。

【取穴】中脘、足三里、内关、公孙、太冲、期门。

【用法】每次选穴 2~4 个，每穴注射 0.3~0.5ml。1 天 1 次，10 次为 1 个疗程。

【主治】肝气犯胃之呕吐。

【出处】艾坤主编.《水针疗法》. 中国医药科技出版社，2012.

（二）虚证

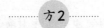

方 1

【药物组成】艾迪注射液。

【取穴】足三里。

【用法】双侧足三里各注射 2ml，1 天 1 次，连续注射 3 日。

【主治】呕吐。

【出处】芦殿荣，芦殿香，魏萌，等. 穴位注射对含顺铂化疗患者化疗相关恶心呕吐影响的临床试验研究. 针灸临床杂志，2013，29（10）：33-38.

方 2

【药物组成】维生素 B_6 注射液。

【取穴】双侧足三里。

【用法】双侧足三里各注射 2ml，1 天 1 次。

【主治】呕吐。

【出处】林美珍，黄笑玉，谭丽婵，等.足三里穴位注射维生素 B_6 预防腹式全子宫切除术后恶心呕吐临床观察.新中医，2011，43（7）：104-105.

············ 方3 ············

【药物组成】盐酸甲氧氯普胺注射液、山莨菪碱。

【取穴】中脘、足三里、内关、公孙、胃俞、三阴交。

【用法】每次选穴 2~4 个，每穴注射 0.3~0.5ml。1 天 1 次，10 次为 1 个疗程。

【主治】胃阴亏虚之呕吐。

【出处】艾坤主编.《水针疗法》.中国医药科技出版社，2012.

············ 方4 ············

【药物组成】盐酸甲氧氯普胺注射液、山莨菪碱。

【取穴】中脘、足三里、内关、公孙、脾俞、胃俞、关元。

【用法】每次选穴 2~4 个，每穴注射 0.3~0.5ml。1 天 1 次，10 次为 1 个疗程。

【主治】脾胃虚寒之呕吐。

【出处】艾坤主编.《水针疗法》.中国医药科技出版社，2012.

（三）其他呕吐

············ 方1 ············

【药物组成】氟哌啶注射液，维生素 B_1 注射液，维生素 B_6 注射液。

【取穴】术中患者取两侧内关穴；术后患者取内关，天突，中脘（上腹部手术除外）。

【用法】术中患者：每侧氟哌啶注射液 1.25mg、维生素 B_1 注射液 50mg、维生素 B_6 注射液 25mg。术后患者：氟哌啶注射液 2.5mg、维生素 B_1 注射液 100mg、维生素 B_6 注射液 50mg。

【主治】术中及术后呕吐。

【出处】万惠芬. 氟哌啶穴位注射治疗呕吐的初步体会. 河南外科学杂志，2005，11（1）：41.

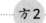

方 2

【药物组成】甲氧氯普胺注射液。

【取穴】足三里。

【用法】一侧足三里注射 20mg。

【主治】化疗后恶心呕吐。

【出处】常玉霞. 甲氧氯普胺穴位注射治疗化疗后恶心呕吐的疗效观察. 解放军护理杂志，2005，22（1）：51.

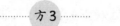

方 3

【药物组成】盐酸甲氧氯普胺注射液。

【取穴】内关。

【用法】双侧内关穴各注射 10mg。

【主治】血液透析性呕吐。

【出处】孙莉，陈菁. 盐酸甲氧氯普胺穴位注射治疗血液透析性呕吐. 湖北中医杂志，2006，28（10）：47.

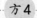

方 4

【药物组成】爱茂尔注射液。

【取穴】足三里。

【用法】双侧足三里各注射 2ml。

【主治】顽固性呕吐。

【出处】张艳平，秦月凤，刘腊明．穴位注射爱茂尔治疗顽固性呕吐．中外医疗，2009，（28）：175.

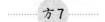

方 5

【药物组成】地塞米松注射液，盐酸甲氧氯普胺注射液。

【取穴】足三里。

【用法】取地塞米松 5mg，注入一侧足三里，再抽取盐酸甲氧氯普胺 20mg，注入另一侧足三里。

【主治】化疗延迟性恶心呕吐。

【出处】骆玉霜．穴位注射地塞米松、盐酸甲氧氯普胺治疗化疗延迟性恶心呕吐 36 例．第四军医大学学报，2008，29（23）：2147.

方 6

【药物组成】欧贝注射液，盐酸甲氧氯普胺注射液。

【取穴】足三里。

【用法】在化疗开始前 30 分钟，取双侧足三里穴注射欧贝注射液 16mg、盐酸甲氧氯普胺 10mg，3 天 1 次，2 次为 1 个疗程。

【主治】化疗致呕吐。

【出处】杨占华，隋道敬．穴位注射欧贝治疗化疗致呕吐 55 例．吉林中医药，2005，25（6）：41-42.

方 7

【药物组成】西咪替丁注射液，庆大霉素注射液，维生素 B_1

注射液。

【取穴】足三里。

【用法】西咪替丁 0.2g、庆大霉素 4 万 U、维生素 B_1 注射液 100mg。1 天 1 次，连续 4 天后隔天 1 次。

【主治】顽固性呕吐。

【出处】陈台国，余学兵．药物穴位注射治疗顽固性呕吐 50 例．福建医药杂志，2008，30（1）：177-178．

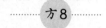

方8

【药物组成】10% 葡萄糖注射液，地塞米松注射液，氟哌利多注射液。

【取穴】足三里。

【用法】10% 葡萄糖 3ml 加地塞米松 10mg 和氟哌利多 2.5mg，每穴 3ml。

【主治】预防腹腔镜胆囊切除术后恶心呕吐。

【出处】李建军，赵琼，彭晓东，等．足三里穴位注射预防腹腔镜胆囊切除术后恶心呕吐临床观察．安徽中医学院学报，2010，29（4）：43-45．

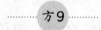

方9

【药物组成】异丙嗪注射液，利多卡因注射液。

【取穴】足三里。

【用法】2% 利多卡因 1ml、异丙嗪 0.5ml（25mg）注射双侧足三里。

【主治】肺癌化疗后顽固性呕吐。

【出处】余翔．足三里穴位注射治疗肺癌化疗后顽固性呕吐 1 例．吉林中医药，2013，33（1）：92-93．

四、注意事项

运用穴位注射疗法治疗呕吐效果较好。对不明原因引起的呕吐须明确诊断，重视原发病的治疗。平时注意饮食规律，勿暴饮暴食，少食肥甘厚味及辛辣刺激食品。

五、医案医话

张某，女，40岁，因慢性乙型肝炎收入院，入院时面色苍白，恶心，呕吐不止，表情痛苦，经穴位注射爱茂尔3分钟后恶心呕吐停止，随后安静入眠。2小时后呕吐再发如前，肌注爱茂尔2ml，10分钟后减慢，1小时后呕吐再发作，给予足三里穴位注射，3分钟后症状消失，未再发作，经保肝治疗出院。[张艳平，秦月凤，刘腊明.穴位注射爱茂儿治疗顽固性呕吐 [J].中外医疗，2009，28（28）：175.]

王某，女，25岁，因进食后呕吐反复发作3天于2004年12月4日入院。诊断为神经性呕吐。曾做胃镜、腹部B超等检查，未见异常，先后反复用盐酸甲氧氯普胺10mg，地西泮10mg肌内注射治疗2天，仍呕吐，不能进食、水。于第3天上午给予足三里、内关穴注射舒必利治疗。当天下午呕吐即止，能进少量流食，食后呕吐未复发；又巩固治疗2次，饮食如常人，痊愈出院。门诊随访12个月，仅呕吐1次，已能正常工作、生活。[赵学众.穴位注射舒必利治疗神经性呕吐30例 [J].中国民间疗法，2006，15（2）：24-24.]

呃 逆

呃逆，古称"哕"，又称"哕逆"。是因气逆动膈，致喉间呃呃有声，声短而频，不能自控的病症。相当于西医学的膈肌痉挛。

一、病因病机

病因：饮食不当、情志不舒、正气亏虚。

病机：胃失和降，胃气上逆动膈。

病位：膈，与胃、三焦、肾密切相关。

病性：实证多见，兼有虚证，虚实夹杂。

二、辨证论治

表 8-18　呃逆证型

证型		实证			虚证	
		胃寒积滞	胃火上逆	肝郁气滞	脾胃阳虚	胃阴不足
症状	主症	呃逆，或呃声沉缓有力，或呃声洪亮有力，或呃声连连			呃声低微无力	
	兼症	呃逆常因感寒或饮冷而发作，呃声沉缓有力，遇寒则重，得热则减	呃声有力，冲逆而出，口臭烦渴，喜冷饮，尿赤便秘	呃逆常因情志不畅而诱发或加重，胸胁胀满	气不得续，脘腹不适，喜暖喜按，身倦食少，四肢不温	呃声短促而不得续，口干咽燥，饥不欲食
	舌脉	苔薄白，脉迟缓	苔黄燥，脉滑数	苔薄白，脉弦	舌淡、苔薄，脉细弱	舌红、少苔，脉细数
治法	治则	温中散寒、通降腑气	和胃降逆	疏肝理气	温中散寒	养阴清热、降逆止呃
	取经	足太阳、手厥阴、足阳明经穴为主	足太阳、手厥阴、足阳明经穴为主	足太阳、手厥阴、足阳明、足厥阴经穴为主	足太阳、手厥阴、足阳明、任脉穴为主	足太阳、手厥阴、足阳明经穴为主

三、穴位注射疗法

（一）实证

·········· 方1 ··········

【药物组成】盐酸甲氧氯普胺注射液。

【取穴】太冲、三阴交、足三里、内外，外关。

【用法】盐酸甲氧氯普胺 10mg 加生理盐水 20ml 注射液，从下肢穴位开始向上每个穴位注入 1ml，再肌内注射氯丙嗪 25mg，使患者安静入睡。

【主治】呃逆。

【出处】黄淑芬，于滨．穴位注射治疗 28 例药物性膈肌痉挛．实用临床医学，2007，8（4）：35.

·········· 方2 ··········

【药物组成】普鲁卡因注射液，654-2 注射液，地塞米松注射液。

【取穴】内关、足三里。

【用法】每穴缓慢注射普鲁卡因注射液、654-2 注射液、地塞米松混合液 1ml，1 天 1 次，重者 2 次，3 天为 1 个疗程。

【主治】呃逆。

【出处】文真，姜玉芝，黄维荣．穴位注射治疗膈肌痉挛．中国中西医结合耳鼻咽喉科杂志，2006，14（3）：139.

·········· 方3 ··········

【药物组成】盐酸氯丙嗪注射液 25mg。

【取穴】膈俞。

【用法】患者取俯卧位，穴位常规消毒后，用 5ml 注射器套上 7 号针头，迅速斜刺入皮下约 2cm，不行针，注射药物后迅速拔出针头，用消毒棉签或干棉球适当压迫防止出血。1 次为 1 个疗程。

【主治】呃逆。

【出处】孙志刚，李国庆，徐美芳．穴位注射治疗膈肌痉挛

180 例效果观察. 右江民族医学院学报，2005，27（2）: 243.

············ 方4 ············

【药物组成】维生素 B_1 注射液、维生素 B_6 注射液、维生素 B_{12} 注射液、异丙嗪注射液。

【取穴】天突、内关、膈俞、足三里、胃俞、中脘。

【用法】每次选穴 2~4 个，每穴注射 0.3~0.5ml，1 天 1 次，10 次为 1 个疗程。

【主治】胃寒积滞之呃逆。

【出处】艾坤主编.《水针疗法》. 中国医药科技出版社，2012.

············ 方5 ············

【药物组成】维生素 B_1 注射液、维生素 B_6 注射液、维生素 B_{12} 注射液、异丙嗪注射液。

【取穴】天突、内关、膈俞、足三里、胃俞。

【用法】每次选穴 2~4 个，每穴注射 0.3~0.5ml，1 天 1 次，10 次为 1 个疗程。

【主治】胃火上逆之呃逆。

【出处】艾坤主编.《水针疗法》. 中国医药科技出版社，2012.

············ 方6 ············

【药物组成】维生素 B_1 注射液、维生素 B_6 注射液、维生素 B_{12} 注射液、异丙嗪注射液。

【取穴】天突、内关、膈俞、足三里、太冲、期门。

【用法】每次选穴 2~4 个，每穴注射 0.3~0.5ml，1 天 1 次，

10 次为 1 个疗程。

【主治】肝气郁滞之呃逆。

【出处】艾坤主编.《水针疗法》. 中国医药科技出版社，2012.

（二）虚证

········· 方1 ·········

【药物组成】维生素 B_{12} 注射液。

【取穴】膈俞，内关。

【用法】两穴共注射 1mg，隔日 1 次，5 次为 1 个疗程。

【主治】呃逆。

【出处】王海燕，王次霞. 穴位注射治疗膈肌痉挛 60 例. 山西中医，2007，23（2）：4.

········· 方2 ·········

【药物组成】维生素 B_1 注射液、维生素 B_6 注射液、维生素 B_{12} 注射液、异丙嗪注射液。

【取穴】天突、内关、膈俞、足三里、胃俞、三阴交。

【用法】每次选穴 2~4 个，每穴注射 0.3~0.5ml，1 天 1 次，10 次为 1 个疗程。

【主治】胃阴不足之呃逆。

【出处】艾坤主编.《水针疗法》. 中国医药科技出版社，2012.

········· 方3 ·········

【药物组成】维生素 B_1 注射液、维生素 B_6 注射液、维生素 B_{12} 注射液、异丙嗪注射液。

【取穴】天突、内关、膈俞、足三里、胃俞、脾俞。

【用法】每次选穴 2~4 个，每穴注射 0.3~0.5ml，1 天 1 次，10 次为 1 个疗程。

【主治】脾胃阳虚之呃逆。

【出处】艾坤主编.《水针疗法》. 中国医药科技出版社，2012.

四、注意事项

水针疗法对呃逆具有立竿见影的显著疗效。对不明原因引起的反复发作的顽固性呃逆须明确诊断，重视原发病的治疗。年老体弱和慢性久病患者出现呃逆，往往是胃气衰败、病情加重之象，疗效欠佳。

五、医案医话

李某，82 岁，于 66 岁时患过脑血栓，第三天出现呃逆，曾用中西各种治疗无效，持续半月余，自行缓解。80 岁冬季又出现呃逆 10 天后自行缓解。现患者由于大小脑萎缩瘫痪在床两年，大小便失禁，智力降低，全身肌肉萎缩，体重约 45kg 左右。1 年前又出现呃逆，呃呃连声，不能自止，影响呼吸、饮食及睡眠。呃逆 1 周时患者就诊我科，经检查呃声短促连续不断，烦躁不安，神疲乏力，面色少华，手足欠温，各种检查无其他疾病，舌质红，苔少而干，脉弦细数。盐酸山莨菪碱、维生素 B_{12} 各一支，用 5ml 注射器抽取，分别取脾俞、膈俞、足三里、内关等穴，以上穴位交替取之，每次 4 个穴位进行穴位封闭，每穴 1ml 左右，1 天 1 次，共注射 5 天，呃逆停止。3 个月后又复发，用以上方法治疗 1 次，呃逆即停止，随访至今未复发。[李娟，曹玉华. 水针治疗顽固性呃逆 1 例 [J]. 针

灸临床杂志，2004，20（11）：24.]

泄 泻

泄泻是以大便次数增多、便质清稀甚至如水样为主要特征的病症。常见于西医学的急、慢性肠炎、肠结核、肠道激惹综合征、慢性非特异性溃疡性结肠炎等疾病中。

一、病因病机

病因：感受外邪、内伤饮食、情志不调、禀赋不足。

病机：脾失健运，湿邪困脾。

病位：肠，与肝、肾关系密切。

病性：早期以实证为主，日久则以虚实夹杂证多见。

二、辨证论治

表 8-19　泄泻证型

证型		暴泄			久泄		
		寒湿内盛	湿热伤中	食滞肠胃	脾胃虚弱	肾阳虚衰	肝气乘脾
症状	主症	泄泻清稀，甚则如水样，脘闷食少，腹痛肠鸣	腹痛泄泻，泻下急迫，或泄而不爽	腹痛肠鸣，泻下粪便臭如败卵，泻后痛减	大便时溏时泻，迁延反复	黎明前脐腹作痛，肠鸣即泻，完谷不化	泄泻肠鸣，腹痛攻窜，矢气频作
	兼症	或兼外感风寒，则恶寒、发热，头痛，肢体酸痛	粪色黄褐，气味臭秽，肛门灼热，烦热口渴，小便短黄	脘腹胀满，嗳腐酸臭，不思饮食	食少，食后脘闷不舒，稍进油腻则大便次数增加，面色萎黄，神疲倦怠	腹部喜暖，泻后则安，形寒肢冷，腰膝酸软	胸胁胀闷，嗳气食少，每因抑郁恼怒，或情绪紧张而发
	舌脉	舌苔白或白腻，脉濡缓	舌质红，苔黄腻，脉滑数或濡数	舌苔垢浊或厚腻，脉滑	舌质淡、苔白，脉细弱	舌淡、苔白，脉沉细	舌淡红，脉弦

续 表

证型		暴泄			久泄		
		寒湿内盛	湿热伤中	食滞肠胃	脾胃虚弱	肾阳虚衰	肝气乘脾
治法	治则	芳香化湿、解表散寒	清热燥湿、分利止泻	消食导滞、和中止泻	健脾益气、化湿止泻	温肾健脾、固涩止泻	抑肝扶脾
	取经	足太阴、手足阳明经穴为主	手足阳明经穴为主	足太阴、手足阳明经穴为主	足太阴、手足阳明、足太阳经穴为主	足太阴、手足阳明、足太阳、任脉经穴为主	足太阴、手足阳明、足厥阴经穴为主

三、穴位注射疗法

（一）暴泄

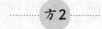
方 1

【药物组成】炎琥宁注射液。

【取穴】止泻穴。

【用法】炎琥宁冻干粉针 40mg 或 80mg（用量按每千克体重 5~10mg 计算），临用前每支 40mg 加利多卡因注射用水 2ml 使药溶解，1 天 1 次，3 天为 1 个疗程。

【主治】小儿秋冬季腹泻。

【出处】彭琼香，易小琴. 炎琥宁穴位注射治疗小儿秋冬季腹泻疗效观察. 湖北中医杂志，2006，28（9）：47.

方 2

【药物组成】黄连素注射液。

【取穴】天枢、大肠俞、上巨虚、曲池、内庭。

【用法】每次选穴 2~4 个，每穴注射 0.5~1ml，1 天 1 次或隔天 1 次，10 次为 1 个疗程。

【主治】湿热伤中之泄泻。

【出处】艾坤主编.《水针疗法》. 中国医药科技出版社，2012.

········ 方3 ········

【药物组成】维生素 K_1 注射液。

【取穴】足三里。

【用法】维生素 K_1 注射液 5~10mg 每天，双侧足三里穴交替，1 天 1 次，直至大便成形。

【主治】小儿腹泻。

【出处】左军. 维生素 K_1 足三里穴位注射治疗小儿腹泻体会. 中国实用医药，2011，6（36）：234.

········ 方4 ········

【药物组成】维生素 B_1 注射液，维生素 B_{12} 注射液，参芪注射液。

【取穴】天枢、大肠俞、上巨虚、太冲、脾俞、期门。

【用法】每次选穴 2~4 个，每穴注射 0.5~1ml，1 天 1 次或隔天 1 次，10 次为 1 个疗程。

【主治】寒湿内盛之泄泻。

【出处】艾坤主编.《水针疗法》. 中国医药科技出版社，2012.

········ 方5 ········

【药物组成】维生素 B_1 注射液，维生素 B_{12} 注射液，参芪注射液。

【取穴】天枢、大肠俞、上巨虚、中脘、建里。

【用法】每次选穴 2~4 个，每穴注射 0.5~1ml，1 天 1 次或隔天 1 次，10 次为 1 个疗程。

【主治】食滞肠胃之泄泻。

【出处】艾坤主编.《水针疗法》. 中国医药科技出版社，2012.

（二）久泄

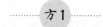

【药物组成】维生素 B_1 注射液，维生素 B_{12} 注射液，参芪注射液。

【取穴】肾俞、命门、天枢、大肠俞、上巨虚、关元。

【用法】每次选穴 2~4 个，每穴注射 0.5~1ml，1 天 1 次或隔天 1 次，10 次为 1 个疗程。

【主治】肾阳虚衰之泄泻。

【出处】艾坤主编.《水针疗法》. 中国医药科技出版社，2012.

方 2

【药物组成】生脉注射液或参芪注射液。

【取穴】天枢、大肠俞、上巨虚、脾俞、胃俞、三阴交。

【用法】每次选穴 2~4 个，每穴注射 0.5~1ml，1 天 1 次或隔天 1 次，10 次为 1 个疗程。

【主治】脾胃虚弱之泄泻。

【出处】艾坤主编.《水针疗法》. 中国医药科技出版社，2012.

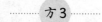

【药物组成】柴胡注射液。

【取穴】天枢、大肠俞、上巨虚、太冲、脾俞、期门。

【用法】每次选穴 2~4 个，每穴注射 0.5~1ml，1 天 1 次或隔天 1 次，10 次为 1 个疗程。

【主治】肝气乘脾之泄泻。

【出处】艾坤主编.《水针疗法》. 中国医药科技出版社，2012.

（三）其他泄泻

方1

【药物组成】654-2 注射液。

【取穴】双侧足三里。

【用法】每穴注入 0.5ml，1 天 1 次，3 次为 1 个疗程。

【主治】小儿腹泻。

【出处】马敬彦. 足三里穴位注射 654-2 治疗小儿腹泻. 中国乡村医生杂志，2006，13（3）：46.

方2

【药物组成】维生素 B_1 注射液，654-2 注射液。

【取穴】足三里、止泻穴。

【用法】先取一侧足三里常规消毒后，用 6.5 号针头以同身寸直刺 1~2 寸，注维生素 B_1 注射液，654-2 注射液混合药液 1ml，用同种方法注射对侧足三里。再取止泻穴消毒后以同身寸直刺 0.5~1 寸，注药 0.5ml，同法注射对侧止泻穴。1 天 1~2 次。

【主治】小儿秋季腹泻。

【出处】舒永霞，李顺维. 穴位药物注射治疗小儿秋季腹泻的护理观察. 临床护理杂志，2005，4（3）：33，61.

四、注意事项

运用穴位注射疗法治疗泄泻效果显著。治疗期间饮食宜清淡，注意保暖。平时注意饮食卫生，加强体育锻炼，增强抵抗力。

五、医案医话

徐某某，女，12个月，以腹泻5天收入院，患儿于5天前因饮食不节引起腹泻、发热，体温38℃，日行10余次黄色稀水样便，带少量黏液。镜检见白细胞6~10个，诊断为小儿腹泻；给予抗生素及补液治疗均不奏效而求治针灸科。采用苦木注射液注入天枢穴（双侧）、足三里穴（双侧），每穴0.5ml，1天1次，治疗2次后，大便次数减半，5次腹泻基本控制，镜检阴性，治疗7次后大便成形，每日排便1~2次，痊愈出院。[王贵春. 穴位注射苦木注射液治疗小儿腹泻63例临床观察 [J]. 贵阳中医学院学报，2001，24（2）：37-38.]

霍某，男，1岁8个月，1999年12月初诊。主诉：反复腹泻2个月，伴纳呆、烦躁易怒。该患儿2个月前无明显诱因出现发热、呕吐、腹泻，于外院诊为秋季腹泻，予退热、补液、抗病毒和对症治疗1周后，发热退，呕吐症状消失. 但腹泻、纳呆症状反复出现。外院大便镜检：脂肪球（+），白细胞（−），红细胞（−），未见真菌孢子和菌丝。大便细菌培养：未见细菌繁殖。症见：大便每天3~6次，质稀薄，有时夹食物残渣。纳呆，神疲乏力，烦躁易怒，面色少华，舌淡嫩、苔薄腻，脉弱无力。证属脾胃虚弱，湿阻中焦。治以补气健脾、渗湿止泻。处方：党参、葛根各15g，白术8g，茯苓、炒白扁豆、山药各20g，藿香8g，象牙丝10g，干姜、甘草、木

香（后下）各 3g。水煎服，每天 1 剂。同时以维丁胶性钙 1ml
注射双足三里穴，隔 3 天注射 1 次。7 天后再复诊：大便成形，
1 天 1 次，纳食可。面色红润，病愈。［莫珊，邓丽莎．七味
白术散配合穴位注射治疗小儿脾虚型泄泻 42 例［J］．新中医，
2001，33（10）：50-51．］

痢 疾

痢疾是以剧烈腹痛、腹泻、下痢赤白脓血、里急后重为主
要特征。多发于夏秋季节。相当于西医学的细菌性痢疾、阿米
巴痢疾。

一、病因病机

病因：外感时疫邪毒、内为饮食所伤。

病机：寒湿、湿热、积滞、疫毒等壅塞肠中，气血与之搏
结凝滞。肠道传化失司，脉络受伤，腐败化为脓血。

病位：肠。

病性：实证为主，兼有虚证。

二、辨证论治

表 8-20　痢疾证型

证型		实证				虚证
		寒湿痢	湿热痢	疫毒痢	噤口痢	休息痢
症状	主症	剧烈腹痛、腹泻、下痢赤白脓血、里急后重				下痢时发时止，日久不愈
	兼症	白多赤少或纯为白冻，脘腹胀满，头身困重	赤多白少，肛门灼热疼痛，小便短赤	痢下鲜紫脓血，壮热，口渴，头痛，甚至神昏痉厥，躁动不安	恶心呕吐，不能进食	常因饮食不慎、受凉、劳累而发，发则大便次数增多，便中带有赤白黏冻，或伴有脱肛

证型		实证				虚证
		寒湿痢	湿热痢	疫毒痢	噤口痢	休息痢
症状	舌脉	苔白腻,脉濡缓	苔黄腻,脉滑数	舌质红绛、苔黄燥,脉滑数	苔腻,脉滑	舌淡、苔腻,脉细
治法	治则	温化寒湿	清热利湿	泻热解毒	降逆止呕	健脾理肠
	取经	足太阴、足阳明、任脉穴为主	足太阴、足阳明、手阳明经穴为主	足阳明、督脉、任脉穴为主	足阳明、督脉、任脉穴为主	足阳明、任脉、足太阴经穴为主

三、穴位注射疗法

（一）实证

·········· 方1 ··········

【药物组成】红花注射液，维生素 B_{12} 注射液。

【取穴】中脘、天枢、足三里、三阴交。

【用法】每穴注射 0.3~0.5ml，足三里与天枢为每次必取穴位，1 天 1 次，5 次为 1 个疗程。

【主治】痢疾。

【出处】王星，李芃柳. 穴位注射疗法治疗慢性肠炎40例. 长春中医药大学学报，2008，24（4）：444.

·········· 方2 ··········

【药物组成】维生素 B_1 注射液，黄连素注射液。

【取穴】曲池、内庭、天枢、上巨虚。

【用法】每次选穴 2~4 个，每穴注射 0.5~1ml，1 天 1 次或隔天 1 次，10 次为 1 个疗程。

【主治】湿热痢。

【出处】艾坤主编.《水针疗法》. 中国医药科技出版社，2012.

⋯⋯⋯ 方3 ⋯⋯⋯

【药物组成】维生素 B_1 注射液，黄连素注射液。

【取穴】大椎、水沟、天枢、上巨虚。

【用法】每次选穴 2~4 个，每穴注射 0.5~1ml，1 天 1 次或隔天 1 次，10 次为 1 个疗程。

【主治】疫毒痢。

【出处】艾坤主编.《水针疗法》. 中国医药科技出版社，2012.

⋯⋯⋯ 方4 ⋯⋯⋯

【药物组成】维生素 B_1 注射液，黄连素注射液。

【取穴】内关、中脘、天枢、上巨虚。

【用法】每次选穴 2~4 个，每穴注射 0.5~1ml，1 天 1 次或隔天 1 次，10 次为 1 个疗程。

【主治】噤口痢。

【出处】艾坤主编.《水针疗法》. 中国医药科技出版社，2012.

⋯⋯⋯ 方5 ⋯⋯⋯

【药物组成】生脉注射液或参芪注射液。

【取穴】天枢、上巨虚、三阴交。

【用法】每次选穴 2~4 个，每穴注射 0.5~1ml，1 天 1 次或隔天 1 次，10 次为 1 个疗程。

【主治】寒湿痢。

【出处】艾坤主编.《水针疗法》.中国医药科技出版社,
2012.

（二）虚证

············ 方1 ············

【药物组成】生脉注射液或参芪注射液。

【取穴】天枢、上巨虚、脾俞、肾俞、足三里。

【用法】每次选穴2~4个，每穴注射0.5~1ml，1天1次或
隔天1次，10次为1个疗程。

【主治】休息痢。

【出处】艾坤主编.《水针疗法》.中国医药科技出版社,
2012.

四、注意事项

水针疗法对痢疾有显著的疗效，但中毒性痢疾病情危重，
须采取综合治疗措施。发病期间注意饮食清淡。平时注意饮食
卫生，锻炼身体以增强抗病能力。

五、医案医话

某男，47岁，工人。初诊日期：2001年10月9日。主诉：
腹痛、腹泻伴黏液血便反复发作5年余，近2个月加重。患者
5年前始感左下腹隐痛，腹泻，每天5~6次，大便不成形，带
有少量黏液及脓血，里急后重，泻后则安，时轻时重。先后服
用水杨酸偶氮磺胺吡啶和氢化可的松琥珀酸钠治疗，无明显疗
效。后服中药及中药灌肠治疗1年，仍未明显好转。2000年

11月乙状结肠镜检示：结肠黏膜充血、水肿，直肠黏膜粗糙，9~10cm处有一小面积浅表性溃疡，表面覆盖有白色脓性分泌物，压之有黄色脓液溢出。病理报告：溃疡性结肠黏膜炎。近2个月腹痛、腹泻加重。检查：神清腹软，左下腹有压痛，可触及痉挛的结肠，肝脾肋下未及。舌淡，苔薄白，脉沉细，余（－）。证属局部经络阻塞，气滞血瘀。治法：通经活络、行气活血、健脾逐湿。穴取脾俞、足三里、上巨虚。抽取黄芪注射液4ml、当归注射液2ml，每穴注入2ml，1天1次，12次为1个疗程，每疗程间隔4天。2个疗程后，自觉症状消失，大便每天1~2次。肠镜复查：溃疡消失，肠黏膜恢复正常。随访6个月未见复发。[周丽莎，马骏．针灸名师临床笔记丛书．脾胃病证卷［M］．中国医药科技出版社，2008．]

便　秘

便秘是指大便秘结，排便周期或时间延长，或虽有便意但排便困难的病症。可见于多种急、慢性疾病中。西医学的功能性便秘、肠道易激综合征、直肠及肛门疾病所致便秘、药物性便秘、内分泌及代谢性疾病的便秘，以及肌力减退所致的便秘。

一、病因病机

病因：外感寒热之邪、内伤饮食情志、阴阳气血不足。

病机：肠腑壅塞或肠失温润，大肠传导不利。

病位：肠，与脾、胃、肺、肝、肾等功能失调均有关联。

病性：实证为主，兼有虚证。

二、辨证论治

表 8-21 便秘证型

证型		实证			虚证
		热秘	气秘	冷秘	虚秘
症状	主症	大便秘结，排便周期或时间延长			虽有便意但排便不畅，或数日不便但腹无所苦
	兼症	腹痛连及两胁，得矢气或便后则舒，嗳气频作或喜叹息		腹部拘急冷痛，拒按，手足不温	临厕努挣乏力，心悸气短，面色无华
	舌脉	苔薄腻，脉弦		苔白腻，脉弦紧或沉迟	舌质淡，脉细弱
治法	治则	疏调气机通便		通阳散寒通便	健运脾气通便
	取经	足阳明、足太阳、足厥阴经穴为主		足阳明、足太阳、任脉穴为主	任脉、足太阳经穴为主

三、穴位注射疗法

（一）实证

·········· 方 1 ··········

【药物组成】维生素 B_1 注射液，维生素 B_{12} 注射液，注射用水。

【取穴】曲池、天枢、上巨虚、大肠俞、支沟。

【用法】每穴 1ml，1 天 1 次，每日两穴，左右两穴交替，10 次为 1 个疗程。

【主治】热秘。

【出处】艾坤主编.《水针疗法》.中国医药科技出版社，2012.

方2

【药物组成】维生素 B_1 注射液。

【取穴】天枢，上巨虚。

【用法】每穴 1ml，1 天 1 次，每日两穴，左右两穴交替，10 次为 1 个疗程。

【主治】老年骨折术后便秘。

【出处】王丽春. 天枢、上巨虚穴位注射维生素 B_1 预防老年骨折术后便秘的研究及护理. 中国当代医药，2011，18（33）：123-124.

方3

【药物组成】维生素 B_1 注射液，维生素 B_{12} 注射液，注射用水。

【取穴】关元、天枢、上巨虚、大肠俞、支沟。

【用法】每次选穴 2~4 个，每穴注射 0.5~1ml，1 天 1 次，10 次为 1 个疗程。

【主治】冷秘。

【出处】艾坤主编.《水针疗法》. 中国医药科技出版社，2012.

方4

【药物组成】维生素 B_1 注射液，维生素 B_{12} 注射液，注射用水。

【取穴】天枢、上巨虚、大肠俞、支沟、太冲。

【用法】每次选穴 2~4 个，每穴注射 0.5~1ml，1 天 1 次，10 次为 1 个疗程。

【主治】气秘。

【出处】艾坤主编.《水针疗法》. 中国医药科技出版社,2012.

（二）虚证

············ 方1 ············

【药物组成】生脉注射液。

【取穴】天枢、上巨虚、大肠俞、支沟、足三里、气海。

【用法】每次选穴 2~4 个，每穴注射 0.5~1ml，1 天 1 次，10 次为 1 个疗程。

【主治】虚秘。

【出处】艾坤主编.《水针疗法》. 中国医药科技出版社,2012.

（三）其他便秘

············ 方1 ············

【药物组成】当归注射液，维生素 B_1 注射液，维生素 B_{12} 注射液。

【取穴】以病变椎体为中心上下各 3 对夹脊穴，双侧足三里，内关。

【用法】当归注射液 4ml 用于夹脊穴，另取维生素 B_1 注射液 100mg、维生素 B_{12} 注射液 1.0mg 混合分别用于足三里、内关，每穴 1ml，1 天 1 次，7 次为 1 个疗程。

【主治】胸腰椎骨折后腹胀便秘。

【出处】温萍，李旭方，李智，等. 穴位注射疗法治疗胸腰椎骨折后腹胀便秘疗效观察. 吉林中医药，2006，26（7）：38-39.

方2

【药物组成】维生素 B_6 注射液，维生素 B_1 注射液，生理盐水。

【取穴】天枢，上巨虚。

【用法】每穴 1ml，1 天 1 次，5 次为 1 个疗程。

【主治】老年性便秘。

【出处】余兰萍，程书桃. 穴位注射治疗老年性便秘 36 例. 中国当代医药，2009，16（18）：163.

四、注意事项

水针疗法对便秘有较好疗效。对于多次治疗无效的患者应查明病因，如为器质性疾病造成的需综合治疗。养成定时排便的习惯，多吃新鲜水果和蔬菜，适当体育锻炼，保持心情开阔。

五、医案医话

梅某，男，22 岁，住院患者。患者坠楼后 T_{11}、T_{12} 压缩性骨折，在外科接受治疗，近 2 天患者出现全腹胀满，疼痛，大便不通，呼吸受限，不能进食，伴胸腰部疼痛，四肢活动正常。查：全腹膨隆，叩诊呈鼓音，肠鸣音消失，T_{11}、T_{12} 棘突处压痛（+），叩击痛（+），外科予对症治疗无明显效果，请本科会诊。治疗选取 T_{11}、T_{12} 两侧夹脊穴注射当归注射液各 1ml，另取维生素 B_1 100mg，维生素 B_{12} 1.0mg 混合分别注射于足三里（双）、内关（双），每穴 1ml。治疗后患者自觉腹部略为舒适，约 4 小时后开始排气并排便，经 3 次治疗后患者症状完全消失，胃肠功能恢复正常。[温萍，李旭方，李智，等. 穴位注射疗法治疗胸腰椎骨折后腹胀便秘疗效观察 [J]. 吉林中医药，2006，26（7）：38-39.]

第四节　肝胆病症

胁　痛

胁痛是以一侧或两侧胁肋部疼痛为主要表现的病症。常见于西医学的急、慢性肝炎，肝硬化，肝癌和急、慢性胆囊炎，胆石症，胆道蛔虫症等肝胆病变以及肋间神经痛等。

一、病因病机

病因：实者因气滞、瘀血、湿热闭阻经脉，虚者因精血亏损经脉失养。

病机：实邪闭阻胁肋部经脉，不通则痛；精血不足，胁肋部经脉失养，不荣则通。

病位：肝胆，与脾、胃的病变有关。

病性：实证为主，兼有虚证。

二、中医辨证

表 8-22　胁痛证型

证型		实证			虚证
		肝气郁结	瘀血阻络	湿热蕴结	肝阴不足
症状	主症	一侧或两侧胁肋部疼痛			胁肋隐痛，绵绵不已，遇劳加重
	兼症	胀痛，走窜不定，疼痛每因情志变化而增减，胸闷，喜叹息，得嗳气或矢气则舒，纳呆食少，脘腹胀满	刺痛，固定不移，入夜尤甚	触痛明显，拒按，口干苦，胸闷，纳呆，厌食油腻，恶心呕吐，小便黄赤，或有黄疸	咽干口燥，头晕目眩，两目干涩

续　表

证型		实证			虚证
		肝气郁结	瘀血阻络	湿热蕴结	肝阴不足
症状	舌脉	苔薄白，脉弦	舌质紫暗，脉沉涩	舌苔黄腻，脉弦滑而数	舌红少苔，脉弦细或细数
治法	治则	疏肝理气	化瘀止痛	清热利湿	补益肝肾
	取经	足少阳、手少阳、足厥阴经穴为主	足少阳、手少阳、足太阳经、阿是穴为主	足少阳、手少阳、足阳明、足太阴经穴为主	足少阳、手少阳、足太阳经穴为主

三、穴位注射疗法

（一）实证胁痛

············ 方1 ············

【药物组成】654-2 注射液 10mg/ml。

【取穴】耳穴胆囊穴，外奇穴胆囊穴。

【用法】耳穴胆囊穴 0.1ml/ 次，外奇穴胆囊穴 0.5ml/ 次，30分钟后无效者，以同法在对侧胆囊穴直接推注 654-2 注射液 1ml。

【主治】肝气郁结型胁痛。

【出处】赵耀东，李德珍主编.《临床实用穴位注射疗法》. 甘肃文化出版社，2014，07.

············ 方2 ············

【药物组成】维生素 B_{12} 500μg/2ml。

【取穴】阳陵泉（双）。

【用法】1 天 1 次，5 天为 1 个疗程。

【主治】肝气郁结型胁痛。

【出处】赵耀东，李德珍主编.《临床实用穴位注射疗法》.甘肃文化出版社，2014，07.

········· 方 3 ·········

【药物组成】丹红注射液 10ml/ 支。

【取穴】胆俞、足三里、中脘及胆囊穴。

【用法】将 10ml 分别注射进穴位内，双侧穴位均注射，7 日 1 次，4 次为 1 个疗程，连续进行 3 个疗程。

【主治】瘀血阻络型胁痛。

【出处】张毅，梁建庆.分型论治结合穴位注射治疗慢性胆囊炎 80 例疗效观察.内蒙古中医药，2012，（04）：15-16.

········· 方 4 ·········

【药物组成】当归注射液 4ml。

【取穴】日月、足三里、阳陵泉。

【用法】日月穴注入 0.5ml，其余注射 1.5ml，每周 1 次，共注射 3~4 次。

【主治】瘀血阻络型胁痛。

【出处】徐新华.穴位注射配合中药治疗慢性胆囊炎并结石的疗效观察.蛇志，2011，（02）：178-179.

········· 方 5 ·········

【药物组成】维生素 B_{12} 注射液 0.5mg、阿米卡星注射液 0.2g、山莨菪碱注射液 10mg、盐酸利多卡因注射液 2ml。

【取穴】胆囊穴、阳陵泉、胆俞、肝俞、日月、期门。

【用法】每穴 1~2ml，每日注射 1 次，10 天为 1 个疗程，连续注射 2 个疗程，第 2 个疗程可隔天注射 1 次。

【主治】湿热蕴结型胁痛。

【出处】张存智，许建成．清热疏肝利胆汤配合穴位注射治疗急性胆囊炎 80 例．河南中医，2013，（12）：2178．

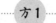

方 6

【药物组成】维生素 K_4 4mg、庆大霉素 8 万 U。

【取穴】胆囊穴、胆俞穴。

【用法】每次选取胆囊穴和胆俞穴各 1 个，左右任选。一般注射 1 次，未完全止痛者次日再注射 1 次。

【主治】湿热蕴结型胁痛。

【出处】张仲前，孙霞．穴位注射治疗胆囊炎胆绞痛疗效观察．中国针灸，2002，（05）：11-12．

（二）虚证胁痛

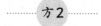

方 1

【药物组成】盐酸甲氧氯普胺注射液 10mg。

【取穴】太冲穴。

【用法】每穴 0.5mg，1 天 1 次，连续 3~10 天。

【主治】肝阴不足型胁痛。

【出处】陈竹．穴位注射治疗急性胆囊炎 50 例．中西医结合研究，2010，（04）：190-191．

方 2

【药物组成】胸腺肽注射液 60mg。

【取穴】足三里（双）。

【用法】2 日 1 次，3 个月为 1 个疗程。

【主治】肝阴不足型胁痛。

【出处】赵耀东，李德珍主编.《临床实用穴位注射疗法》. 甘肃文化出版社，2014，07.

（三）其他胁痛

········· 方1 ·········

【药物组成】10%葡萄糖注射液10ml或加维生素B_{12}注射液0.1mg。

【取穴】疼痛部位的夹脊穴。

【用法】每穴注射0.5ml。

【主治】肋间神经痛。

【出处】刘婷总主编.《中医临床辨证论治精粹》. 西安交通大学出版社，2014，07.

········· 方2 ·········

【药物组成】柴胡注射液1ml、黄芪注射液1ml、丹参注射液1ml。

【取穴】曲池、足三里、三阴交。

【用法】派罗欣注射后5小时，1周后于对侧曲池、足三里、三阴穴重复上述操作。

【主治】慢性乙型肝炎。

【出处】陈洁真，池晓玲，吴树铎，田广俊，蒋俊民，谢玉宝，蔡高术.中药穴位注射联合聚乙二醇干扰素a-2a治疗慢性乙型肝炎的临床研究. 中华中医药学刊，2014，（08）：1965-1967.

········· 方3 ·········

【药物组成】苦参素注射液。

【取穴】足三里（双）。

【用法】每穴 1ml，每周 3 次，10 次为 1 个疗程，休息 3~5 天进行下一个疗程。

【主治】慢性乙型肝炎肝纤维化。

【出处】金建军，徐亚莉，郑昱，薛有平. 苦参素注射液足三里穴位注射对慢性乙型肝炎肝纤维化患者肝功能的影响. 中国中医药信息杂志，2011，（06）: 13-15.

·········· 方4 ··········

【药物组成】抗 –HB–IRNA 2mg 用注射用水 1ml 溶解，与患者自体静脉血 3ml 混合。

【取穴】足三里（双）、手三里（双）、阳陵泉（双）、曲池（双）、丰隆（双）。

【用法】每周 2 次，每隔 2 天 1 次。

【主治】慢性乙型肝炎。

【出处】李烨，王新华，卢梅生，赖洪康，劳绍祥，张耀辉. 混血穴位注射疗法治疗慢性乙型肝炎 54 例. 中西医结合肝病杂志，2003，（04）: 200-201.

四、注意事项

水针疗法对胁痛有较好疗效，但须明确诊断，尤其对于急性胁痛，必要时采取综合治疗措施。饮食宜清淡，多吃蔬菜水果，保持情绪稳定、心情开阔。

五、医案医话

张某，男，34 岁，干部。病史：5 年前患传染性肝炎，1 年前又患肝硬化，经多方治疗无效，精神压力很大，已无信心治疗，现身倦乏力，纳少偏食，两胁不适，腹胀大便不调。

体格检查：肝于右锁骨中线肋下 3.5cm，剑突下 4.5cm，质
韧，边锐，压痛（+），脾可触及边缘。化验：肝功：TTT14U，
ETT18U，CCF（+），碘反应（+），高田反映（++）。诊断为肝
硬化。使用针刺加穴位注射法治疗，取穴为肝俞、脾俞、魂
门、中脘、章门、阳陵泉、足三里、三阴交。应用针灸及穴位
封闭疗法。穴位皮肤常规消毒，采取单刺手法，不留针，捻针
刺入，以得气为度。如自觉症状明显，得气后留针并加用温针
灸 15~20 分钟。用注射器抽取维生素 B$_{12}$1ml，取肝俞穴将注
射针头刺入穴内，然后轻轻捻动针管，待有胀麻感，即徐徐将
药注入，左右两侧每日轮流封闭。针灸疗法与穴位封闭，均以
20 次为 1 个疗程，1 日或隔日 1 次，根据体质与具体情况，1
个疗程后休息 1~2 周，再进行下一个疗程。经用本法治疗一个
疗程，肝于右锁骨中线肋下触及 1.5~2.0cm，质软，压痛（+）。
共治 7 个疗程后，查：肝于平静呼吸时触不到，吸气时仅可触
及边缘，质软，无压痛，无明显自觉症状，肝功正常。现已上
班数日。［姜淑明，等．哈尔滨中医，1964，（1）］

黄 疸

黄疸是指因胆汁外溢而致目黄、身黄、小便发黄，其中尤
其以目黄为确定黄疸的主要依据。

一、病因病机

病因：感受疫毒湿热之邪、饮食所伤、肝胆湿热、脾胃
虚弱。

病机：湿邪阻滞，胆液不循常道外溢而发黄。

病位：肝胆，与脾、胃有关。

病性：实证虚证并见。

二、中医辨证

表 8-23 黄疸证型

证型		阴黄	阳黄
症状	主症	目黄、身黄、小便黄	
	兼症	黄色晦暗，神疲乏力，纳呆便溏	黄色鲜明，口干，发热，小便黄赤，大便秘结
	舌脉	舌淡、苔腻，脉沉细或濡缓	苔黄腻，脉滑数
治法	治则	温中化湿	清热利湿
	取经	足少阳、足阳明、足太阳经穴为主	足少阳，足太阳、足厥阴经穴为主

三、穴位注射疗法

（一）阴黄证

方1

【药物组成】丹参酮Ⅱ A 注射液。

【取穴】肝俞，期门，足三里（双），三阴交（双）。

【用法】每穴注射 1ml，肝俞和期门每次任选一穴，隔日 1 次，共治疗 3 个月。

【主治】慢性肝炎（阴黄）。

【出处】江一平，刘翔，熊雯雯，等．丹参酮Ⅱ A 穴位注射治疗慢性肝炎肝纤维化 40 例临床疗效观察．实用中西医结合临床，2007，7（1）：13-14．

方2

【药物组成】黄芪注射液。

【取穴】足三里，阳陵泉，肝俞，脾俞。

【用法】选取足三里，阳陵泉，肝俞，脾俞，1 天 1 次，每次选取单侧穴位注射 1~2ml，左侧和右侧交替注射。

【主治】慢性肝炎（阴黄）。

【出处】王博，谢俊，吴松．黄芪注射液穴位注射治疗慢性病毒性乙型肝炎临床观察．湖北中医杂志，2011，77（11）：15-16．

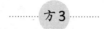

方 3

【药物组成】甲肝疫苗。

【取穴】大椎穴，足三里。

【用法】每次甲肝疫苗 3ml，每隔 15 天注射 1 次，连续 4个月两穴交替使用。

【主治】慢性肝炎（阴黄）。

【出处】张桂芹．甲肝疫苗穴位注射治疗慢性乙型肝炎疗效研究．辽宁中医药大学学报，2008，10（2）：120．

方 4

【药物组成】干扰素针剂。

【取穴】足三里（双）。

【用法】a- 干扰素针剂 2 万 U，用 2ml 注射用水将药稀释溶解，每周注射 3 次，连续 3 个月两穴交替使用。

【主治】慢性肝炎（阴黄）。

【出处】楼孝惠．小剂量干扰素足三里穴位注射治疗乙型肝炎 11 例．中西医结合肝病杂志，1994，4（1）：47，20．

（二）阳黄证

方 1

【药物组成】苦参素注射液。

【取穴】足三里。

【用法】苦参素注射液 0.2g，足三里穴位注射，1 天 1 次，3 个月为 1 个疗程。

【主治】慢性肝炎（阳黄）。

【出处】吴永斌，王修锋.苦参素穴位注射治疗慢性乙型肝炎 30 例.陕西中医，2012，33（1）：12-14.

············ 方 2 ············

【药物组成】茵栀黄注射液。

【取穴】足三里。

【用法】茵栀黄注射液 1ml 足三里穴位注射，1 天 1 次，疗程为 1 个月。

【主治】慢性肝炎（阳黄）。

【出处】钱静娟，刘霞英.足三里穴位注射茵栀黄治疗慢性肝炎的疗效观察及护理.现代护理，2005，11（8）：630-631.

············ 方 3 ············

【药物组成】复方丹参液。

【取穴】肝俞、阴陵泉、太冲、足三里。

【用法】每穴注射 1ml，每周 3 次，左右交替。

【主治】慢性肝炎（阳黄）。

【出处】张伟萍，杨亚平.穴位注射复方丹参液治疗急性黄疸型肝炎 60 例.中国民间疗法，2000，（11）：20-21.

············ 方 4 ············

【药物组成】川芎嗪注射液。

【取穴】足三里。

【用法】川芎嗪 1ml（16mg）足三里穴位注射，1 天 1 次，两侧交替，15 天为 1 个疗程，共治 1 个疗程，同时予以肝炎灵或甘利欣保肝降酶治疗。

【主治】慢性肝炎（阳黄）。

【出处】陈凯红，钱江，杨美蓉. 川芎嗪穴位注射治疗黄疸性肝炎 32 例的初步观察. 现代中医药，2004，（05）：10.

（三）其他

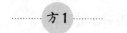

【药物组成】地塞米松。

【取穴】足三里。

【用法】开始剂量为 5mg，1 天 1 次，有效病例显效后减为隔日 1 次或每 3~4 天 1 次。

【主治】慢性乙型肝炎。

【出处】张敏，韩丹，蔡霞. 葛根素加地塞米松足三里穴位注射治疗肝炎重度黄疸的研究. 现代中西医结合杂志，2006，（22）：3034-3035.

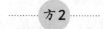

【药物组成】654-2 注射液。

【取穴】肝俞、脾俞、足三里。

【用法】每穴注射 654-2 注射液 10mg，双侧隔天交替注射，15 天为 1 个疗程，治疗 2 个疗程。

【主治】慢性乙型肝炎。

【出处】赵耀东，李德珍主编.《临床实用穴位注射疗法》. 甘肃文化出版社，2014，07.

四、注意事项

穴位注射治疗黄疸效果较好，尤其对于急性黄疸，能有效地控制症状，一般采取综合治疗措施。对于黄疸患者应加强隔离，以防传染。平时注意饮食起居的规律，保持良好的心态。

五、医案医话

王某，女，19岁，1998年5月就诊。主诉：纳差、呕恶、腹泻7日。曾在当地卫生所诊为急性胃肠炎，给予静脉滴注庆大霉素治疗3日，无效。入院时纳差、呕恶、腹胀、肝区痛、大便溏、小便黄赤。查全身皮肤巩膜黄染，肝区压痛明显，肝功示：谷丙转氨酶1067U/L，谷草转氨酶85U/L，碱性磷酸酶290U/L。入院诊断：急性黄疸型肝炎。治疗：穴位注射。取主穴三阴交、肝俞，配穴取内关、足三里、阴陵泉、期门，注射清开灵液，每次选取主穴加2个配穴。经治疗3次后，纳差、呕恶症状明显减轻，大便正常。继续治疗1周后，黄疸消退、肝区痛消失。查肝功：谷丙转氨酶227U/L，谷草转氨酶169U/L，碱性磷酸酶180U/L，间接胆红素20μmol/L。3周后复查肝功能，所有指标均正常出院。［巩昌镇，陈少宗，李君，李金龙.《阴陵泉穴》.中国医药科技出版社，2012.］

脂　肪　肝

脂肪肝是指由于各种原因引起的肝细胞内脂肪堆积过多的病变。轻度脂肪肝多无临床症状，仅有疲乏感。中、重度脂肪肝有类似慢性肝炎的表现，可有食欲不振、疲倦乏力、恶心、呕吐、肝区或右上腹隐痛等。

一、病因病机

病因：饮食不节、过食肥甘厚味、酗酒无度。

病机：脾胃失司、肝胆不和、湿热痰阻、气滞血瘀。

病位：肝胆，与脾、胃的病变有关。

病性：实证为主，兼有虚证。

二、中医辨证

表 8-24　脂肪肝证型

证型		实证				虚证	
		肝气郁结	瘀血阻络	湿热蕴结	痰湿内阻	气血亏虚	肝肾阴虚
主症		胁肋胀痛				胁肋隐痛	
症状	兼症	嗳气，脘腹胀满食少。妇女见两乳胀痛，月经不调，闭经等	胁下刺痛，痛处固定，肝区疼痛拒按，面颈部可见赤丝血缕	口干且苦，尿黄，大便不调，或有黄疸，心烦易怒	痰多咳嗽，胸部满闷，脘腹胀满，恶心欲吐	面目虚浮，气短乏力，饮食减少，便溏	头晕耳鸣，腰酸乏力，手足心热，口干，体瘦
	舌脉	舌淡，苔白，脉弦	舌质暗，边有瘀斑、瘀点，脉细涩	舌苔黄腻，脉弦或滑数	舌质淡，苔白，脉弦滑	舌淡，脉细弱	舌红，脉细数
治法	治则	疏肝理气	化瘀止痛	清热利湿	化痰祛湿	益气养血	滋养肝肾
	取经	足少阳、手少阳、足厥阴经穴为主	足少阳、手少阳、足太阳经、阿是穴为主	足少阳、手少阳、足阳明、足太阴经穴为主	足少阳、足太阴、足厥阴经穴为主	足少阳、足太阴、足阳明经穴为主	足少阳、足少阴、足厥阴经穴为主

三、穴位注射疗法

（一）实证

·········方1·········

【药物组成】当归注射液。

【取穴】期门、章门、足三里。

【用法】每穴注射0.5~1ml，每周1次，连续4次为1个疗程。

【主治】肝气郁结型。

【出处】王明三、王长民主编.疑难病症中医辨证与综合治疗.山东大学出版社，1994.

··········· 方2 ···········

【药物组成】复方丹参注射液。

【取穴】内关、三阴交、足三里、太冲。

【用法】单侧穴位，每穴1ml，1天1次，双侧交替，15天为1个疗程，中间可间歇3~4天，后继续下一个疗程。

【主治】瘀血型。

【出处】杨光升，司桂芬.穴位注射配自拟中药治疗脂肪肝50例.黑龙江中医药，1998，（03）：39-40.

··········· 方3 ···········

【药物组成】维生素B_1注射液。

【取穴】足三里。

【用法】每侧穴位注射0.5ml，1个月为1个疗程。配合化痰散瘀的中药进行穴位敷贴。

【主治】痰瘀型。

【出处】陈枝俏，谢燕萍，许娇等.穴位注射联合贴敷治疗痰瘀型非酒精性脂肪肝.吉林中医药，2016，36（4）：419-421.

··········· 方1 ···········

【药物组成】复方丹参注射液、盐酸川芎嗪注射液、板蓝根注射液各2ml混合组成。

【取穴】肝俞、胆俞、脾俞、胃俞、足三里、三阴交、阳陵泉。

【用法】每次酌情选 4~6 个穴位，每穴注射 1ml，每周 2 次，双侧轮流注射，4 个月为 1 个疗程。

【主治】湿热型。

【出处】陈宝宏，陈闽，徐海虹等．清脂肝三联针穴位注射治疗中、重度酒精性脂肪肝的临床观察．海军医学杂志，2004，25（1）：31-33．

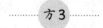

方3

【药物组成】凯西莱注射液。

【取穴】足三里、丰隆穴（单侧）。

【用法】每穴每次注射凯西莱注射液 1.5ml，左右侧穴间次轮换，每周 3 次，3 个月为 1 个疗程。

【主治】痰湿型。

【出处】曾志华，曾明慧，陈康，黄思琴．穴位注射对非酒精性脂肪肝胰岛素抵抗的影响．重庆医学，2012，41（33）：3481-3485．

（二）虚证

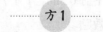

方1

【药物组成】凯西莱注射液。

【取穴】足三里。

【用法】患者有酸胀感。每次注射 2ml，1 周 3 次，疗程 3 个月。

【主治】气血亏虚型脂肪肝。

【出处】金建军，徐亚莉，郑昱．穴位注射对非酒精性脂肪肝血脂代谢及肝功能的影响．中国针灸，2006，02：100-102．

·········· 方 2 ··········

【药物组成】硫普罗宁。

【取穴】丰隆、足三里、三阴交、复溜。

【用法】每次每穴注射 1ml，每周 3 次，连续治疗 3 个月。

【主治】肝肾阴虚型脂肪肝。

【出处】陈普艳，姜锦林，杨强等. 中药联合穴位注射治疗肥胖性脂肪肝 52 例. 中国中医药现代远程教育，2014，12（8）：78-81.

四、注意事项

水针疗法对脂肪肝有一定疗效，但须明确诊断，可配合其他，采取综合治疗措施。饮食宜清淡，多吃蔬菜水果，保持情绪稳定、心情开阔。

五、医案医话

陈某，男，47 岁，干部。因纳差伴恶心，腹胀 2 个月于 1996 年 2 月 15 日至我院就诊。患者身体肥胖，素有高血压病史 3 年。2 个月前酒后渐感腹胀不适，纳食减少，伴见恶心、四肢乏力，初以胃病，于家中自服多潘立酮，药后惟恶心、纳差有减，诸症如前，故到我院就诊。经做钡餐透视未见异常，查血脂示：总胆固醇（Tch）7.5mmol/L，甘油之酯（TG）4.2mmol/L，B 超示中度脂肪肝，肝功示谷丙转氨酶 65U，诊断即明确。遂予以复方丹参穴位注射，取穴：内关、三阴交、足三里、太冲，以 5ml 注射器及 6 号针头，抽取复方丹参注射液 4ml，取单侧穴位，常规消毒后，垂直方向进针，并上下提插，待局部有得气感且回抽无血后，快速推注药物每穴各 1ml，1 天

1 次，双侧交替，15 天为 1 个疗程，中间可间歇 3~4 天，后继续下一个疗程。配以消脂疏肝汤加减：柴胡 15g，白芍 12g，陈皮 10g，枳壳 10g，川芎 12g，香附 12g，白术 12g，茯苓 9g，砂仁（后下）9g，党参 12g，黄芪 15g，山楂 30g，熟大黄 6g，半夏 9g，炙甘草 6g，水煎服，日 1 剂。如此 1 个疗程后，患者纳食转佳、恶心、乏力、腹胀明显减轻，去参芪、砂仁，加制首乌 15g，穴位注射如前，4 个疗程后复查血脂、肝功已正常，B 超示轻度脂肪肝，嘱其继续治 2 个疗程，复查 B 超已正常，1 年后随访未见复发。[杜少辉，刘建青，罗和古等．内科医案（上册），中国医药科技出版社，2005．]

甲状腺功能亢进症

甲亢是指甲状腺腺体本身产生甲状腺激素过多而引起的甲状腺毒症，表现为怕热多汗，急躁易怒，体重下降等症状群，弥漫性甲状腺肿，Graves 眼病，胫前黏液性水肿的临床综合征。根据临床上以急躁兴奋，多食消瘦，怕热多汗，目突颈肿为其特点，属于中医"瘿瘤"等病的范畴。

一、病因病机

病因：情志内伤、饮食及水土失宜、体质因素。

病机：气滞、痰凝、血瘀壅结颈前是瘿病的基本病机，初期多为气机郁滞，津凝痰聚，痰气搏结颈前所致，日久引起血脉瘀阻，气、痰、瘀三者合而为患。

病位：病变部位主要在肝脾，与心有关。

病性：以实证居多，久病由实致虚，可见气虚、阴虚等虚候或虚实夹杂之候。

二、辨证论治

表 8-41 甲状腺功能亢进症证型

证型		气郁痰阻	痰结血瘀	肝火旺盛	心肝阴虚
症状	主症	颈前喉结两旁结块肿大，质软不痛	颈前喉结两旁结块肿大，按之较硬或有结节，肿块经久未消	颈前喉结两旁轻度或中度肿大，一般柔软光滑	颈前喉结两旁结块或大或小，质软
	兼症	颈部觉胀，胸闷，喜太息，或兼胸胁窜痛，病情常随情志波动	胸闷，纳差	烦躁，容易出汗，性情急躁易怒，眼球突出，手指颤抖，面部烘热	病起较缓，心悸不宁，心烦少寐，易出汗，手指颤动，眼干，目眩，倦怠乏力
	舌脉	苔薄白，脉弦	舌质暗或紫，苔薄白或白腻，脉弦或涩	口苦，舌质红，苔薄黄，脉弦数	舌质红，苔少或无苔，舌体颤动，脉弦细数
治法	治则	理气舒郁，化痰消瘿	理气活血，化痰消瘿	清肝泄火，消瘿散结	滋阴降火，宁心柔肝
	取经	足阳明胃经、足厥阴肝经	足太阴脾经、足阳明胃	足厥阴肝经为主	手少阴心经、足厥阴肝经

三、穴位注射疗法

·········· 方 1 ··········

【药物组成】地塞米松 2mg。

【取穴】阿是穴。

【用法】地塞米松 2mg，垂直进针至甲状腺中心。1 周 2 次，治疗 2 天。

【主治】甲状腺功能亢进症。

【出处】凌利霞. 小剂量地塞米松甲状腺局部注射加抗甲状腺药物治疗甲状腺功能亢进症 120 例. 人民军医 1989，（1）：32.

··········· 方 2 ···········

【药物组成】透明质酸酶 1500U，加醋酸氢化可的松 25mg。

【取穴】上天柱穴（天柱穴上 5 分）。

【用法】隔日 1 次，10 次为 1 个疗程，停 10 天可作第 2 疗程，一般 1~3 个疗程。

【主治】甲状腺功能亢进症并有突眼症。

【出处】朱慧宝．穴位注射治疗内分泌性突眼 50 例临床观察．中国针灸 1987，（3）：7.

··········· 方 3 ···········

【药物组成】灭菌注射用水 5ml。

【取穴】双侧太冲穴。

【用法】每穴注射 2.5ml，每隔 3 日注射 1 次。

【主治】甲状腺功能亢进症。

··········· 方 4 ···········

【药物组成】鲜鸡血 0.2ml。

【取穴】肝俞。

【用法】每穴注射 0.1ml，隔日 1 次，5 次为 1 个疗程。

【主治】甲状腺功能亢进症。

四、注意事项

由于甲亢治疗疗程长，抗甲状腺药物不良反应大，并且病情易反复。近年来随着中医外治法的广泛应用，已有不少报道采用穴位注射或局部注射方法治疗甲亢。同时加服抗甲状腺药物，其疗程及疗效均优于单独口服抗甲状腺药物者。

第五节 肾膀胱病症

水 肿

水肿是指多种原因导致体内水液潴留，泛溢肌肤而引起的以头面、眼睑、四肢、腹背，甚至全身浮肿为临床特征的一类病症。水肿是全身气化功能障碍的一种表现，与肺、脾、肾、三焦各脏腑密切相关。依据症状表现不同而分为阳水、阴水二类。西医指过多的体液在组织间隙或体腔中积聚称为水肿，常见于肾炎、肺心病、肝硬化、营养障碍及内分泌失调等疾病。

一、病因病机

病因：风邪袭表：风邪为百病之长，易袭阳位，或由口鼻入侵，壅结咽喉，内蕴于肺，或由皮毛肌腠犯肺导致水肿。疮毒内犯：痈疽疮疡、丹毒未能及时治愈，内归脾肺，形成水肿。外感水湿：久居湿地，或冒雨涉水，水湿内侵，内困于脾，或水湿与风邪并受，更易形成本病。饮食劳倦：伤及脾胃饮食失调，或劳倦过度，或久病伤脾，脾气受损，运化失司，水液代谢失常，引起水液潴留体内，泛滥肌肤，而成水肿。禀赋不足：先天薄弱，精气不足为水肿发病的体质基础。

病机：风邪袭表：肺失宣降，水道不利，则风水相搏。疮毒内犯：归于脾肺，水湿不运，则湿毒相合。外感水湿：困遏脾阳，水湿内生，则外湿与内湿相合。饮食劳倦：损伤脾肾，气化开阖不利，则水液内停。禀赋不足：精气不足，易受外邪，致肺脾肾功能失职，亦发水肿。

　　病位：病变脏腑分情况有所不同，可在肺、脾、肾、心。

　　病性：阳水为实，阴水为虚，虚实在一定条件下可以相互转化。

二、辨证论治

　　中医学从风邪、疮毒、水湿、饮食劳倦、禀赋不足等方面分析。西医学认为引起水肿的原因可分为：血浆胶体渗透压降低；毛细血管内流体静力压升高；毛细血管壁通透性增高；淋巴液回流受阻。根据水肿波及的范围分为全身性水肿和局部水肿；根据水肿有无凹陷可分为凹陷性水肿和非凹陷水肿；按水肿皮肤特点可分为显性水肿和隐性水肿；根据水肿发生原因分为心性水肿、肾性水肿、肝性水肿、炎性水肿、营养不良性水肿、淋巴性水肿、特发性水肿等。

表 8-25　水肿证型

证型		阳水				阴水		
		风水相搏	湿毒侵袭	水湿浸渍	湿热壅盛	脾阳虚衰	肾阳衰微	瘀水互结
症状	主症	浮肿起于眼睑，继则四肢及全身皆肿，甚者眼睑浮肿，眼合不能开，来势迅速	身发疮痍，甚则溃烂，或咽喉红肿，或乳蛾肿大疼痛，继则眼睑浮肿，延及全身	全身水肿，按之没指	遍体浮肿，皮肤绷急光亮	身肿，腰以下为甚，按之凹陷不易恢复	面浮身肿，腰以下为甚，按之凹陷不起	水肿延久不退，肿势轻重不一，以下肢浮肿为主
	兼症	多有恶寒发热，肢节酸痛，小便短少等症	小便不利，恶风发热	小便短少，身体困重，胸闷腹胀，纳差，泛恶	胸脘痞闷，烦热口渴，或口苦口黏，小便短赤，或大便干结	脘腹胀闷，纳减便溏，食少，面色不华，神倦肢冷，小便短少	心悸，气促，腰部冷痛酸重，尿量减少，四肢厥冷，怯寒神疲，面色㿠白或灰滞	皮肤瘀斑，腰部刺痛，或伴血尿

续　表

证型		阳水				阴水		
		风水相搏	湿毒侵袭	水湿浸淫	湿热壅盛	脾阳虚衰	肾阳衰微	瘀水互结
症状	舌脉	舌苔薄白，脉浮滑或浮紧	舌质红，苔薄黄，脉浮数或滑数	苔白腻，脉沉缓	舌红，苔黄腻，脉滑数或沉数	舌质淡，苔白腻或白滑，脉沉缓或沉弱	舌质淡胖，苔白，脉沉细或沉迟无力	舌紫暗苔白，脉沉细涩
治疗	治则	疏风清热，宣肺行水	宣肺解毒、利湿消肿	健脾化湿，通阳利水	分利湿热	温阳健脾利水	温肾助阳，化气行水	活血化瘀，化气行水
	取经	手太阴、手足阳明、足太阳经穴为主				足太阴、足阳明、足太阳经穴为主		

三、穴位注射疗法

方1

【药物组成】维生素 B_1 注射液 100mg，维生素 B_{12} 注射液 500μg，徐长卿注射液 5~10ml。

【取穴】肺俞、风门、列缺、合谷。

【用法】每次选穴 2~4 个，每穴注射 0.5~1ml，1 天 1 次或隔日 1 次，10 次为 1 个疗程。

【主治】阳水。

【出处】艾坤主编.《水针疗法》. 中国医药科技出版社，2012.

方2

【药物组成】黄芪注射液 10ml，丹参注射液 10ml。

【取穴】肾俞、足三里、脾俞、阴陵泉（双侧）

【用法】两组穴位及两种药物均作交替使用，每穴每次注射药物 2ml，隔日 1 次，20 次为 1 个疗程，1 个疗程结束停 5 天再进入第 2 个疗程。

【主治】阴水。

【出处】薛红良，卞晓芳，孙正伟. 辨证分型中药穴位注射对慢性肾炎中医证候的影响. 长春中医药大学学报，2008，05：505-506.

四、注意事项

穴位注射治疗水肿有较好的效果，有的可以立即缓解水肿程度。对多次治疗不效或逐渐较重的水肿，要查明病因并积极治疗，迁延不愈会影响心、肝方面等重症。水肿患者少摄入盐，水肿严重患者应限盐，注意清淡饮食，不得久站久坐；若是因营养不足引起的水肿，应摄入富含蛋白质清淡易消化的饮食；避免使用肾毒性药物。同时也注意记录每日出入量。

五、医案分析

杨某某，男，52 岁。患者于 4 年前开始出现四肢关节肿痛，以后逐渐加重，曾经乡、区、县医院治疗，病情无明显好转，到本院内科确诊为"类风湿关节炎"，转入我科治疗。症见：四肢手指、脚趾关节红肿如胡萝卜，皮色光亮似破裂状，上肢肿势漫延到肘关节，下肢肿至膝关节，活动困难，面色青紫，伴形寒肢冷，心悸短气，身倦懒言。自述一身疼痛，犹如棒击，难于转侧。舌淡白，脉沉细，证属脾虚湿困，运化无权，治疗用 10% 葡萄糖水加维生素 B_1、B_{12} 穴位注射足三里（双侧），每穴 2ml，一次肿势即大减。同时配合艾灸治疗，隔日注射 1 次，6 次后水肿完全消失。[文利. 穴位注射足三里治疗四肢水肿 [J]. 四川中医，1989，05：51.]

淋 证

淋证是以小便频数、淋沥涩痛、小腹拘急引痛为主症的疾病。主要因饮食劳倦、湿热侵袭、情志失调、禀赋不足而致的以湿热蕴结于下焦，肾与膀胱气化失司为主要病机。类似西医中的尿路结石、急慢性尿路感染、急慢性前列腺炎、泌尿道结核、化学性膀胱炎、乳糜尿、尿道综合征等病。凡具有淋证特征者，均可参见本节内容辨证论治。

一、病因病机

病因：外感湿热：因下阴不洁，秽浊之邪从下侵入机体，上犯膀胱，或由小肠邪热、心经火热、下肢丹毒等他脏外感之热邪传入膀胱，发为淋证。饮食不节：多食辛热肥甘，或嗜酒太过，脾胃运化失常，积湿生热。下注膀胱，发为淋证。情志失调：情志不遂，肝气郁结，膀胱气滞，或气郁化火，气火郁于膀胱，导致淋证。劳伤、体虚：劳伤过度，房事不节，多产多育，年老体虚或久淋不愈，耗伤正气，或妊娠、产后脾肾气虚，膀胱容易感受外邪致膀胱气化不利。

病机：湿热蕴于下焦，膀胱气化不利。湿热客于下焦，膀胱气化不利，小便灼热刺痛，发为热淋；膀胱湿热，灼伤血络，迫血妄行，发为血淋；湿热久蕴，熬尿成石，发为石淋；湿热蕴结日久，阻滞静脉，脂液不循常道，小便浑浊，发为膏淋；肝失疏邪，气火郁于膀胱，发为气淋；久淋不愈，湿热留恋膀胱，由腑及脏，继而由肾及脾，脾肾受损，正虚邪恋，发为劳淋。

病位：肾与膀胱。

病性：有实、有虚，且多见虚实夹杂之证。初起湿热为患，多属实证；淋久湿热伤正，每致脾肾两虚，由实转虚。如邪气未尽，正气渐伤，或虚体受邪，则成虚实夹杂之证。

二、辨证论治

中医学将淋证分为热淋、石淋、气淋、血淋、膏淋、劳淋，淋证虽有六淋之分，但各淋之间存在一定的联系，辨证时首辨淋证类别，再审证候虚实，三别标本缓急。

三、穴位注射疗法

（一）热淋

【药物组成】维生素 B_1 注射液 100mg，维生素 B_{12} 注射液 500μg，50% 葡萄糖注射液，硫酸庆大霉素注射液 8 万 U 或高敏抗生素，鱼腥草注射液。

【取穴】中极、三阴交、膀胱俞、阴陵泉、行间。

【用法】每次选穴 2~4 个，每穴注射 0.5~1ml，1 天 1 次，10 次为 1 个疗程。

【主治】热淋。

【出处】艾坤主编.《水针疗法》. 中国医药科技出版社，2012.

（二）石淋

【药物组成】维生素 B_1 注射液 100mg，维生素 B_{12} 注射液 500μg，50% 葡萄糖注射液，硫酸庆大霉素注射液 8 万 U 或高敏抗生素。

【取穴】中极、三阴交、膀胱俞、阴陵泉、委阳、水道、次髎。

【用法】每次选穴 2~4 个，每穴注射 0.5~1ml，1 天 1 次，10 次为 1 个疗程。

表 8-26 淋证证型

证型		热淋	石淋	血淋	气淋	膏淋	劳淋
症状	主症	小便频急短涩，尿道灼热刺痛，尿色黄赤	尿中时夹砂石，小便艰涩，或排尿时突然中断，尿道窘迫疼痛	实证小便频急，热涩刺痛，尿色深红；虚证表现为尿色淡红，尿痛涩痛不明显	实证表现为小便涩痛，淋沥不宜；虚证表现为尿时涩滞，尿有余沥	实证表现为小便浑浊如米泔水，置之沉淀如絮状，上有浮油如脂，或夹有凝块，或混有血液，尿道热涩疼痛；虚证表现为淋病久不已，反复发作，淋出如脂，小便涩痛反见减轻	小便不甚赤涩，但淋沥不已，时作时止，遇劳即发
	兼症	少腹拘急胀痛，或有寒热，口苦，呕恶，或腰痛拒按，或有大便秘结	少腹拘急难忍，腰腹绞痛难以引少腹，一侧腰腹绞痛发，任在窜痛，甚至连及外阴，尿中带血	实证或夹有血块，疼痛满急加剧；虚证腰酸膝软，神疲乏力	实证小腹胀满疼痛；虚证小腹坠胀，面白不华	实证形体日渐消瘦，腰酸膝软	腰酸膝软，神疲乏力
	舌脉	苔黄腻，脉滑数	舌红苔薄黄，脉弦或带数	实证舌尖红，苔黄，脉滑数；虚证舌淡红，脉细数	实证苔薄白，脉多沉弦；虚证舌质淡，脉虚弱无力	实证舌红，苔黄腻，脉濡数；虚证舌淡，苔腻，脉细弱无力	舌质淡，脉细弱
治疗	治则	清热解毒，利湿通淋	清热利尿，通淋排石	实证宜清热通淋，凉血止血，虚证宜滋阴清热，补虚止血	实证宜利气疏导，虚证宜补中益气	实证宜清热利湿，分清泄浊；虚证宜补虚固涩	健脾益肾
	取经	足太阳、足厥阴经穴为主					

【主治】石淋。

【出处】艾坤主编.《水针疗法》.中国医药科技出版社，2012.

（三）气淋

【药物组成】维生素 B_1 注射液 100mg，维生素 B_{12} 注射液 500μg，50% 葡萄糖注射液，硫酸庆大霉素注射液 8 万 U 或高敏抗生素。

【取穴】中极、三阴交、膀胱俞、阴陵泉、肝俞、太冲。

【用法】每次选穴 2~4 个，每穴注射 0.5~1ml，1 天 1 次，10 次为 1 个疗程。

【主治】气淋。

【出处】艾坤主编.《水针疗法》.中国医药科技出版社，2012.

（四）血淋

【药物组成】维生素 B_1 注射液 100mg，维生素 B_{12} 注射液 500μg，50% 葡萄糖注射液，硫酸庆大霉素注射液 8 万 U 或高敏抗生素。

【取穴】中极、三阴交、膀胱俞、阴陵泉、膈俞、血海。

【用法】每次选穴 2~4 个，每穴注射 0.5~1ml，1 天 1 次，10 次为 1 个疗程。

【主治】血淋。

【出处】艾坤主编.《水针疗法》.中国医药科技出版社，2012.

（五）膏淋

【药物组成】维生素 B_1 注射液 100mg，维生素 B_{12} 注射液

500μg，50% 葡萄糖注射液，硫酸庆大霉素注射液 8 万 U 或高敏抗生素。

【取穴】中极、三阴交、膀胱俞、阴陵泉、足三里、气海。

【用法】每次选穴 2~4 个，每穴注射 0.5~1ml，1 天 1 次，10 次为 1 个疗程。

【主治】膏淋。

【出处】艾坤主编.《水针疗法》. 中国医药科技出版社，2012.

（六）劳淋

【药物组成】维生素 B_1 注射液 100mg，维生素 B_{12} 注射液 500μg，50% 葡萄糖注射液，硫酸庆大霉素注射液 8 万 U 或高敏抗生素，生脉注射液。

【取穴】中极、三阴交、膀胱俞、阴陵泉、脾俞、肾俞、关元、足三里。

【用法】每次选穴 2~4 个，每穴注射 0.5~1ml，1 天 1 次，10 次为 1 个疗程。

【主治】劳淋。

【出处】艾坤主编.《水针疗法》. 中国医药科技出版社，2012.

四、注意事项

穴位注射治疗淋证有较好疗效，如并发严重感染或肾功能受损，应采用综合治疗措施。养成良好的起居习惯，保持心情舒畅，饮食清淡，增强体质，避免纵欲过度，消除各种外邪入侵和湿热内生的有关因素，不忍尿，每 2~3 小时排尿 1 次，房事后即行排尿，不过食肥甘，不纵欲过劳，注意外阴清洁，妇女在月经期、妊娠期，产后更应注意外阴卫生，以免虚体受邪。积极治疗消渴、痨瘵等疾患，避免不必要的导尿及泌尿道器械操作，也可减少本病证的发生。

五、医案分析

吕某某，男，45岁，农民，于1997年4月21日来诊。主诉：突发左腰部疼痛4小时。来诊时呈痛苦面容，左侧腰腹部持续性疼痛，阵发性加重，并放散阴部，舌红苔黄，脉弦。查：左肾区叩痛。尿常规：白细胞：8~14/HP，红细胞：0~2/HP。B超示：左肾积水。诊断：肾结石。取穴：肾俞（双）、膀胱俞（双）阿是穴。操作用5ml针管7号针头，抽取醋酸曲安奈德混悬液（摇匀）2.5ml，2%利多卡因注射液2.5ml摇匀后，用强刺激手法进针，得气后回抽无血将药物缓慢推入，每穴1ml，再以本院自制的苦酒膏外敷。配合中药肾石通冲剂10g、每日3次口服。并嘱患者多饮水，多作跳跃运动。用上述方法治疗后2分钟疼痛缓解。第2天来诊自述左少腹胀疼，大量饮水后，排出大米粒大小结石3块，以后3天共排出结石7粒。半年后随访未见复发。[张洪瑞. 穴位注射配合中药治疗肾结石16例观察 [J]. 针灸临床杂志，1999，05：37-38.]

癃 闭

癃闭是由于肾和膀胱气化失司导致的以小便量少，排尿困难，甚则闭塞不通为临床特征的一种病证。其中以小便不利，点滴而短少，病势较缓者称为"癃"；以小便闭塞，点滴全无，病热较急者称为"闭"。癃和闭虽有区别，但都是指排尿困难，小便不通的病证，只是轻重程度上的不同，因此多合称为癃闭。西医学根据癃闭的临床表现，西医指各种原因引起的尿潴留和无尿症，如神经性尿闭、膀胱括约肌痉挛、尿路结石、尿路肿瘤、尿路损伤、尿道狭窄、老年人前列腺增生症、脊髓炎等病所出现的尿潴留及肾功能不全引起的少尿、无尿症，皆可参考本节内容辨证论治，多见于老年男性、产后妇女及手术后患者。

一、病因病机

病因：外感湿热：下阴不洁，湿热秽浊之邪上犯膀胱，或湿热壅盛，热结下焦，肾移热于膀胱，形成癃闭。感受热毒之邪：热毒犯肺，肺燥津伤，形成癃闭。饮食不节：嗜食肥甘厚腻，饮酒过度，脾失运化，酿成湿热，下注膀胱，或饮食不足，饥饱失调，脾胃失调，中气下陷，清阳不升，浊阴不降，形成癃闭。情志失调：情志太过，肝气郁结，失于疏泄，三焦气化失司，水道受阻，发为癃闭。尿路阻塞：因砂石、积块、瘀血败精阻塞尿道，小便排出困难，形成癃闭。体虚久病：因劳倦或体虚或年老体弱，以及水肿等病日久，致脾肾阳虚，所谓"无阳则阴无以生"；或因热病、消渴日久，致肾阴亏虚，所谓"无阴则阳无以化"，发为癃闭。药毒所伤：因误食误用，过食药物、毒物导致脾肾的损伤，发为癃闭。

病机：肾与膀胱气化功能失调，尿液生成或排泄障碍。

病位：主要在肾与膀胱，与肺、脾、肝关系密切。

病性：实证、虚证都有。起病急骤，病程较短者，多实；起病较缓，病程较长者，多虚。膀胱湿热，肺热壅盛，肝郁气滞，浊瘀阻塞，膀胱气化不利者为实证；脾气不升，肾阳衰败，膀胱气化无力为虚证。

二、辨证论治

中医学所说的癃闭主要是由于感受湿热或温热毒邪、饮食不节、情志失调、尿路阻塞以及体虚久病导致肾与膀胱气化功能失调所致。癃闭相当于西医学中各种原因引起的尿潴留和无尿症。常用穴位注射治疗尿潴留的类型包括：中风后尿潴留，术后尿潴留，产后尿潴留等。中医治疗癃闭应根据"六腑以通为用"的原则，即通利小便。实证治宜清湿热、散瘀结、利气机而通利水道；虚证治宜补脾肾、助气化、使气化得行，小便自通。同时，还要根据病因病机，病变在肺在脾在肾的不同，进行辨证论治，不可滥用通利小便。此外，尚可根据"上窍开则下窍自通"的理论，用开提肺气法，开上以通下，即所谓"提壶揭盖"之法治疗。

表 8-27　癃闭证型

证型		膀胱湿热	肺热壅盛	肝郁气滞	尿道阻塞	脾气不升	肾阳衰惫	肾阴亏耗
症状	主症	小便点滴不通，或量少而短赤灼热	全日总尿量极少或点滴不通	小便不通，或通而不爽	小便点滴而下，或尿细如线，甚则阻塞不通	时欲小便而不得出，或量少而不爽利	小便不通或点滴不爽，排出无力舌淡，苔薄白，脉沉细而弱	小便量少或无
	兼症	小腹胀满，口苦口黏，或口渴不欲饮，或大便不畅	咽干，烦渴欲饮，呼吸急促或咳嗽	胁腹胀满，情志抑郁，或多烦易怒	小腹胀满疼痛	气短，语声低微，小腹坠胀，精神疲乏，食欲不振	面色㿠白，神气怯弱，畏寒怕冷，腰膝冷而酸软无力	口干舌燥，腰膝酸软，烦躁不安，潮热盗汗，头昏耳鸣
	舌脉	苔根黄腻，舌质红，脉数	苔薄黄，脉数	舌红，苔薄黄，脉弦	舌质紫暗或有瘀点，脉细涩	舌质淡，脉弱	苔薄白，脉沉细而弱	舌绛红，少苔，脉细数
治疗	治则	清热利湿，通利小便	清肺热，利水道	疏利气机，通利小便	行瘀散结，通利水道	益气健脾，升清降浊，化气利尿	温补肾阳，化气利尿	滋补肾阴，育阴利水
	取经	足太阳，任脉经穴为主	足太阳，手太阴经穴为主	足太阳，足厥阴经穴为主	足太阳，足太阴经穴为主	足太阳，足太阴经穴为主	足太阳，足少阴经穴为主	足太阳，足少阴经穴为主

三、穴位注射疗法

········· 方1 ·········

【药物组成】维生素 B_1 注射液 100mg，维生素 B_{12} 注射液 500μg。

【取穴】中极、三阴交、膀胱俞、关元、行间、委中。

【用法】每次选穴 2~4 个，每穴注射 0.5~1ml。1 天 1 次或隔日 1 次，10 次为 1 个疗程。

【主治】膀胱湿热之癃闭。

【出处】艾坤主编.《水针疗法》. 中国医药科技出版社，2012.

········· 方2 ·········

【药物组成】维生素 B_1 注射液 100mg，维生素 B_{12} 注射液 500μg，银黄注射液。

【取穴】中极、三阴交、膀胱俞、关元、尺泽、曲池。

【用法】每次选穴 2~4 个，每穴注射 0.5~1ml。1 天 1 次或隔日 1 次，10 次为 1 个疗程。

【主治】肺热壅盛之癃闭。

【出处】艾坤主编.《水针疗法》. 中国医药科技出版社，2012.

········· 方3 ·········

【药物组成】维生素 B_1 注射液 100mg，维生素 B_{12} 注射液 500μg。

【取穴】中极、三阴交、膀胱俞、关元、尺泽、太冲。

【用法】每次选穴 2~4 个，每穴注射 0.5~1ml。1 天 1 次或隔日 1 次，10 次为 1 个疗程。

【主治】肝郁气滞之癃闭。

【出处】艾坤主编.《水针疗法》. 中国医药科技出版社，2012.

·········· 方 4 ··········

【药物组成】维生素 B_1 注射液 100mg，维生素 B_{12} 注射液 500μg，丹参注射液。

【取穴】中极、三阴交、膀胱俞、关元、膈俞、血海。

【用法】每次选穴 2~4 个，每穴注射 0.5~1ml。1 天 1 次或隔日 1 次，10 次为 1 个疗程。

【主治】瘀浊闭阻，尿道阻塞之癃闭。

【出处】艾坤主编.《水针疗法》. 中国医药科技出版社，2012.

·········· 方 5 ··········

【药物组成】维生素 B_1 注射液 100mg，维生素 B_{12} 注射液 500μg，参芪注射液。

【取穴】中极、三阴交、膀胱俞、关元、脾俞、气海。

【用法】每次选穴 2~4 个，每穴注射 0.5~1ml。1 天 1 次或隔日 1 次，10 次为 1 个疗程。

【主治】脾气不升之癃闭。

【出处】艾坤主编.《水针疗法》. 中国医药科技出版社，2012.

·········· 方 6 ··········

【药物组成】维生素 B_1 注射液 100mg，维生素 B_{12} 注射液

500μg，参芪注射液。

【取穴】中极、三阴交、膀胱俞、关元、肾俞、命门。

【用法】每次选穴 2~4 个，每穴注射 0.5~1ml。1 天 1 次或隔日 1 次，10 次为 1 个疗程。

【主治】肾阳衰惫之癃闭。

【出处】艾坤主编.《水针疗法》. 中国医药科技出版社，2012.

·········· 方 7 ··········

【药物组成】维生素 B_1 注射液 100mg，维生素 B_{12} 注射液 500μg，参芪注射液。

【取穴】中极、三阴交、膀胱俞、关元、肾俞、太溪。

【用法】每次选穴 2~4 个，每穴注射 0.5~1ml。1 天 1 次或隔日 1 次，10 次为 1 个疗程。

【主治】肾阴亏耗之癃闭。

【出处】艾坤主编.《水针疗法》. 中国医药科技出版社，2012.

·········· 方 8 ··········

【药物组成】新斯的明注射液。

【取穴】三阴交。

【用法】每穴 1mg。

【主治】术后尿潴留。

【出处】纪艳芬. 新斯的明穴位注射治疗术后尿潴留的临床效果观察. 临床护理杂志，2012，05：31-32.

·········· 方 9 ··········

【药物组成】维生素 B_1 注射液。

【取穴】中极、足三里、关元、三阴交。

【用法】隔日1次，交叉取穴。用3支5ml注射器6号针头，各抽取维生素 B_1 2ml，在中极穴常规消毒，针刺后注入药物1.5ml。然后，在双侧足三里针刺后各注入1.5ml。关元和三阴交用同样的方法。1天1次，针刺28天。

【主治】中风后尿潴留。

【出处】刘卫星，武颖，张正旭，虞跃跃.温针灸配合穴位注射治疗中风后尿潴留疗效观察.上海针灸杂志，2015，08：728-730.

·········· 方10 ··········

【药物组成】新斯的明注射液。

【取穴】足三里。

【用法】每穴0.5mg。

【主治】产后尿潴留。

【出处】周丽娅，杨红娟，庞军丽.足三里穴位注射新斯的明治疗产后尿潴留的临床观察.求医问药（下半月），2011，10：156-157.

四、注意事项

穴位注射治疗癃闭疗效显著，但必要时应及时采取导尿措施。养成及时排尿的习惯，忍尿会压迫会阴部，外阴不洁，所以勿使膀胱充盈过度。平时多饮水、多吃水果蔬菜，锻炼身体，增强抵抗力，避免紧张焦虑的情绪，切忌忧思恼怒，保持心情舒畅。消除诸如过食肥甘辛辣，过量饮酒，贪凉，纵欲过劳等外邪入侵和湿热内生的有关因素；积极治疗淋证和水肿、尿路及尿路周边肿瘤等疾病，对防治癃闭均有重要意义。

五、医案分析

患者，25 岁，初产妇。于 2007 年 10 月 15 日 9 时 15 分在我院因第二产程延长，行会阴侧切加产钳助产诞重 3.6kg 的女性活婴。当时产妇疲惫不堪，全身大汗淋漓，此后小便不通，分娩后 2 天不能自行小便，经诱尿法及用西药后均无效，于 10 月 17 日要求中医治疗。面色苍白，呈痛苦病容，脐腹胀急作痛，伴头晕目眩，神疲乏力，心悸气短，自汗出，饮食乏味，坐卧不安，舌质淡、苔薄白，脉沉细滑。证属中气不足型癃闭，治宜补中健脾、益气行水。给予：黄芪、党参、山药各 30g，当归、柴胡、白术、赤小豆、木通各 12g，升麻 15g，大腹皮 18g；每日 1 剂，水煎分 2 次温服。同时配合三阴交穴位注射 654-2 针，2 小时后小便自解，但不通畅。守上方再进 2 剂，小便通利如常，诸证悉除。于 10 月 22 日痊愈出院。［屈丽华，魏学勤. 穴位注射合内服汤药治疗产后尿潴留 78 例. 浙江中医杂志，2008，43（9）：541.］

尿 失 禁

尿失禁是在清醒情况下，由于膀胱括约肌损伤或神经功能障碍而丧失排尿自控能力，使尿液不自主地流出的一种疾病。西医按照症状可分为充溢性尿失禁、无阻力性尿失禁、反射性尿失禁、急迫性尿失禁及压力性尿失禁五类。本病属中医学"小便不禁"范畴。

一、病因病机

病因：湿热内蕴：因疾病或饮食失调，致湿热内蕴，郁于肝经，肝经疏泄失利，移热于膀胱而致小便不禁。久病劳倦：久病失于调养，致使脾运失健，肺气虚弱，"上虚不能制下"而小便不禁。情志失调：情志调节不当，肝失于疏泄，发为小便不禁。禀赋不足：素体虚弱，肾气不足，下元虚寒，则闭藏失职，膀胱气化功能失调，而发生小便不禁。

病机：下元不固，膀胱失约。

病位：膀胱。

病性：有实有虚。初病多实，久病多虚。

二、辨证论治

中医学从湿热、瘀血以及体虚等方面分析小便不禁。西医学尿失禁的病因可分为下列几项：①先天性疾患，如尿道上裂；②创伤，如妇女生产时的创伤，骨盆骨折等；③手术，成人前列腺手术、尿道狭窄修补术等；儿童后尿道瓣膜手术等；④其他各种原因引起的神经源性膀胱功能障碍。尿失禁按照症状可分为充溢性尿失禁、反射性尿失禁、急迫性尿失禁及压力性尿失禁4类，常见用穴位注射治疗尿失禁的类型为压力性尿失禁，中风后尿失禁，脑卒中后尿失禁。

表 8-28　尿失禁证型

证型		实证		虚证	
		湿热下注	下焦瘀滞	肾气不固	脾肺气虚
症状	主症	小便频数，排尿灼热，时有尿自遗	小便不禁，小腹胀满隐痛	小便不禁，尿液清长	尿意频急，时有尿自遗
	兼症	溲赤而臭	可触及肿块	神疲怯寒，腰膝酸软，两足无力	在咳嗽、谈笑时也可出现尿失禁，小腹时有坠胀，面白气短
	舌脉	舌质偏红，苔黄腻，脉细滑数	舌质暗或有紫斑，苔薄，脉涩	舌质淡，苔薄，脉沉细无力	舌淡红，脉虚软无力
治疗	治则	清热化湿	通瘀固脬	补气固本	补气固本
	取经	足太阳，足厥阴经穴为主	足太阳，足太阴经穴为主	足太阳，足少阴经穴为主	足太阳，足太阴经穴为主

三、穴位注射疗法

（一）实证

············ 方1 ············

【药物组成】维生素 B_1 注射液 100mg，维生素 B_{12} 注射液 500μg，三磷酸腺苷（ATP）注射液、胎盘组织液，或盐酸麻黄素 30mg/ml。

【取穴】中极、肾俞、膀胱俞、行间、阴陵泉。

【用法】每次选穴 2~4 个，每穴注射 0.5~1ml。1 天 1 次或隔日 1 次，10 次为 1 个疗程。

【主治】湿热下注之尿失禁。

【出处】艾坤主编.《水针疗法》. 中国医药科技出版社，2012.

············ 方2 ············

【药物组成】维生素 B_1 注射液 100mg，维生素 B_{12} 注射液 500μg，三磷酸腺苷（ATP）注射液、胎盘组织液，或盐酸麻黄素 30mg/ml。

【取穴】中极、肾俞、膀胱俞、次髎、膈俞。

【用法】每次选穴 2~4 个，每穴注射 0.5~1ml。1 天 1 次或隔日 1 次，10 次为 1 个疗程。

【主治】下焦瘀滞之尿失禁。

【出处】艾坤主编.《水针疗法》. 中国医药科技出版社，2012.

（二）虚证

················ 方1 ················

【药物组成】维生素 B_1 注射液 100mg，维生素 B_{12} 注射液 500μg，三磷酸腺苷（ATP）注射液、胎盘组织液，或盐酸麻黄素 30mg/ml。

【取穴】中极、肾俞、膀胱俞、命门、关元、三阴交。

【用法】每次选穴 2~4 个，每穴注射 0.5~1ml。1 天 1 次或隔日 1 次，10 次为 1 个疗程。

【主治】肾气不固之尿失禁。

【出处】艾坤主编.《水针疗法》. 中国医药科技出版社，2012.

················ 方2 ················

【药物组成】维生素 B_1 注射液 100mg，维生素 B_{12} 注射液 500μg，三磷酸腺苷（ATP）注射液、胎盘组织液，或盐酸麻黄素 30mg/ml。

【取穴】中极、肾俞、膀胱俞、肺俞、脾俞、足三里。

【用法】每次选穴 2~4 个，每穴注射 0.5~1ml。1 天 1 次或隔日 1 次，10 次为 1 个疗程。

【主治】脾肺气虚之尿失禁。

【出处】艾坤主编.《水针疗法》. 中国医药科技出版社，2012.

（三）其他尿失禁

················ 方1 ················

【药物组成】黄芪注射液。

【取穴】曲骨。

【用法】每次 10ml 穴位注射，1 天 1 次，5 次 1 个疗程，间隔 3~5 天进行下 1 个疗程，共 3 个疗程。

【主治】压力性尿失禁。

【出处】何金明，李俊，陈寅，黄亚胜. 中药穴位注射治疗压力性尿失禁. 湖北中医学院学报，2004，03：39-40.

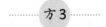
方 2

【药物组成】硫酸阿托品注射液 1 支（含阿托品 0.3mg）加生理盐水 2ml。

【取穴】三阴交。

【用法】每穴注入上述药物 0.5ml，1 天 1 次或隔日 1 次，5 次为 1 个疗程，休息 3 天进行下 1 个疗程，一般可酌情使用 1~3 个疗程。

【主治】中风后尿失禁。

【出处】王福琴，邓红燕，宋文青. 硫酸阿托品三阴交穴位注射治疗中风后尿失禁 40 例总结. 湖南中医杂志，2006，05：11-14.

方 3

【药物组成】B_{12} 注射液 500μg。

【取穴】中极、膀胱俞。

【用法】每穴注入 500μg，隔日 1 次，10 次为 1 个疗程。

【主治】脑卒中后尿失禁。

【出处】何洁茹，叶秋平，曹少玲. 俞募配穴穴位注射治疗脑卒中后尿失禁临床观察. 安徽中医学院学报，2010，05：40-43.

四、注意事项

穴位注射治疗尿失禁有一定疗效，但应重视原发病的治疗，早发现，早治疗。平时做收腹、提肛练习有助于病情的恢复，保持良好心态，加强运动，注意饮食清淡。多食富含纤维素的食物，防止因便秘而引起的腹压增高，注意阴部卫生，防止尿道感染。

五、医案分析

王某某，男，24 岁。未婚，尿频、尿急、尿失禁 1 年余。患者 1 年多前因工作紧张，体力疲劳，在熟睡后醒来时发现遗尿，后渐加重，不仅遗尿次数渐增，且白昼常有尿失禁出现，一夜小便四五次，每次不及披衣下床就要小便，致常尿湿床前或床上，有时骑车或因事不能及时解手，就有尿湿衣裤之苦。以上症状常随精神紧张或体力疲劳而加剧。既往无泌尿系感染史，近在徐州某医院查尿常规亦无异常。幼儿期、小学、中学期间常有遗尿史。体检：营养发育良好，心肺腹部及神经系统均未见异常。外生殖器有包茎，别无异常。治疗经过：将维生素 B_1（2ml 内含 100mg）溶液，注入双侧肾俞、三阴交穴，每穴 0.5ml，1 天 1 次，10 天为 1 个疗程。每 1 个疗程后休息 5 天再开始下一个疗程。注射时用 6 号半针头，插入穴位待得气后回抽无回血后再推注药液。经治 1 个疗程后，症状即见减轻，夜尿次数减至二三次，并可从容披衣、下床，然后再解小便。经第二个疗程后，夜尿次数减为一次。白天能有效地控制小便。治后随访近半年，未见复发。[何咏华. 维生素 B_1 穴位注射治愈尿失禁 2 例 [J]. 基层医刊，1981，02：23-24.]

遗　精

遗精是指不因性生活而精液频繁遗泄的病症，又称"失精"。有梦而遗精，称为"梦遗"；无梦而遗精，甚至清醒时精液流出，称"滑精"。常见于西医学的男子性功能障碍、前列腺炎、神经衰弱、精囊炎及睾丸炎等疾病之中，未婚或已婚但无正常性生活的男子每月遗精 2~4 次者属正常现象。

一、病因病机

病因：肾虚不固，心脾两虚，阴虚火旺，湿热下注。
病机：肾不固涩，精关失守。
病位：肾。
病性：有实有虚。初病多实，久病多虚。

二、辨证论治

表 8-44　遗精证型

证型		实证	虚证		
		湿热下注	肾气不固	心脾两虚	阴虚火旺
症状	主症	梦中遗精频作，尿后有精液外流	遗精频作，甚则滑精	遗精常因思虑过多或劳倦而作	梦中遗精，夜寐不宁
	兼症	小便短黄浑浊且热涩不爽，口苦烦渴	面色少华，头晕目眩，耳鸣，腰膝酸软，畏寒肢冷	心悸怔忡，失眠健忘，面色萎黄，四肢倦怠，食少便溏	头昏头晕，耳鸣目眩，心悸易惊，神疲乏力，尿少色黄
	舌脉	舌红、苔黄腻，脉滑数	舌淡、苔薄白，脉沉细而弱	舌淡、苔薄，脉细弱	舌尖红、苔少，脉细数
治法	治则	清热利湿、调气固精	益气养血、补益心脾、补虚固本		滋阴潜阳、护肾摄精

三、穴位注射疗法

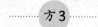

方 1

【药物组成】士的宁 1mg 用生理盐水注射液 20ml 稀释混匀。

【取穴】天枢、气海、关元、肾俞、志室、三阴交、太溪、足三里。

【用法】依次对天枢、气海、关元、肾俞、志室、三阴交、太溪、足三里常规消毒。每个穴位注射 2.5ml，3 天 1 次，30 天为 1 个疗程。

【出处】徐勇. 疏肝补肾活血法联合穴位注射治疗早泄 46 例. 河南中医，2013，33（10）：1736-1737.

方 2

【药物组成】维生素 B_1 注射液 2ml。

【取穴】关元、中极。

【用法】每次每穴注射 1ml，隔日 1 次，5 次为 1 个疗程。

【主治】早泄。

【出处】和运志，李新立，王德占，等. 穴位注射、温针加 TDP 综合治疗早泄 31 例. 中国针灸，2005，增刊：81.

方 3

【药物组成】黄体酮注射液 0.1ml。

【取穴】会阴穴、长强穴。

【用法】每穴 0.05ml，1 周 1 次，共 4 次。

【主治】遗精症。

【出处】史宗强，周国禹. 中药加穴位注射治疗遗精症 50 例. 现代中西医结合杂志，2006，15（6）：777-778.

四、注意事项

水针疗法治疗遗精有较好的效果，但须查明病因，重视原发病的治疗。注意精神调养，消除思想顾虑。养成良好的生活习惯，节制性欲，戒除手淫。

阳 痿

阳痿又称"阴痿"，是指男子未到性功能衰退年龄，出现性生活中阴茎不能勃起或勃起不坚，影响正常性生活的病证。常见于西医学的男子性功能障碍及某些慢性虚弱疾病。

一、病因病机

病因：命门火衰，心脾两虚，惊恐伤肾，肝郁不舒，湿热下注。

病机：宗筋失养而弛纵，引起阴茎痿弱不起。

病位：病位在肾，并与脾、胃、肝关系密切。

病性：有虚有实。

二、辨证论治

表 8-45 阳痿证型

证型		实证		虚证		
		湿热下注	肝郁不舒	命门火衰	心脾两虚	惊恐伤肾
症状	主症	梦中遗精频作，尿后有精液外流	阳痿不举，情绪抑郁或烦躁易怒	阳事不举，精薄清冷，阴囊阴茎冰凉冷缩，或局部冷湿	阳事不举，精神不振，夜寐不安，健忘	阳痿不举，或举而不坚
	兼症	小便短黄浑浊且热涩不爽，口苦烦渴	胸脘不适，胁肋胀闷，食少便溏	腰酸膝软，头晕耳鸣，畏寒肢冷，精神萎靡，面色㿠白	胃纳不佳，面色少华	胆怯多疑，心悸易惊，夜寐不安，易醒
	舌脉	舌红、苔黄腻，脉滑数	苔薄，脉弦	舌淡，苔薄白，脉沉细，右尺尤甚	舌淡、苔薄白，脉细	苔薄白，脉弦细
治法	治则	清热利湿、调气固精	疏肝解郁	温肾壮阳、滋肾填精	补益心脾	益肾宁神

三、穴位注射疗法

.... 方1 ....

【药物组成】鹿茸精注射液 2ml。

【取穴】关元。

【用法】治疗前嘱患者排尿，使膀胱排空。1 天 1 次，10 次为 1 个疗程。嘱患者治疗期间严禁同房。

【主治】阳痿。

【出处】李种泰．关元穴位注射治疗阳痿 29 例．中国实用医药，2007，2（12）：89．

.... 方2 ....

【药物组成】硝酸士的宁 2mg。

【取穴】主穴：长强；配穴：肾俞，命门，关元。

【用法】每次取主穴及配穴 2 个，每穴注射 0.6mg，隔日 1 次，3 次为 1 个疗程。

【主治】阳痿。

【出处】王千民．士的宁穴位注射治疗阳痿 31 例．中国乡村医药杂志，2007，14（3）：58．

四、注意事项

水针疗法治疗阳痿有一定疗效。阳痿多属功能性，要注重对患者的心理和精神的调治，使患者克服心理障碍，树立信心。平时养成良好的生活习惯，节制房事，保持心情开阔。

五、医案分析

杨某某，男，45 岁。于 1999 年 5 月 16 日来我院就诊，患者平素性生活正常，3个月前因房事时被人撞见后出现阳痿，一般情况正常，精神苦恼。采用鹿茸精注射液穴位注射，注射关元、中极时针感放射到阴部，注射一次后，患者自我感觉良好，精神明显好转，注射5次后患者未来院继续治疗，2个月后知其已痊愈。[夏晓峰.鹿茸精注射液穴位注射治疗阳痿23例.中医外治杂志2001，10（2）]

　　患者某，男，28岁，自述5年来同房无快感，婚前有手淫史，同房终未成功，曾多次服三鞭丸、男宝等补肾壮阳药物，未见起色，性欲皆无，思想压力大，十分苦恼，影响夫妻感情。自觉头晕目眩，四肢无力，健忘。记忆力减退，精神疲惫，舌质淡，苔薄白，脉沉细，诊为阳痿。采用穴位注射疗法，复方丹参注射液与当归注射液穴位注射，每日早晚各1次，中药水煎服，每日1剂，分2次服。治疗3天后阴茎能够勃起坚硬，第4天白天阴茎能够随意勃起，第7天同房一次成功，后随访性生活和谐。[曾德建.中药配合穴位注射治疗阳痿158例.世界中医药，2008，3，增刊.]

第六节　肢体经络病症

面神经麻痹

　　面神经麻痹是以面部表情肌群运动功能障碍为主要特征的一种病证，一般症状是口眼㖞斜。它是一种常见病、多发病，不受年龄限制。发病后患者往往连最基本的抬眉、闭眼、鼓嘴等动作都无法完成。

一、病因病机

病因：劳作过度，机体正气不足，脉络空虚，卫外不固，外邪侵袭。

病机：气血痹阻，经筋功能失调。

病位：面部经筋。

病性：多为本虚标实。

二、辨证论治

表 8-29   面神经麻痹证型

<table>
<tr><th rowspan="2">证型</th><th colspan="4">面神经麻痹</th></tr>
<tr><th colspan="2">风寒证</th><th>风热证</th><th>气血不足证</th></tr>
<tr><td rowspan="3">症状</td><td>主症</td><td colspan="2">口眼㖞斜，一侧面部肌肉板滞、麻木、瘫痪，额纹消失，鼻唇沟变浅</td><td>口眼㖞斜，额纹消失，鼻唇沟变浅，病侧不能皱眉、蹙额、闭目、露齿、鼓颊</td><td>口眼㖞斜，面部肌肉板滞，麻木，额纹消失，鼻唇沟变浅</td></tr>
<tr><td>兼症</td><td colspan="2">恶寒，无汗，头痛等外感症状</td><td>微恶寒，发热</td><td>肢体困倦无力，面色淡白，头晕</td></tr>
<tr><td>舌脉</td><td colspan="2">舌淡，苔薄白，脉浮紧</td><td>舌红，苔薄黄，脉浮数</td><td>舌淡，苔薄白，脉细弱</td></tr>
<tr><td rowspan="2">治疗</td><td>治则</td><td colspan="2">散寒通络，疏调经筋</td><td>疏风清热，调筋通络</td><td>益气补血，疏调经筋</td></tr>
<tr><td>取经</td><td colspan="4">以足阳明经为主</td></tr>
</table>

多数患者往往于清晨洗脸、漱口时突然发现一侧面颊动作不灵、嘴巴歪斜。病侧面部表情肌完全瘫痪者，前额皱纹消失、眼裂扩大、鼻唇沟平坦、口角下垂。病侧不能作皱额、蹙眉、闭目、鼓气和噘嘴等动作。

三、穴位注射疗法

·········· 方1 ··········

【药物组成】维生素 B_1 注射液 100mg、维生素 B_{12} 注射液

500μg、加兰他敏注射液、胞二磷胆碱注射液、甲钴胺注射液1ml 或呋喃硫胺（长效 B_1 注射液）20mg。

【取穴】阳白、迎香、地仓、丝竹空、颧髎、颊车。

【用法】每次选穴 3~4 个，每穴注射 0.3~0.5ml（耳穴注药 0.1ml）。急性期 1 天 1 次，恢复期隔日 1 次，后遗症期每 3 日 1 次，10 次为 1 个疗程。

【主治】面神经麻痹耸鼻困难。

【出处】罗春燕，马英. 穴位注射为主治疗面瘫后遗症 50 例. 中国针灸，2005，07：498.

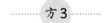

方2

【药物组成】地塞米松磷酸钠注射液，盐酸利多卡因注射液。

【取穴】患侧翳风穴。

【用法】用 2ml 的一次性注射器抽取地塞米松磷酸钠注射液 1ml 和 0.25% 盐酸利多卡因注射液 1ml 混合待用，1 天 1 次，连续 2~3 次。10 岁以下儿童注射剂量减半。

【主治】面神经麻痹。

【出处】张红. 翳风穴位注射为主治疗急性期面神经炎 118 例临床观察. 江苏中医药，2008，40（2）：53-54.

方3

【药物组成】甲钴胺、地塞米松。

【取穴】双侧足三里。

【用法】用 5ml 一次性注射器抽取甲钴胺、地塞米松（第 1、2 天地塞米松 10mg，第 3 天地塞米松 7.5mg，第 4 天地塞米松 5mg，甲钴胺维持量 0.5mg），术毕于注射处 TDP 照射 10 分钟。1 天 1 次，共治疗 2 周（糖尿病患者忌用地塞米松）。

【主治】气血两虚型面神经麻痹。

【出处】张玲玲. 足三里穴位注射为主治疗特发性面神经炎64 例. 针灸临床杂志, 2011, 27（3）: 32-33.

········· 方4 ·········

【药物组成】甲钴胺注射液。

【取穴】颊车、地仓、翳风、阳白、下关。

【用法】用甲钴胺选颊车、地仓、翳风、阳白、下关，面神经炎早期穴位注射，每次选取 2~3 穴，注射量 0.5mg，1 天 1 次，10 次为 1 个疗程。

【主治】面神经麻痹。

【出处】刘文锋. 甲钴胺早期穴位注射治疗面神经炎疗效观察. 基层医学论坛, 2009, 13（23）: 747-748.

········· 方5 ·········

【药物组成】脑生素。

【取穴】患侧足三里穴。

【用法】取患侧足三里穴，常规消毒后，抽取脑生素注射液2ml，1 天 1 次，10 次为 1 个疗程。

【主治】面神经麻痹。

【出处】李悦芳. 脑生素穴位注射法治疗面神经炎 40 例疗效观察. 第八届全国中青年针灸推拿学术研讨会论文汇编, 2008, 2: 154-155.

········· 方6 ·········

【药物组成】维生素 B_{12} 注射液，曲安奈德注射液，盐酸利多卡因注射液。

【取穴】翳风穴。

【用法】选翳风穴，常规消毒皮肤，用 5ml 一次性注射器抽取维生素 B_{12} 针 0.5mg、2% 利多卡因针 0.5ml、曲安奈德针（50mg/5ml）1ml。

【主治】面神经麻痹。

【出处】吴坚刚. 翳风穴位注射治疗早期面神经炎临床观察. 浙江中医药大学学报，2006，30（4）：415-416.

方 7

【药物组成】甲钴胺注射液。

【取穴】翳风、地仓、颊车、迎香、人中、阳白、牵正、口禾髎、太阳。

【用法】上述穴位分为 3 组，取甲钴胺注射液 1ml 吸入皮试针管内。常规消毒后分穴注射，每个穴位注射 0.3ml，隔 2 天注射 1 次，3 组穴位循环交替注射，10 天为 1 个疗程。

【主治】面神经麻痹。

【出处】李亚娟. 穴位注射甲钴胺治疗面神经炎疗效观察. 中国卫生产业，2014，11（23）：188-189.

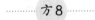

方 8

【药物组成】腺苷钴胺粉针。

【取穴】曲池、足三里。

【用法】用腺苷钴胺粉针 1.5mg，用生理盐水稀释为 2ml，取曲池、足三里轮流交替注射。1 天 1 次，14 天为 1 个疗程。

【主治】面神经麻痹。

【出处】郑毅，刘立，乐丹. 腺苷钴胺穴位注射治疗面神经炎 60 例. 实用中医药杂志，2014，30（7）：649.

·········· 方9 ··········

【药物组成】脑蛋白水解物注射液。

【取穴】第一组：患侧地仓、翳风、手三里；第二组：双侧下关、颊车、足三里。两组穴位交替使用。

【用法】按肌内注射标准消毒，每组穴位总注射 2ml，前 10 次 1 天 1 次，后隔日 1 次，共治疗 20 次。

【主治】面神经麻痹。

【出处】彭亮，周君，王泽涛．脑蛋白水解物穴位注射治疗面神经炎疗效观察．上海针灸杂志，2006，25（2）：28．

·········· 方10 ··········

【药物组成】脑生素注射液。

【取穴】患侧足三里穴。

【用法】抽取脑生素注射液 2ml，用 5 号注射针头对准足三里穴直刺进针约 1.5 寸，1 天 1 次，10 天为 1 个疗程。

【主治】面神经麻痹。

【出处】李悦芳．脑生素穴位注射治疗面神经炎 40 例．陕西中医，2011，32（4）：471．

·········· 方11 ··········

【药物组成】地塞米松注射液 5mg，维生素 B_{12} 注射液 0.5mg，加兰他敏 5mg，654-2 注射液 10mg。

【取穴】地仓、颊车、迎香、丝竹空、翳风。

【用法】每穴位注射 0.8ml，1 天 1 次，7 天为 1 个疗程。

【主治】面神经麻痹。

【出处】郭步伐．药物穴位注射治疗面神经炎 64 例疗效观察．中国卫生产业，2011，8（8）：63．

·········· 方12 ··········

【药物组成】甲钴胺注射液。

【取穴】颊车、地仓、翳风、阳白、下关。

【用法】应用甲钴胺0.5mg，取穴颊车、地仓、翳风、阳白、下关，穴位轮流交替注射，1天1次，15次为1个疗程。

【主治】面神经麻痹。

【出处】张春霞.甲钴胺穴位注射治疗面神经炎的临床研究.中国医学创新，2010，7（16）：45-46.

四、注意事项

本病采用水针疗法可获得较好效果。面部应避风寒，注意保暖。因眼睑闭合不全，宜戴眼罩，保护角膜，每日点眼药水2~3次。周围性面瘫的预后与面神经的损伤程度密切相关，一般而言，由无菌性炎症导致的面瘫预后较好，而由病毒导致的面瘫预后较差。

五、医案分析

赵某，女，45岁。主诉：面瘫4年。病史：4年前受凉后出现耳后疼痛，继而出现面部瘫痪，经西医诊断为面神经麻痹。服用激素、维生素B族、抗病毒药治疗，未见好转，后又经针灸治疗数月后未见明显好转，为求系统诊治于8月来诊。诊见：左侧额纹消失，抬眉不能，左眼睑闭合不全，左侧鼻唇沟消失，左侧口角下垂，皱眉、耸鼻、示齿、努嘴、鼓腮均不能。诊断为面瘫后遗症。治疗以穴位注射为主配以体针，取阳白、迎香、地仓、丝竹空、颧髎、颊车等穴，每次3穴，交替注射扶济复药液1ml。治疗1个疗程后，明显好转，左侧额纹有所恢复，但较健侧浅，患侧鼻唇沟有所恢复。治疗 3 个疗程后，左侧额纹恢复，上额运动中等，左眼睑可完全闭合，口角对称，面部运动基本恢复，临床告愈。[罗春燕，马英.穴位注射为主治疗面瘫后遗症 50 例 [J].中国针灸，2005，07：498.]

三叉神经痛

三叉神经痛是以三叉神经分布区出现放射性、烧灼样抽掣疼痛为主症的疾病，是临床上最典型的神经痛。多发于 40 岁以上的女性，有原发性和继发性之分。属于中医学"面痛""面风痛""面颊痛"等范畴。

一、病因病机

病因：多与外感风邪、情志不调、外伤等因素有关。
病机：筋脉气血痹阻，运行不畅。
病位：面部。
病性：多属实证。

二、辨证论治

表 8-30   三叉神经痛证型

证型		三叉神经痛		
		风寒证	风热证	气血瘀滞证
症状	主症	面痛，遇寒则甚，得热则轻	面痛，烧灼样抽掣疼痛	面痛，痛点固定不移
	兼症	有感受风寒史，鼻流清涕	流涎，目赤流泪	多有外伤史
	舌脉	苔白，脉浮紧	苔薄黄，脉浮数	舌暗或有瘀斑，脉涩
治疗	治则	疏风散寒止痛	疏风清热止痛	行气活血止痛
	取经	以手足阳明经为主		

在头面部三叉神经分布区域内，疾病骤发骤停，呈闪电样、刀割样、烧灼样、顽固性、难以忍受的剧烈性疼痛。说话、洗脸、刷牙或微风拂面，甚至走路时都会导致阵发性剧烈疼痛。疼痛历时数秒或数分钟，呈周期性发作，发作间歇期同正常人一样。

三、穴位注射疗法

.... 方1 ....

【药物组成】1%盐酸普鲁卡因0.5~1.0ml、维生素B$_1$注射液1~2ml、维生素B$_{12}$注射液500μg，或复方氨林巴比妥注射液2ml。

【取穴】承浆、地仓、颊车、下关。

【用法】每次选穴3~6个，每穴注射0.3~0.5ml（耳穴注药0.1ml）。1天或隔天1次，5次为1个疗程。

【主治】三叉神经痛。

【出处】李莉.电针配合穴位注射治疗三叉神经痛40例.云南中医中药杂志，2007，01：25.

.... 方2 ....

【药物组成】维生素B$_{12}$注射液。

【取穴】主穴取下关；第一支痛者加阳白、攒竹、太阳；第二支痛者加四白、迎香、颧髎；第三支痛者加地仓、颊车、承浆。

【用法】下关穴注射2.5ml，其余穴位每穴注射0.5ml，隔日注射1次，10天为1个疗程。

【主治】三叉神经痛。

【出处】周长山，孔德清，韩正勇.穴位注射治疗三叉神经痛疗效观察. 中国针灸，2007，27（9）：668-670.

·········· 方 3 ··········

【药物组成】野木瓜注射液或乙酰谷酰胺注射液。

【取穴】主穴取间使、曲池；配穴取听宫、下关、太阳，鱼腰、四白、阿是穴（扳机点）。

【用法】主穴每穴 1~2ml，配穴 0.5ml。实证重刺激量，虚证轻刺激量。隔日 1 次，10 次为 1 个疗程。

【主治】三叉神经痛。

【出处】林家驹. 穴位注射治疗三叉神经痛 84 例. 浙江中医杂志，2008，43（10）：590.

·········· 方 4 ··········

【药物组成】醋酸泼尼松龙注射液，维生素 B_{12} 注射液，1% 普鲁卡因注射液。

【取穴】主穴取太阳，第一支痛配阳白，鱼腰；第二支痛配四白；第三支痛配下关，承浆。

【用法】以上诸穴均用中等强度刺激，留针 30 分钟。每隔 10 分钟行针 1 次，第 1~6 天，1 天 1 次。第 7 天改用药物醋酸泼尼松龙 25mg，1% 普鲁卡因 10ml，维生素 B_{12} 250μg，常规消毒局部，以 5 号注射针刺入穴位，待患者有针感后，回抽针管无回血时再注入所配药液 0.5ml。7 天为 1 个疗程。

【主治】三叉神经痛。

【出处】刘昕. 穴位注射治疗三叉神经痛 27 例. 实用中医内科杂志，2011，25（6）：122-123.

·········· 方 5 ··········

【药物组成】2% 利多卡因注射液，99.5% 纯酒精，亚甲蓝注射液。

【取穴】"激发点"又称扳击点，当触及"激发点"时疼痛当即发作。位于眶上孔，眶下孔，颏孔处。第一支：注药眶上孔，定位：眉的中间，距正中线约 2.5cm 处；第二支：注药眶下孔，定位：骨性眼眶下缘向下约 0.7cm，距中线 2~2.5cm 处。第三支：注药颏孔，定位：下颌骨宽度中点距正中线约 2.5cm 处。

【用法】用 5 号半针头针管，吸取上液备用，在患处支孔处先注入 2% 利多卡因 1~2ml，如出现本支神经分布区域内麻木或疼痛消失为恰到好处。接着注射亚甲蓝 0.4ml 或纯酒精 0.4ml，深度约 0.5cm。每穴注射量以达针皮下隆起为止。3 天 1 次，视病情进展情况 1~5 次为 1 个疗程。

【主治】三叉神经痛。

【出处】郭霖."激发点"穴位注射治疗三叉神经痛 36 例. 亚太传统医药，2007，3（8），57-58.

方6

【药物组成】维生素 B_{12} 注射液，维生素 B_6 注射液，盐酸利多卡因注射液，地塞米松注射液。

【取穴】主穴：下关，合谷（对侧），太冲（同侧）；配穴 1 个，三叉神经第一支分布区域疼痛可加取攒竹、阳白；第二支分布区域疼痛加取四白、迎香；第三支分布区域疼痛加取颊车、夹承浆。

【用法】利多卡因 2ml，维生素 B_6 注射液 1ml，维生素 B_{12} 注射液 2ml，混合后加入地塞米松 0.5ml。每次选 3~4 个穴位。每个穴位注射药物量为 0.5ml，隔天注射 1 次，10 次为 1 个疗程。

【主治】三叉神经痛。

【出处】魏从建. 穴位注射治疗三叉神经痛临床观察. 中医药临床杂志，2006，18（3）：271-272.

.... 方7 ....

【药物组成】阿霉素粉剂。

【取穴】第一支取鱼腰穴；第二支取四白穴；第二、三支痛取下关穴；第三支取夹承浆。

【用法】根据经络学腧穴体表定位结合解剖学神经干进行选穴及定位。治疗三叉神经第一支痛通过鱼腰穴刺向眶上孔内眼神经支，治疗三叉神经第二支痛通过四白穴刺向眶下孔的上颌神经支；治疗三叉神经二、三支痛取下关穴可刺入到半月神经节、上颌神经和下颌神经节；治疗三叉神经第三支痛，通过夹承浆刺向颌孔的颌神经支。注射方法：将阿霉素粉剂 10mg 用 0.9％ NS5ml 配成 0.5％ 的溶液备用。鱼腰穿刺点皮肤消毒后用 3 号针头沿骨面滑入眶上切迹或眶上孔，当触及眶上神经时出现放射痛，先注入 1％ 的利多卡因 0.2ml，局麻后注入 0.5％ 阿霉素 0.3ml。四白穴穿刺点皮肤消毒后，用 5 号针头，刺入皮肤，当针尖滑入眶下孔时有落空感，触及上颌神经会出现鼻翼、上唇的放射感，回抽无血，先注入 1％ 利多卡因 1ml 局麻后再注入 0.5％ 阿霉素 0.5ml。下关穴穿刺点用带标记的 7 号针头，皮肤消毒后直刺 4~5cm 到翼突外板，如患者无放电样感，将原先放在穿刺针的标记移到距皮肤表面 1cm 处拔针至皮下，用针尖向左向右做扇形寻找，出现颧骨及口裂部有放电样异感即为半月神经节发出的卵圆孔。若无放电样感可接 G6805 电针灸仪，一线接针头柄，另一线患者手拿，选用断续波诱导三叉神经上颌支与下颌支出现疼痛区域异感后，固定针头，回抽无血及脑脊液后注入 1％ 的利多卡因 0.5ml，局麻后再注入 0.5ml 曲安奈德、0.5%阿霉素 0.7ml。穿刺夹承浆，皮肤消毒后用 5 号针头斜刺夹承浆直达骨面，可立即刺入颌孔并出现触电感，回抽无血，先注入 1%利多卡因 0.3ml，局麻后注入 0.5%阿霉素 0.5ml，1 周 1 次，3 次为 1 个疗程。

【主治】复发性三叉神经痛

【出处】王东雁，陶玉东，贺天喜，等．阿霉素穴位注射治疗复发性三叉神经痛 40 例疗效观察．新中医，2005，37（4）：67-68．

############ 方8 ############

【药物组成】痛风舒注射液。

【取穴】下关、翳风、合谷、扳机点。风寒夹痰配风门、外关、丰隆、足三里；风热夹痰配商阳、关冲、曲池、陷谷；肝郁化火配行间、侠溪、曲泉、支沟；气虚血瘀配膈俞、关元、足三里。

【用法】每次选择 6~10 个穴位，交替选穴。采用痛风舒注射液每支 2ml，成人每次 4~8ml。用 10ml 注射器抽取痛风舒注射液，按疼痛的三叉神经分支取穴，取得最佳针感后将药物注射于相应的穴位内，每穴 0.5~1ml。隔日 1 次，10 次为 1 个疗程。

【主治】三叉神经痛。

【出处】李国萍．蜂毒穴位注射治疗三叉神经痛疗效观察．上海针灸杂志，2008，27（1）：19-20．

############ 方9 ############

【药物组成】维生素 B_{12} 注射液，地塞米松注射液，普鲁卡因注射液。

【取穴】主穴取患侧鱼腰、四白、听宫、合谷、内庭。辨证选取配穴：胃火型：疼痛剧烈，牙龈红肿，口干燥，口臭尿黄，大便秘结，舌红，苔黄，脉弦数，面目赤红。取穴：足三里、天枢。阴虚阳亢型：症见头目眩晕、胀痛，面目赤红，夜寐多梦易醒，舌红少津，苔少，脉弦细或滑数。取穴：太溪、行间、太冲、风寒型：症见恶寒喜暖，遇冷风吹面则痛或手足怕冷，舌苔白或白滑，脉浮或迟。取穴：合谷、外关。心火上炎型：症见口舌生疮或见溃疡，小溲赤黄量少，心烦气躁，夜寐不安、惊悸易醒、舌苔干白或黄，舌尖红。取穴：少府、照海、神庭、百会。肝气郁结型：症见胸胀闷，喜太息或口苦易怒，溲赤，大便秘结，舌红或淡，苔白或黄，脉沉涩或弦。取穴：内关、支沟、阳陵泉。

【用法】维生素 B_{12} 注射液 250μg，地塞米松注射液 2mg，2% 普鲁卡因注射液 2ml，吸入 10ml 注射器，上 5 号半针头。操作方法：患者取仰卧位或侧卧位，取患侧面部穴位，常规皮肤消毒后，先闭口取听宫穴，快速直刺 6~8 分，提插补泻，使针感向面部放射，得气后回抽无回血缓慢注入药液 1ml；鱼腰直刺进针 0.5 分后，待有触电样针感传至眼及前额得气后回抽无回血缓慢注入三联药物 1ml；四白进针后斜向上方约 45° 角进入 0.5~0.8 寸，待触电样针感传至上唇与上牙等处时，回抽无回血缓慢注入三联药物 1ml，其他穴位按具体穴位解剖要求，进针得气后注射药物 1ml。1 天 1 次，14 次 1 个疗程。

【主治】三叉神经痛。

【出处】卢桂强．三联针穴位注射治疗三叉神经痛 42 例．中国中医药科技，2013，20（6）：694-695．

·········方10·········

【药物组成】盐酸利多卡因注射液，盐酸 654-2 注射液。

【取穴】第一支痛取穴鱼腰、太阳、攒竹；第二支痛取穴四白、迎香、翳风；第三支痛取穴地仓、颊车、迎香。

【用法】将以上药液抽入5ml针管内，穴位常规消毒，分别注入药物1ml穴位注射。

【主治】三叉神经痛。

【出处】左汝东，王卉．穴位注射治疗三叉神经痛30例．中国社区医师，2005，7（109）：48-49．

·········· 方11 ··········

【药物组成】氢溴酸高乌甲素注射液。

【取穴】牵正、颧髎、口禾髎。

【用法】用一次性2.5ml注射器吸取氢溴酸高乌甲素注射液2ml，常规操作，每个穴位注射大约0.6~0.7ml药液。较重的患者适当增加药量（注射药液1ml）。

【主治】三叉神经痛。

【出处】张伟范，霍明霞．穴位注射治疗三叉神经痛35例．中国针灸，2005，25（12）：840．

·········· 方12 ··········

【药物组成】地塞米松注射液，利多卡因注射液，维生素 B_1 注射液，维生素 B_{12} 注射液。

【取穴】扳机点、下关、听宫。

【用法】地塞米松注射液0.5ml，2%利多卡因注射液1ml，维生素 B_1 注射液1ml，维生素 B_{12} 注射液1ml。取5ml一次性注射器，抽取上述注射液并混匀，用酒精棉球在上述穴位皮肤上常规消毒后，迅速进针，刺入0.5~1寸，有针感后抽吸无回血再将药液缓缓注入，在下关穴注入1ml药液，听宫穴注入0.5ml药液，扳机点采用弥散法注射注入2ml药液，1天1次，7次为

1个疗程。

【主治】三叉神经痛。

【出处】董兴辉，陈伊，赵立刚．穴位注射治疗三叉神经痛．中医药学报，2013，41（5）：118-119．

·········方13·········

【药物组成】当归注射液，维生素 B_{12} 注射液。

【取穴】太阳、风池、翳风、合谷、下关。

【用法】穴位常规消毒，取当归注射液 2ml、维生素 B_{12} 注射液 1ml，选其中 2 穴穴位注射，每穴 1.5ml。1 天 1 次，10 次为 1 个疗程。

【主治】三叉神经痛。

【出处】鲁登述．针刺穴位注射治疗三叉神经痛 30 例．中国针灸，2005，25（S1）：66．

四、注意事项

三叉神经痛是一种顽固性难治病症，水针疗法治疗有一定的止痛效果。临床治疗时对继发性三叉神经痛需详查原因，同时治疗原发疾病。本病发作常与情绪和疲劳相关，所以患者勿过度操劳，避免精神刺激，勿食辛辣刺激性食物，保持心情愉快。

五、医案分析

李某，女，55 岁，2005 年 7 月 5 日初诊。病史：1 个月前突感左耳前及唇周出现放射性电击样的剧痛，咀嚼、张口时则疼痛加剧。查体：患者左耳前相当于下关穴处压痛明显，面肌略有肿胀。诊断；原发性三叉神经第一、三支疼痛。电针治疗承浆、地仓、颊车、下关等穴，配合穴位注射疗法，经 1 个疗程后疼痛明显减轻；连续治疗 2 个疗程后，疼痛完全消失，随访 1 年无复发。［李莉. 电针配合穴位注射治疗三叉神经痛 40 例［J］. 云南中医中药杂志，2007，01：25.］

头　痛

头痛是指头部经脉绌急或失养，清窍不利所引起的以头痛为特征的一种病症，是临床常见的自觉症状，可单独出现，亦见于多种疾病的过程中。西医学中的偏头痛、紧张性头痛与丛集性头痛等，凡符合头痛证候特征者均可参考本节辨证论治。

一、病因病机

病因：外感因素：感受风、寒、湿、热等外邪，头部外伤。内伤因素：情志失调，先天不足或房事不节，饮食劳倦或体虚久病。

病机：外感头痛：邪阻经络，络脉不通，清窍不利。内伤头痛：肝脾肾三脏功能失调，精血不足，脑失所养。

病位：头部。

病性：外感头痛之病性属表属实，内伤头痛属虚证，亦有虚实夹杂证。

二、辨证论治

中医学从外感与内伤两大因素分析头痛，西医学目前对头痛的发生机制尚未认识清楚，从头痛发生机制来看，分为两种：一是血管源性头痛，二是神经源性头痛；而从头痛分类来看，又分为原发性头痛、继发性头痛。头痛的常见类型包括偏头痛、紧张性头痛、颈源性头痛和丛集性头痛等。

表 8-31 头痛证型

证型		外感头痛			内伤头痛				
		风寒头痛	风热头痛	风湿头痛	肝阳头痛	血虚头痛	痰浊头痛	肾虚头痛	瘀血头痛
症状	主症	头痛连及项背,常有拘急收紧感	头痛而胀,甚则痛如裂	头痛如裹	头胀痛,或抽掣而痛,头痛多为两侧	头痛隐隐,缠绵不休	头痛昏蒙,重坠	头痛而空	头痛剧烈,或刺痛,经久不愈,痛处固定不移
	兼症	恶风寒,口淡不渴	发热恶风,面红目赤,口渴喜饮,大便秘结,小便黄赤	肢体困重,身热不扬,胸闷纳呆,小便不利,大便稀溏	头晕目眩,心烦易怒,面红目赤,口苦胁痛,失眠多梦	面色少华,心悸怔忡,失眠多梦	胸脘痞闷,纳呆呕恶,眩晕,倦怠乏力	腰膝酸软,眩晕耳鸣,神疲乏力,滑精带下	日轻夜重,头部有外伤史,或长期头痛史
	舌脉	舌质淡红,苔薄白,脉浮紧	舌边尖红,苔薄黄,脉浮数	舌质淡红,苔白腻,脉濡	舌红苔黄,脉弦数	舌质淡,苔薄白,脉细弱	舌质淡红,苔白腻,脉滑或滑溏	舌红少苔,脉细无力	舌紫暗有瘀斑瘀点,苔薄白,脉细或细涩
治疗	治则	疏风散寒止痛	疏风清热利络	祛风胜湿通窍	平肝潜阳息风	养血滋阴,和络止痛	健脾燥湿,化痰降逆	养阴补肾,填精生髓	活血化瘀,通窍止痛
	取经	以局部取穴为主,配合循经远端取穴							

三、穴位注射疗法

（一）外感头痛

········· 方1 ·········

【药物组成】维生素 B_1 注射液 100mg，维生素 B_{12} 注射液 500μg。

【取穴】百会、太阳、风池、合谷。

【用法】每穴注射 0.3~0.5ml，1 天 1 次，5 次为 1 个疗程。

【主治】风寒头痛。

【出处】艾坤主编.《水针疗法》. 中国医药科技出版社，2012.

········· 方2 ·········

【药物组成】野木瓜注射液 5ml。

【取穴】太阳、风池、列缺。

【用法】双太阳穴各 1ml，双风池穴各 1ml，双列缺穴各 0.5ml。隔日 1 次，10 次为 1 个疗程。

【主治】风寒头痛。

【出处】李振峰. 野木瓜注射液治疗头痛. 云南中医杂志，1990，（02）: 16.

········· 方3 ·········

【药物组成】柴胡注射液 3ml。

【取穴】百会、太阳、风池、合谷、曲池。

【用法】每穴注射 0.3~0.5ml，1 天 1 次，5 次为 1 个疗程。

【主治】风热头痛。

【出处】艾坤主编.《水针疗法》. 中国医药科技出版社,
2012.

.... 方4 ....

【药物组成】维生素 B_1 注射液 100mg, 维生素 B_{12} 注射液
500μg。

【取穴】百会、太阳、风池、合谷、头维、阴陵泉。

【用法】每穴注射 0.3~0.5ml, 1 天 1 次, 5 次为 1 个疗程。

【主治】风湿头痛。

【出处】艾坤主编.《水针疗法》. 中国医药科技出版社,
2012.

.... 方5 ....

【药物组成】生理盐水 10ml。

【取穴】风池。

【用法】每穴注射 5ml, 隔日 1 次, 一般 3~5 次。

【主治】外感头痛。

【出处】程爵堂、程功文主编.《百病中医穴位注射疗法》.
学苑出版社, 2004.

（二）内伤头痛

.... 方1 ....

【药物组成】维生素 B_1 注射液 100mg, 维生素 B_{12} 注射液
500μg, 654-2 注射液 5~10ml。

【取穴】百会、风池、太冲、太溪、阳陵泉。

【用法】每穴注射 0.3~1.0ml, 1 天 1 次或隔日 1 次, 5 次为
1 个疗程。

【主治】肝阳上亢之头痛。

【出处】艾坤主编.《水针疗法》. 中国医药科技出版社,
2012.

·········· 方2 ··········

【药物组成】维生素 B_1 注射液 100mg, 维生素 B_{12} 注射液
500μg, 生脉注射液 2~4ml。

【取穴】百会、头维、足三里、三阴交、中脘、大陵。

【用法】每穴注射 0.3~1.0ml, 1 天 1 次或隔日 1 次, 5 次为
1 个疗程。

【主治】血虚头痛。

【出处】艾坤主编.《水针疗法》. 中国医药科技出版社,
2012.

·········· 方3 ··········

【药物组成】维生素 B_1 注射液 100mg, 维生素 B_{12} 注射液
500μg, 痰热清注射液 5~10ml。

【取穴】头维、太阳、丰隆、阳陵泉、膻中、内关。

【用法】每穴注射 0.3~1.0ml, 1 天 1 次或隔日 1 次, 5 次为
1 个疗程。

【主治】痰浊头痛。

【出处】艾坤主编.《水针疗法》. 中国医药科技出版社,
2012.

·········· 方4 ··········

【药物组成】维生素 B_1 注射液 100mg, 维生素 B_{12} 注射液
500μg, 黄芪注射液 5~10ml。

【取穴】百会、肾俞、复溜、悬钟、关元、三阴交。

【用法】每穴注射 0.3~1.0ml，1 天 1 次或隔日 1 次，5 次为 1 个疗程。

【主治】肾虚头痛。

【出处】艾坤主编.《水针疗法》. 中国医药科技出版社，2012.

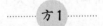
方5

【药物组成】维生素 B_1 注射液 100mg，维生素 B_{12} 注射液 500μg，川芎嗪注射液或香丹注射液 2~4ml，或灯盏细辛注射液 6~10ml。

【取穴】阿是穴、合谷、血海、三阴交、太冲。

【用法】每穴注射 0.3~1.0ml，1 天 1 次或隔日 1 次，5 次为 1 个疗程。

【主治】瘀血头痛。

【出处】艾坤主编.《水针疗法》. 中国医药科技出版社，2012.

（三）其他头痛

方1

【药物组成】维生素 B_{12} 注射液 3ml，野木瓜注射液 3ml。

【取穴】风池穴、阳辅穴、外关穴。

【用法】每穴注射 2ml 药物，1 天 1 次，10 天为 1 个疗程，双侧轮流取穴。

【主治】偏头痛。

【出处】姜进平，张苏婉，程肖芳. 32 例偏头痛的针灸穴位注射治疗分析. 中国现代药物应用，2011，5（4）：240-241.

·········· 方2 ··········

【药物组成】川芎嗪注射液 2ml，维生素 B_{12} 注射液 1ml。

【取穴】风池、阳陵泉、阿是穴。

【用法】每穴 1ml，隔天 1 次，5 次为 1 个疗程。

【主治】偏头痛。

【出处】马琳，孙莉，李秀玲．川芎嗪注射液穴位注射治疗偏头痛 84 例临床观察．当代医学，2014，20（18）：153-154．

·········· 方3 ··········

【药物】醋酸泼尼松龙注射液 5ml，利多卡因注射液 5ml。

【取穴】取偏头痛一侧的风池穴。

【用法】直刺风池穴至骨膜处注入 2ml，然后退针头，沿头皮下朝百会方向进 2~3cm 后注入 2ml，沿头皮下朝哑门穴方向进针 2cm 注入 2ml，沿头皮下朝角孙穴方向进针 1~2cm 注入 2ml，隔天 1 次，5 次为 1 个疗程。

【主治】偏头痛。

【出处】彭根兴．风池穴穴位注射治疗偏头痛 100 例临床观察．中西医结合心脑血管病杂志，2010，8（6）：688-689．

·········· 方4 ··········

【药物】维生素 B_{12} 注射液 0.5mg，维生素 B_1 注射液 50mg，盐酸利多卡因 2ml。

【取穴】取患侧完骨穴。

【用法】将药物缓慢注于患侧完骨穴，隔日 1 次，3 次为 1 个疗程。

【主治】偏头痛。

【出处】王红梅，孙萍．完骨穴穴位注射治疗偏头痛．中国针灸，2006，26（6）：430．

········· 方5 ·········

【药物】当归注射液 4ml。

【取穴】双侧阳陵泉穴。

【用法】每穴各注射 2ml，注射完毕后揉按穴位 1 分钟。隔天 1 次，10 次为 1 个疗程。

【主治】偏头痛。

【出处】韦云泽．阳陵泉穴位注射治疗偏头痛．中国针灸，2011，31（4）：379．

········· 方6 ·········

【药物组成】野木瓜注射液 2ml、地塞米松 2mg、2% 利多卡因混合液 2ml。

【取穴】阿是穴。

【用法】阿是穴注射以上药物，1 次，无效或效果差者 7 天后再注射 1 次。

【主治】枕大神经痛。

【出处】吴建华，陈吉利．穴位注射阿是穴治疗枕大神经痛 20 例．中医外治杂志，2013，22（2）：24-25．

········· 方7 ·········

【药物组成】利多卡因注射液 5ml。

【取穴】疼痛侧头维、合谷、内关、阿是穴。

【用法】每穴注射 0.5ml，1 天 1 次，10 次为 1 个疗程，间隔 2 日重复下 1 个疗程。

【主治】紧张型偏头痛。

【出处】赵海丰，周正国，王宝成．穴位注射利多卡因治疗紧张型偏头痛 43 例．实用中医内科杂志，2011，（10）：85-86．

········ 方8 ········

【药物组成】天麻注射液 4ml、维生素 B_1 注射液 2ml。

【取穴】太阳、风池、合谷、头维、率谷、神门。

【用法】每穴注射 0.5ml，1 天 1 次或隔日 1 次，3 次为 1 个疗程，共 2 个疗程。

【主治】紧张性头痛。

【出处】宋玉文，叶振洪，伏晓猛．穴位注射治疗血管性紧张性头痛 100 例．中国针灸，1997，（05）：318．

········ 方9 ········

【药物组成】2% 利多卡因 2ml，氧化泼尼松龙 25mg（1ml），胞二磷胆碱 250mg（2ml），0.9% 氯化钠注射液 1ml。

【取穴】风池、天牖穴。

【用法】每穴注射 3ml，治疗 3 次，每次间隔 4 天。

【主治】颈源性头痛。

【出处】钱俐俐．颈源性头痛穴位注射治疗方案的优选．南京中医药大学，2014．

········ 方10 ········

【药物组成】5g/L 地塞米松加 20g/L 普鲁卡因 1ml。

【取穴】头维、阳白。

【用法】每穴注射 1ml 的混合液，1 个疗程 8~16 天，共注射 4 次。

【主治】丛集性头痛。

【出处】李岩，李永昌，匡培根．穴位注射法治疗丛集性头痛24例．中国临床康复，2004，（04）：692．

四、注意事项

头痛的病因颇多，水针疗法有较好的效果，有的可以立即缓解头痛。对多次治疗不效或逐渐加重的头痛，要查明病因，治疗原发病，以免贻误病情。部分患者由于头痛反复发作，迁延不愈，易产生消极、悲观、焦虑、恐惧等情绪，故应在治疗同时，给予患者精神上的安慰和鼓励，避免过度劳累、紧张及情绪激动。

五、医案分析

患者，女，42岁，1992年3月16日就诊。头痛反复发作20年，每次发作与劳累、情志刺激有关。经脑血流图、脑电图、头颅CT等检查，诊断为血管神经性头痛，曾先后服用多种中、西药物或接受针灸治疗，疗效不佳。现症：头部以右侧耳尖上部至头维穴区域胀痛为主，痛剧时欲以头撞墙，下午尤甚，时有头皮跳动感；伴头晕、目胀、颧红、口干苦不欲饮、烦躁，睡眠欠佳，小便黄，舌质红有散在瘀点，苔薄黄少津，脉细弦。辨证为阴虚阳亢、瘀血阻络，方用复方丹参液2ml水针风池穴，左右各1ml，针后在风池穴局部轻揉3分钟左右；同时加刺行间，泻法，每隔10分钟运针1次，留针30分钟，太冲穴用三棱针点刺放血，左右交替。每2天治疗1次。4次后，头痛及诸证明显缓解，停止太冲穴点刺放血，行间改用平补平泻法，留针30分钟，水针风池穴同上。继续治疗10次，沉疴解除。嘱用杞菊地黄丸配龙胆泻肝丸善后调理1个月。半年后随访，未见复发。[李小林，王倩. 穴位注射风池穴治疗慢性头痛 [J]. 针灸临床杂志，2004，（08）：34-35.]

肋间神经痛

肋间神经痛又名肋间神经炎，是一组症状，指胸神经根（即肋间神经）由于不同原因的损害，如：胸椎退变、胸椎结核、胸椎损伤、胸椎硬脊膜炎、肿瘤、强直性脊柱炎等疾病或肋骨、纵隔、胸膜病变，肋间神经受到上述疾病产生的压迫、刺激，出现炎性反应，而出现以胸部肋间或腹部呈带状疼痛为主要表现的综合征。

一、病因病机

病因：实者因气滞、瘀血、湿热闭阻经脉，虚者因精血亏损，经脉失养。

病机：实邪闭阻胁肋部经脉，不通则痛；虚者精血不足，胁肋部经脉失养，不荣则痛。

病位：肝胆，与脾、胃的病变有关。

病性：实证为主，兼有虚证。

二、辨证论治

表 8-32　肋间神经痛证型

证型		肋间神经痛				
		肝气抑郁型	肝血亏虚型	肝风内动型	风寒侵袭型	风痰阻络型
症状	主症	颜面抽搐，头晕耳鸣，精神不振	颜面抽搐，时发时止	颜面抽搐，时感头痛头晕	突发颜面抽搐	颜面抽搐，患侧面肌麻木感
	兼症	伴有哭闹，每因情志波动而诱发	伴有头晕目眩	每遇到不快，抽搐加快	伴有头痛，鼻塞、恶寒，眼睛流泪	伴有面部浮肿，眩晕咳痰，口干不欲引

证型		肋间神经痛				
		肝气抑郁型	肝血亏虚型	肝风内动型	风寒侵袭型	风痰阻络型
症状	舌脉	舌红，苔薄白，脉弦缓	舌红苔少，脉弦细无力	舌暗红，苔薄白偏干，脉弦细有力	舌淡红，苔薄白，脉浮	舌体发胖，苔薄白润，脉弦滑
治疗	治则	疏肝解郁	养血缓急	平肝息火	疏散风寒，佐以解痉	祛痰息风益气
	取经	以局部取穴为主，配合循经远端取穴				

肋间神经痛是指一个或几个肋间部位从背部沿肋间向胸腹前壁呈放射性疼痛，呈半环状分布。多为单侧受累，也可以双侧同时受累、咳嗽、深呼吸或打喷嚏往往使疼痛加重。查体可有胸椎棘突，棘突间或椎旁压痛和叩痛，少数患者沿肋间有压痛，受累神经支配区可有感觉异常。其疼痛性质多为刺痛或灼痛，呈现沿肋间神经放射的特点。

三、穴位注射疗法

·········· 方1 ··········

【药物组成】地塞米松2.5mg、利多卡因1.5ml、维生素 B_{12} 0.5mg，炎琥宁80mg。

【取穴】患侧带状疱疹沿肋间神经走形所对应的夹脊穴及上下邻近的夹脊穴各2个，共计5个夹脊穴。

【用法】用10ml空针套5号半针头抽取上述药物充分混匀，让患者伏于桌上，充分暴露背部，将所注穴位常规消毒后快速刺入1.3~2.5cm，有得气感后回抽无回血再把药物缓慢注入穴中，出针后用消毒干棉球压迫针孔，以防出血和渗透。每穴注药1ml，1天1次。14天为1个疗程。

【主治】带状疱疹后遗肋间神经痛。

【出处】王淼，芦梦迪，赵立刚．穴位注射夹脊穴治疗带状疱疹后遗肋间神经痛．世界最新医学信息文摘，2016，80：64．

········· 方2 ·········

【药物组成】维生素 $B_1$100mg 注射液、维生素 B_{12} 注射液 0.5mg。

【取穴】日月、期门、阳陵泉、支沟。

【用法】5ml 注射器抽取维生素 $B_1$100mg 注射液、维生素 B_{12} 注射液 0.5mg，用 7 号针头，皮肤常规消毒后进针，得气后回抽无血的情况下每穴注入药液 0.75ml，1 天 1 次，两侧交替使用，10 天为 1 个疗程。

【主治】带状疱疹后遗肋间神经痛。

【出处】吴菊卿．穴位注射治疗带状疱疹后遗肋间神经痛 32 例．中国针灸，2002，03：158．

········· 方3 ·········

【药物组成】维生素 B_{12}、利多卡因和地塞米松。

【取穴】夹脊穴。

【用法】以维生素 B_{12}、利多卡因和地塞米松，在疼痛对应的夹脊穴进行穴位注射治疗，1 天 1 次，7 天为 1 个疗程，两个疗程后观察疗效。

【主治】带状疱疹后遗肋间神经痛。

【出处】崔山瑶．穴位注射夹脊穴治疗肋间神经痛的临床疗效观察．黑龙江中医药大学，2016．

·········· 方4 ··········

【药物组成】当归注射液 2ml，维生素 B_{12} 注射液 0.5mg。

【取穴】华佗夹脊穴。

【用法】用 5ml 注射器抽取当归注射液 2ml，维生素 B_{12} 注射液 0.5mg，共 3ml，用 7 号针头，皮肤常规消毒后进针，得气后回抽无血的情况下，选 3 个相应的夹脊穴，注入药液 1ml，1天 1 次，两侧交替使用。

【主治】带状疱疹后遗肋间神经痛。

【出处】刘斌．穴位注射治疗带状疱疹后遗肋间神经痛 40例．山西中医，2004，01：14.

·········· 方5 ··········

【药物组成】葡萄糖，维生素 B_{12}。

【取穴】日月、期门、阳陵泉、支沟、肝俞、太冲。

【用法】取相应节段的夹脊穴，单侧者取同侧夹脊穴，双侧者取双侧夹脊穴，药物用 10% 葡萄糖液 3ml 加维生素 B_{12}1ml 混合液，将针直刺达神经根部附近，带有明显针感，回抽无血后，将针稍向上提，注入药液，每穴每次注入 1ml，注射完毕后，压迫局部 0.5 分钟。

【主治】一侧或两侧肋间神经痛。

【出处】孟祥慧，穆艳云．电针加夹脊穴位注射治疗肋间神经痛 40 例．上海针灸杂志，2002，06：31.

四、注意事项

水针疗法对胁痛有较好疗效，但须明确诊断，尤其对于急性胁痛，必要时采取综合治疗措施。饮食宜清淡，多吃蔬菜水果，保持情绪稳定、心情开朗。

五、医案分析

黄某，女，60 岁，5 个月前患带状疱疹，疱疹发作时分布于肚脐右侧，疱疹消失后遗留肋间神经痛，发作频率与持续时间不固定，甚或不敢着衣。就诊时患者手撑起右侧胸胁处衣物，防止其接触患处肌肤，患者神志清楚，表情痛苦，焦躁心烦，饮食不佳，小便短赤，大便不畅，舌苔黄腻，脉弦滑。中医诊断：胁痛。采用穴位注射疗法，常规酒精棉消毒后，抽取配置好的药液 2.5ml，在右侧第 2、3、4 腰椎旁的夹脊穴各注射 0.5ml，在脐周疼痛部位选取阿是穴 2 个，各用弥散法注射 0.5ml，经过 2 个疗程治疗后疼痛明显减轻，3 个疗程后疼痛消失，半年后随访，未有复发，效果显著。[王淼，芦梦迪，赵立刚. 穴位注射夹脊穴治疗带状疱疹后遗肋间神经痛［J］. 世界最新医学信息文摘，2016，80：64.]

膈肌痉挛

膈肌痉挛是由于膈肌、膈神经、迷走神经或中枢神经等受到刺激后引起一侧或双侧膈肌的阵发性痉挛，伴有吸气时声门突然关闭，发出短促响亮的特别声音。按痉挛的轻重可称呃逆、膈肌痉挛和膈肌扑动。

一、病因病机

病因：饮食不当、情志不舒、正气亏虚。

病机：胃失和降，胃气上逆动膈。

病性：实证多见，兼有虚证，虚实夹杂。

病位：膈，与胃、三焦、肾密切相关。

二、辨证论治

表 8-33　膈肌痉挛证型

证型		实证			虚证	
		胃寒积滞	胃火上逆	肝郁气滞	脾胃阳虚	胃阴不足
症状	主症	呃逆，或呃声沉缓有力，或呃声洪亮有力，或呃声连连			呃声低微无力	
	兼症	呃逆常因感寒或饮冷而发作，呃声沉缓有力，遇寒则重，得热则减	呃声有力，冲逆而出，口臭烦渴，喜冷饮，尿赤便秘	呃逆常因情志不畅而诱发或加重，胸胁胀满	气不得续，脘腹不适，喜暖喜按，身倦食少，四肢不温	呃声短促而不得续，口干咽燥，饥不欲食
	舌脉	苔薄白，脉迟缓	苔黄燥，脉滑数	苔薄白，脉弦	舌淡、苔薄，脉细弱	舌红、少苔，脉细数
治法	治则	温中散寒通降腑气	和胃降逆	疏肝理气	温中散寒	养阴清热降逆止呃
	取经	足太阳、手厥阴、足阳明经穴为主	足太阳、手厥阴、足阳明经穴为主	足太阳、手厥阴、足阳明、足厥阴经穴为主	足太阳、手厥阴、足阳明、任脉穴为主	足太阳、手厥阴、足阳明经穴为主

　　呃逆为膈肌痉挛引起的收缩运动，吸气时声门突然关闭发出一种短促的声音。可发于单侧或双侧的膈肌。正常健康者可因吞咽过快、突然吞气或腹内压骤然增高而引起呃逆，多可自行消退，有的可持续较长时间而成为顽固性呃逆。

三、穴位注射疗法

··········　方1　··········

【药物组成】盐酸甲氧氯普胺注射液。

【取穴】取穴太冲，三阴交，足三里，合谷，内关，外关，中脘，膻中，百会（四肢穴均为双侧）。

【用法】将盐酸甲氧氯普胺 10mg 加生理盐水 20ml 注射液，

从下肢穴位开始向上每个穴位注入 1ml，再肌内注射氯丙嗪 25mg，使患者安静入睡。

【主治】膈肌痉挛。

【出处】黄淑芬，于滨. 穴位注射治疗 28 例药物性膈肌痉挛. 实用临床医学，2007，8（4）：35.

·········· 方2 ··········

【药物组成】维生素 B_{12} 注射液。

【取穴】取膈俞，内关穴。

【用法】患者取俯伏坐位，穴位常规皮肤消毒，用 2 个 5 号封闭针头抽取维生素 B_{12} 注射液各 500μg，直刺，略捻转，待局部得气后回抽无回血时将药物缓慢注入，两穴共注 1mg，出针后轻按针孔。隔日 1 次，5 次为 1 个疗程。

【主治】膈肌痉挛。

【出处】王海燕，王次霞. 穴位注射治疗膈肌痉挛 60 例. 山西中医，2007，23（2）：4.

·········· 方3 ··········

【药物组成】盐酸氯丙嗪注射液。

【取穴】膈俞穴。

【用法】患者取俯卧位，穴位常规消毒后，用 5ml 注射器套上 7 号针头，迅速斜刺入皮下约 2cm，不行针，注射药物后迅速拔出针头，用消毒棉签或干棉球适当压迫防止出血。1 次为 1 个疗程。

【主治】膈肌痉挛。

【出处】孙志刚，李国庆，徐美芳. 穴位注射治疗膈肌痉挛 180 例效果观察. 右江民族医学院学报，2005，27（2）：243.

········· 方4 ·········

【药物组成】普鲁卡因注射液，654-2注射液，地塞米松注射液。

【取穴】内关，足三里。

【用法】取内关、足三里二穴，皮肤常规消毒后，用5号注射针，穴位进针2cm，每穴缓慢注射普鲁卡因、654-2、地塞米松混合液1ml，注射完毕后，穴位用拇指顺时针方向旋转按压3分钟，1天1次，重者2次，3天为1个疗程。

【主治】膈肌痉挛。

【出处】文真，姜玉芝，黄维荣.穴位注射治疗膈肌痉挛.中国中西医结合耳鼻咽喉科杂志，2006，14（3）：139.

········· 方5 ·········

【药物组成】维生素 B_1 注射液，维生素 B_6 注射液。

【取穴】双侧内关穴。

【用法】取双侧内关穴，用75%酒精常规皮肤消毒后，用5ml无菌注射器抽取维生素 B_1 注射液2ml、维生素 B_6 注射液1ml共3ml，垂直刺入内关穴内，出现酸胀感回抽无血后缓慢注入，出针后用酒精棉球按压针孔至无渗血。1天1次，6次1个疗程，共2个疗程。

【主治】膈肌痉挛。

【出处】黄昕，刘鹏，李书霖，李岩，李凤霞.针刺配合穴位注射治疗膈肌痉挛44例疗效观察.中医药学报，2015，03：102-103.

········· 方6 ·········

【药物组成】甲氧氯普胺。

【取穴】神门，膈，耳轮2区，胃，肝。

【用法】穴位局部常规消毒，用一次性5ml注射器将甲氧氯普胺注射液吸入，在足三里穴直刺一寸左右，有酸胀感，无回血方可注入药液，双侧足三里各注入0.5ml1天1次，7次为1个疗程。

【主治】膈肌痉挛。

【出处】彭惠婷，周浣贞．耳穴贴压配合穴位注射治疗膈肌痉挛46例．上海针灸杂志，1995，05：198．

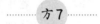

方7

【药物组成】654-2针10mg，注射用水2ml。

【取穴】内关（双），中脘。

【用法】用一次性5ml无菌注射器安上7号注射针头，抽取654-2针10mg以及注射用水2ml混合，患者采取仰卧位，常规消毒穴位后，进针方向，深度与穴位毫针针法相同，采用快速针法，进针后上下提插使患者得气，并抽针芯无回血后缓慢推注射器改变深浅度使药物均匀分布在穴位中，每穴注射1ml，出针后以无菌棉球按压针孔即可。1天1次，本组病例多数1~2次即可痊愈，最长者治疗5次，仍无效者改用其他方法。

【主治】顽固性膈肌痉挛。

【出处】刘英，汤开鉴．穴位注射治疗顽固性呃逆25例．针灸临床杂志，1998，08：16．

四、注意事项

水针疗法对呃逆具有立竿见影的显著疗效。对不明原因引起的反复发作的顽固性呃逆须明确诊断，重视原发病的治疗。

年老体弱和慢性久病患者出现呃逆，往往是胃气衰败、病情加重之象，疗效欠佳。

五、医案分析

刘某，男性，68岁，退休干部，2003年3月10日初诊。就诊前一日晚上7时因与老伴生气后感到胸闷，心慌，气短，咽喉部位有堵塞感，然后独自上床休息，约1小时后出现呃逆连声，持续一夜，自服"盐酸甲氧氯普胺"、饮水等症状不见减轻，次日来我院针灸科就诊。查：老年男性，精神不佳，痛苦面容，纳差，舌质淡黄，苔薄白，脉细弱。诊为呃逆。治则疏肝理气，降逆和胃止呃。治以穴位注射膈俞穴1次后，呃逆停止，后随访未再发作。［姜淑芳.穴位注射膈俞穴治疗呃逆68例［J］.中国中医急症，2007.］

面肌痉挛

面肌痉挛是一种半侧面部不自主抽搐的病症。抽搐呈阵发性且不规则，程度不等，可因疲倦、精神紧张及自主运动等而加重。起病多从眼轮匝肌开始，然后涉及整个面部。

一、病因病机

病因：面神经之膝状神经节受病理性刺激所致，或面神经管的纤维增生，异常血管对面神经的压迫所致。

病机：气血痹阻，经筋功能失调。

病位：面部经筋。

病性：多为本虚标实，以虚为主。

二、辨证论治

表 8-34　面肌痉挛证型

证型		实证			虚证	
		胃寒积滞	胃火上逆	肝郁气滞	脾胃阳虚	胃阴不足
症状	主症	呃逆，或呃声沉缓有力，或呃声洪亮有力，或呃声连连			呃声低微无力	
	兼症	呃逆常因感寒或饮冷而发作，呃声沉缓有力，遇寒则重，得热则减	呃声有力，冲逆而出，口臭烦渴，喜冷饮，尿赤便秘	呃逆常因情志不畅而诱发或加重，胸胁胀满	气不得续，脘腹不适，喜暖喜按，身倦食少，四肢不温	呃声短促而不得续，口干咽燥，饥不欲食
	舌脉	苔薄白，脉迟缓	苔黄燥，脉滑数	苔薄白，脉弦	舌淡、苔薄，脉细弱	舌红、少苔，脉细数
治法	治则	温中散寒通降腑气	和胃降逆	疏肝理气	温中散寒	养阴清热降逆止呃
	取经	足太阳、手厥阴、足阳明经穴为主	足太阳、手厥阴、足阳明经穴为主	足太阳、手厥阴、足阳明、足厥阴经穴为主	足太阳、手厥阴、足阳明、任脉穴为主	足太阳、手厥阴、足阳明经穴为主

　　面肌痉挛即面部一侧抽搐（个别人出现双侧痉挛），精神越紧张、激动痉挛越严重。初期症状为眼睑跳动，经过一段时间病灶形成，发展成为面肌痉挛，连动到嘴角，严重的连带颈部。面肌痉挛可以分为两种，一种是原发型面肌痉挛，一种是面瘫后遗症产生的面肌痉挛。两种类型可以从症状表现上区分出来。原发型的面肌痉挛，在静止状态下也可发生，痉挛数分钟后缓解，不受控制；面瘫后遗症产生的面肌痉挛，只在做眨眼、抬眉等动作产生。

三、穴位注射疗

·········· 方 1 ··········

【药物组成】A 型肉毒毒素。

【取穴】眼睑痉挛患者，选取距上、下睑缘 5mm，睑中内、中外各 1/3 交界处，及距外眦部 1cm 处，再按照中医腧穴学理论，眼睑痉挛患者另外选取攒竹，丝竹空穴，单侧面肌痉挛患者，分别于患者面部口周及鼻翼外侧取巨髎，迎香，禾髎，地仓，夹承浆，颧髎、颊车穴。结合腧穴及患者痉挛部位，采用上、下睑的内外侧、外眦部颞侧眼轮匝肌及面部口轮匝肌、颊部肌肉注射点。

【用法】首先对患者进行视力、外眼、睑裂宽度、上睑提肌肌力检查，确定痉挛程度，再根据眼睑、面肌痉挛强度及部位进行不同剂量注射。每点注射量眼睑为 1.25U~2.5U、面肌为 2.5U~5U，注射 1 周后仍有残存痉挛者可追加注射，症状复发者可做原量或加倍注射，一次注射总剂量不宜超过 55U。

【主治】眼睑痉挛。

【出处】陈红梅，李淑梅，尤小兵．A 型肉毒毒素穴位注射治疗眼睑与面肌痉挛 82 例体会．中医杂志，2007，48（增刊）：208-209．

········· 方 2 ·········

【药物组成】地西泮注射液。

【取穴】患侧攒竹、鱼腰、丝竹空、地仓、下关和健侧合谷。气血亏虚较甚者加足三里。

【用法】患者取坐位或卧位，选用皮试注射器抽取地西泮注射液 1ml，分别按以上诸穴顺序进行穴位注射。针刺后上下缓缓提插，不捻转，待得气后每穴缓慢注入地西泮注射液 0.1~0.2ml，隔天 1 次，10 次为 1 个疗程。拔针后局部按压约 2~3 分钟，以免出血。

【主治】面肌痉挛。

【出处】许瑞凌，汪瑾. 安定穴位注射治疗面肌痉挛 5 例报告. 山东医药，2007，47（3）：57.

·········· 方 3 ··········

【药物组成】腺苷钴胺注射液。

【取穴】患侧太阳穴。

【用法】用 5ml 注射器抽取 3ml 腺苷钴胺注射液，排尽注射器内空气。患者穴位局部皮肤用无菌棉签蘸取安尔碘，按无菌原则自中心向外旋转涂擦 1cm×1cm 的区域，不留空隙。患者取侧卧位（患侧在上），充分暴露注射穴位。在太阳穴直刺入皮下，向下关方向斜刺 1.5cm，局部有酸胀感，力求针感向脸颊部放散，回抽无血，缓慢注入 1ml，在注射过程中逐渐退针1cm，形成一直径在 0.5~1.0cm "皮丘"，出针后用干棉球按压针孔。穴位注射后嘱患者适当轻揉穴位注射部位，以促进药物更好地吸收。1 次 / 周，连续治疗 3 个月。

【主治】面肌痉挛。

【出处】杨凯. 穴位注射太阳穴治疗面肌痉挛的临床观察［D］. 硕士，指导老师：张彤，2010.

·········· 方 4 ··········

【药物组成】利多卡因注射液、地西泮注射液。

【取穴】取四白、翳风或完骨；配穴取太阳、颧髎、下关、地仓。

【用法】根据痉挛部位，每次选用 2 个主穴，1 个配穴，共3 个穴位进行穴位注射。先用带 5 号针头的一次性注射器抽取利多卡因注射液 3ml 分注 3 个穴位，然后抽取地西泮注射液2ml（10mg）分别注入上述穴位。

【主治】面肌痉挛。

【出处】杨怡，王建国．穴位注射治疗面肌痉挛 40 例．上海针灸杂志，2008，27（8）：42．

··········· 方5 ···········

【药物组成】维生素 B_1 注射液，维生素 B_{12} 注射液。

【取穴】患侧阳白、攒竹、四白、迎香、地仓、颊车、下关、颧髎。

【用法】用 5ml 注射器将维生素 B_1 注射液 100mg（2ml），维生素 B_{12} 注射液 0.5mg（2ml）吸入注射器内，对准穴位斜刺，提插捻转，得气后，回抽无血推入药液，每穴 1ml。将上述穴位分成两组，两组交替注射，1 次 / 天，10 天为 1 个疗程。

【主治】面肌痉挛。

【出处】刘媛媛，张伟范．穴位注射治疗面肌痉挛的临床观察．黑龙江医药科学，2005，28（3）：87．

四、注意事项

面肌痉挛一般呈渐进式发展，一定要早期治疗。病情短且轻者，痊愈率高；病情长且重者，痊愈率低。但经过治疗后绝大部分患者能有不同程度的缓解，提高了患者的生活质量。临床发现，面肌痉挛大部分患者性情较急躁，故治疗中强调慎起居，调情志，并适当练习放松，以取得最佳疗效。

五、医案分析

患者，女，41 岁，农民，1998 年 4 月 6 日就诊。患者于 1996 年秋和邻居发生口角出现右侧眼睑瞤动，未经任何治疗，半年后逐渐加重并波及右侧颜脸，严重时右眼睁开困难，右侧口角上提，在情绪激动和劳累时症状明显加重。查生理反射减弱，病理反射阴性，电兴奋不完全变性。诊断为右侧眼睑痉挛及面肌痉挛，根据病情选择攒竹，阳白，太阳，睛明，听宫，迎香，翳风，地仓，颊车，颧髎穴位多点注射，A型肉毒毒素用生理盐水稀释，每穴位注射2.5~5U，每次总量不超过50U，垂直进针3~5mm，不宜过浅过深。不要伤及腮腺组织和血管。用以上治疗1次后症状明显减轻，1周后对残存痉挛追加注射1次，症状完全消失，随访2年无复发，即告痊愈［叶藻. A型肉毒毒素穴位注射治疗眼睑及面肌痉挛临床观察［J］. 交通医学，2003，05：564.］

帕金森病

帕金森病是一种发生于中年以上的中枢神经系统疾病，主要病变部位在黑质和纹状体。本病的临床特征为运动减少、肌肉僵直和震颤，起病缓慢，逐渐进展。本病相当于中医学中的"拘证""肝风""颤证"等病证范畴。

一、病因病机

病因：风、火、痰、瘀。风以阴虚生风为主，也有阳亢风动或痰热化风者。

病机：肝风内动，筋脉失养。"肝主身之筋膜"，为风木之脏，肝风内动，筋脉不能任持自主，随风而动，牵动肢体及头颈颤抖摇动。

病位：头和肢体。

病性：气血阴阳亏虚。

二、辨证论治

表 8-35　帕金森病证型

证型		帕金森病				
		风阳内动证	痰热风动证	气血亏虚证	髓海不足证	阳气虚衰证
症状	主症	肢体颤动粗大，程度较重，不能自制，眩晕	头摇不止，肢麻震颤	头摇肢颤，面色㿠白，表情淡漠，神疲乏力，动则气短	头摇肢颤，持物不稳，腰膝酸软	头摇肢颤，筋脉拘挛，畏寒肢冷，四肢麻木，心悸懒言
	兼症	肢体麻木，口苦而干，语言迟缓不清，尿赤，大便干	手不能持物，头晕目眩，胸脘痞闷，口苦口黏，甚则口吐痰涎	心悸健忘，眩晕，纳呆	失眠心烦，头晕，耳鸣，善忘，老年患者常兼有神呆、痴傻	动则气短，自汗，小便清长或自遗，大便溏
	舌脉	舌质红，苔黄，脉弦	舌体胖大或有齿痕、舌质红、舌苔黄腻，脉弦滑数	舌体胖大、舌质淡红、苔薄白滑，脉沉濡无力或沉细弱	舌质红，苔薄白，或红绛无苔，脉细数	舌质淡、苔薄白，脉沉迟无力
治法	治则	镇肝息风，舒筋止颤	清热化痰，平肝息风	益气养血，濡养筋脉	填精补髓，育阴息风	补肾助阳，温煦筋脉
	取经	以局部取穴为主，配合循经远端取穴				

有明确的病因可寻，如药物、中毒、感染、外伤和脑卒中等。①药物性：与帕金森病在临床表现上很难区别，重要的是有吩噻嗪类、丁酰苯类、利舍平、钾剂、α-甲基多巴、甲氧氯普胺、氟桂利嗪等用药史。目前，上述药物的应用相当普遍，应引起重视。当停用药物数周至6个月后帕金森病的症状即可明显减轻或消失，可以鉴别。②中毒性：以一氧化碳和锰中毒较为多见，其他有MPTP、甲醇、汞、氰化物等。其中如一氧化碳中毒患者有急性中毒史，苏醒后逐渐发生弥散性脑损伤的征象，可有强直及震颤。又如锰中毒，多有长期的接触史，在出现锥体外系症状前常有精神异常如情绪不稳、记忆力下降等。③脑炎后：甲型脑炎（昏睡性脑炎）可于病愈后数年内发生持

久和严重的帕金森病表现，但甲型脑炎仅在 1920 年前后广泛流行，目前极少见。其他病毒性脑炎，如乙型脑炎，在病愈期也可能呈现帕金森病，症状一般都轻微、短暂。④外伤性：颅脑外伤的后遗症可以表现为帕金森病，但在频繁遭受脑震荡的患者中较多见。⑤血管性：见于部分多发性腔隙性脑梗死患者，卒中病史、假性延髓性麻痹、腱反射亢进、锥体束损害体征等可以区别，它与帕金森病的另一不同之处是震颤不明显。

三、穴位注射疗法

.... 方1 ....

【药物组成】复方丹参注射液。

【取穴】阳陵泉，合谷，太冲。

【用法】局部皮肤常规消毒后，用无痛快速进针法刺入皮下组织，然后缓慢推进或上下提插，有酸胀等"得气"感后，回抽无回血，即将药物缓慢推入。每穴用药 2ml，隔日注射一次，5 次为 1 个疗程，疗程间休息 2 天，连续 2 个疗程。

【主治】帕金森病。

【出处】常学军主编．常见病中西医诊疗手册．河南科学技术出版社，2013，6（1）．

.... 方2 ....

【药物组成】复方丹参注射液。

【取穴】阳陵泉、合谷、太冲（双侧交替使用）。

【用法】局部皮肤常规消毒后，用无痛快速进针法刺入皮下组织，然后缓慢推进或上下提插，有酸胀等"得气"感后，回抽无回血，即将药物缓慢推入。每穴用药 2ml，隔日注射 1 次，5 次为 1 个疗程，疗程间休息 2 天，连续 2 个疗程。

【主治】帕金森病。

【出处】高春燕.头针配合穴位注射治疗帕金森病30例.中医药临床杂志,2006,05:483.

·········· 方3 ··········

【药物组成】脉络宁注射液。

【取穴】双侧阳陵泉、足三里。

【用法】注射药物为脉络宁注射液,取双侧阳陵泉、足三里,分为两组(左阳陵泉加右足三里,右阳陵泉加左足三里),两组交替,每穴2ml,1天1次,15次结束治疗。

【主治】帕金森病。

【出处】徐斌,马骋,陈国志.穴位注射对帕金森病中枢单胺类递质的影响.上海针灸杂志,2002,02:1-2.

·········· 方4 ··········

【药物组成】维生素 B_1 注射液。

【取穴】主穴取膈俞、心俞和风府,配穴:上肢及头面部震颤严重者,加大椎;下肢震颤严重者加命门。

【用法】取维生素 B_1 注射剂,每穴0.5ml,隔日1次,病程长且病势重者1天1次。

【主治】震颤麻痹。

【出处】刘帅洲.穴位注射配合头针治疗震颤麻痹17例.吉林中医药,2001,03:48.

·········· 方5 ··········

【药物组成】维生素 B_{12} 注射液。

【取穴】双侧三阴交、足三里。

【用法】穴位常规消毒后,用2ml一次性注射器套上6号针头，吸入维生素 B_{12} 注射液 0.5mg，分别针刺入双侧足三里，得气后各注入 0.25mg 的药液，次日依法将药物分别注射双侧三阴交，两穴交替注射。

【主治】帕金森病。

【出处】张静，沈宏家．针刺加穴位注射治疗帕金森病 68 例．上海针灸杂志，2005，11：28．

四、注意事项

帕金森病是一种缓慢进展的神经系统变性疾病，生存期 5~20 年。目前尚无根本性治疗的方法，若能得到及时诊断和正确治疗，多数患者发病数年内仍能继续工作或生活质量较好，仅少数迅速致残。疾病的晚期，由于严重的肌强直，全身僵硬终致卧床不动。本病的直接死亡原因是肺炎、骨折等各种并发症。

五、医案分析

患者，男，48 岁，工人，2001 年 5 日初诊，四肢震颤 3 年，3 年前无明显原因出现右侧上肢震颤，慢慢发展到右侧下肢和双侧上下肢体，并伴有肢体肌肉强直，活动不便，手部震颤如搓丸状，静止时尤为明显，入眠即止，醒则复发。烦躁易怒，常流口水。四肢感觉无障碍，肌肉无萎缩，曾服用盐酸苯海索和多种中药后，症状稍有减轻，但停药后症状明显加重，因患者在家休养 1 年多，CT 脑电图检查未发现异常，诊断为帕金森病，按照穴位常规消毒后，用 2ml 一次性注射器套上 6 号针头，吸入维生素 B_{12} 注射液 0.5mg，分别针刺入双侧足三里，得气后各注入 0.25mg 的药液，次日依法将药物分别注射双侧三阴交，两穴交替注射。3 个疗程后症状、体征基本消失，功能恢复正常，重返工作岗位，随后 1 年未复发。[张静，沈宏家．针刺加穴位注射治疗帕金森病 68 例 [J]．上海针灸杂志，2005，11：28．]

第七节　其他病症

糖尿病

糖尿病是内分泌系统的一种常见的新陈代谢障碍性疾病，隶属于中医学"消渴"的范畴。以多饮、多食、多尿、消瘦、尿糖及血糖增高为特征。西医认为这是一组以高血糖为特征的代谢性疾病。高血糖则是由于胰岛素分泌缺陷或其生物作用受损，或两者兼有引起。糖尿病时长期存在的高血糖，导致各种组织，特别是眼、肾、心脏、血管、神经的慢性损害、功能障碍。

一、病因病机

病因：禀赋不足、过食肥甘，情志失调，劳欲过度。
病机：阴精亏损，燥热过盛。
病位：肺、胃、肾，尤以肾为关键。
病性：虚证。阴虚为本，燥热为标。

二、辨证论治

表 8-36　糖尿病证型

证型		上消（肺热津伤）	中消（胃热炽盛）
症状	主症	烦渴多饮	多食易饥
	兼症	口干舌燥，尿频量多	口渴，尿多，形体消瘦，大便干燥
	舌脉	苔薄黄，脉洪数	苔黄，脉滑实有力
治法	治则	清热润肺，生津止渴	清胃泻火，养阴增液
	取经	足太阳，手太阴经穴为主	足太阳，足阳明经穴为主

三、穴位注射疗法

（一）2型糖尿病

············ 方1 ············

【药物组成】山莨菪碱注射液，维生素 B_{12} 注射液，注射用神经生长因子按 1∶1∶1 比例混合成 9ml 液体。

【取穴】胃俞、三阴交、足三里、曲池、脾俞、肝俞、阳陵泉、支沟。

【用法】每穴注射 1ml 混合液，每周 2 次，10 次为 1 个疗程。

【主治】2 型糖尿病。

【出处】王文生，张心爱.穴位注射治疗 2 型糖尿病 61 例.中国针灸，2006，26（9）：680.

············ 方2 ············

【药物组成】654-2 注射液 5mg。

【取穴】双足三里。

【用法】654-2 注射液 5mg 注射双足三里穴，1 天 1 次，14天为 1 个疗程。

【主治】2 型糖尿病。

【出处】何志忠.654-2 足三里穴位注射治疗糖尿病周围神经病变疗效观察.医学信息，2011，（1）：120.

（二）糖尿病并发症

············ 方1 ············

【药物组成】黄芪注射液 3ml。

【取穴】单侧脾俞、胃俞、胰俞穴。随证配伍：肝胃不和加肝俞，脾胃虚寒加肾俞，痰浊中阻加丰隆，脾胃气虚者加足三里，胃中积热加上巨虚，胃阴不足加太溪。

【用法】黄芪注射液，每穴 1ml，每次选 3~4 穴，隔天 1 次，15 次 1 个疗程，双侧两组穴交替使用。

【主治】糖尿病胃轻瘫。

【出处】张新成，张学莲．背俞穴穴位注射治疗糖尿病胃轻瘫 45 例．云南中医学院学报，2007，30（3）：48-49．

方 2

【药物组成】丹参注射液 4ml。

【取穴】1 组：双侧足三里、三阴交；2 组：双侧昆仑、阳陵泉、丰隆、悬钟。

【用法】每穴 1ml，2 组穴位交替使用，隔日 1 次，10 次为1 个疗程。

【主治】糖尿病周围神经病变。

【出处】赵慧玲，关红雨，李新艳，等．丹参注射液穴位注射治疗糖尿病周围神经病变 33 例．世界中医药，2009，4（4）：220-221．

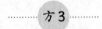
方 3

【药物组成】红花黄色素注射液 100mg。

【取穴】双足三里穴，三阴交穴。

【用法】双侧足三里穴和三阴交穴，双侧穴位交替进行治疗，1 天 1 次。1 个月为 1 个疗程。

【主治】糖尿病周围神经病变。

【出处】杨冬梅，戴丽芬．红花黄色素注射液穴位注射治疗糖尿病周围神经病 42 例临床观察．云南中医中药杂志，2010，

31（8）：16-17.

········· 方 4 ·········

【药物组成】普罗碘胺注射液 2ml，2% 利多卡因注射液 0.5ml 混合。

【取穴】攒竹、丝竹空、球后。

【用法】丝竹穴穴注射药液 0.75ml，根据药物的吸收情况及皮肤状况可随机攒竹穴与球后穴交替取穴注射药液 0.5ml。

【主治】糖尿病性视网膜病变。

【出处】周丹，刘桂霞. 改良穴位注射技术治疗糖尿病性视网膜病变的临床评价. 中华中医药学刊，2012，30（6）：1328-1330.

········· 方 5 ·········

【药物组成】葛根素注射液 0.4ml。

【取穴】攒竹、太阳。

【用法】上述两穴每日一穴药物注射，交替使用，每次每穴药物注射剂量 0.2ml。7 天为 1 个疗程。

【主治】2 型糖尿病性视网膜病变。

【出处】宋艳敏，吕沛霖，仝警安. 葛根素眼周穴位注射治疗 2 型糖尿病性视网膜病变 50 例. 陕西中医，2006，27（4）：472-474.

········· 方 6 ·········

【药物组成】黄芪注射液 10ml。

【取穴】关元穴、三阴交穴、膀胱俞、肺俞穴。

【用法】关元穴、膀胱俞穴每穴注入 2ml，其余每穴注入 1ml，

1 天 1 次，10 天为 1 个疗程。

【主治】糖尿病神经源性膀胱。

【出处】任红，王佩，王甜甜．黄芪注射液穴位注射治疗糖尿病神经源性膀胱 69 例临床观察．中国临床医生，2012，40（12）：57-59．

方 7

【药物组成】黄芪注射液 4ml。

【取穴】1 组：脾俞、中脘、足三里；2 组：三阴交、肾俞、关元。

【用法】每穴 1ml，1 天 1 次，每次一组穴位，两组腧穴交替使用，10 次为 1 个疗程。

【主治】干预糖尿病前期。

【出处】耿樱．黄芪穴位注射对糖尿病前期干预的临床研究［D］．硕士，指导老师：姜云武，2013．

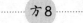

方 8

【药物】甲钴胺注射液 250μg。

【取穴】双侧足三里、三阴交、阳陵泉、承山。

【用法】每次任选 2 个穴位。每穴 125μg，隔日 1 次注射，15 次为 1 个疗程。

【主治】糖尿病周围神经病变。

【出处】杨露梅，李淑彦，朱钰宝．甲钴胺穴位注射治疗糖尿病周围神经病变 38 例临床研究．河北中医，2009，31（3）：421-422．

方 9

【药物】甲钴胺注射液 500μg。

【取穴】双侧足三里。

【用法】左右交替取穴注射，1天1次。10次为1个疗程。

【主治】糖尿病性胃轻瘫。

【出处】张其兰. 甲钴胺足三里穴位注射治疗糖尿病性胃轻瘫40例. 中国现代医生，2009，47（28）：48，50.

············ 方10 ············

【药物】甲钴胺注射液500μg、维生素B_1注射液100mg共2ml。

【取穴】双侧肾俞穴。

【用法】每侧各注射1ml，1天1次，15天为1个疗程。

【主治】糖尿病神经源性膀胱。

【出处】杨玉华，罗宝龙. 甲钴胺、维生素B_1穴位注射治疗糖尿病神经源性膀胱34例. 中国临床医生杂志，2007，35（8）：57.

············ 方11 ············

【药物组成】甲钴胺注射液1mg。

【取穴】曲池、外关、合谷、足三里、阴陵泉、阳陵泉。

【用法】每次选1~2穴，以甲钴胺0.5mg穴位注射，隔日1次，15次为1个疗程。

【主治】糖尿病周围神经病变。

【出处】盛骥锋，徐佑娟. 甲钴胺穴位注射综合治疗糖尿病周围神经病变32例. 中医杂志，2009，50（1）：48-49.

············ 方12 ············

【药物组成】红花注射液4ml。

【取穴】双侧足三里或阳陵泉。

【用法】红花注射液 2ml，取一侧足三里或阳陵泉。一侧足三里与阳陵泉隔日交替取穴。疗程为 10 天。

【主治】糖尿病足。

【出处】仇绍晨．穴位注射治疗糖尿病足 50 例．实用中医内科杂志，2010，（10）：99-100．

····· 方 13 ·····

【药物组成】维生素 B_{12} 注射液 500μg。

【取穴】双侧足三里。

【用法】维生素 B_{12} 注射液 500μg，左右交替，1 天 1 次，14 次为 1 个疗程。

【主治】糖尿病周围神经病变。

【出处】单鸣，詹云，陈劲秋，等．维生素 B_{12} 足三里穴位注射治疗糖尿病周围神经病变临床体会．中国中医急症，2011，18（11）：1883-1884．

····· 方 14 ·····

【药物组成】维生素 B_1 注射液 0.1g、维生素 B_{12} 注射液 500μg。

【取穴】双侧足三里。

【用法】穴位注射，左右交替，1 天 1 次，10 次为 1 个疗程。

【主治】糖尿病周围神经病变。

【出处】王贤娴．维生素 B_1、B12 足三里穴位注射治疗糖尿病周围神经病变临床体会．现代中医药，2011，31（3）：45-46．

····· 方 15 ·····

【药物组成】维生素 B_{12} 注射液 0.5mg、维生素 B_1 注射液 0.1g。

【取穴】双侧足三里或三阴交。

【用法】取双侧足三里、三阴交穴位交替，1天1次，双侧穴位各1.5ml。10天为1个疗程。

【主治】糖尿病周围神经病变。

【出处】周秀丽．穴位注射治疗糖尿病周围神经病变的临床疗效．临床合理用药，2010，3（24）：69-70．

············ 方16 ············

【药物组成】甲钴胺注射液0.25mg。

【取穴】双侧足三里、三阴交、阳陵泉、曲池、脾俞、肾俞。

【用法】每次选择2个腧穴，交替使用。选用甲钴胺注射液0.5mg，每穴每次注入甲钴胺0.125mg，隔日1次，每周治疗3次，连续治疗2个月。

【主治】糖尿病周围神经病变。

【出处】杨丽．穴位注射对糖尿病周围神经病变干预作用的临床观察及实验研究［D］．硕士，指导老师：董勤，2013．

············ 方17 ············

【药物组成】川芎嗪注射液，丹参注射液或红花注射液4ml。

【取穴】双侧足三里、阳陵泉、三阴交及承山穴。

【用法】每穴注射药液0.5ml，隔日1次。2~3个月为1个疗程。

【主治】糖尿病周围神经病变。

【出处】李淑彦，王娟．穴位注射改善糖尿病周围神经病变疗效观察．四川中医，2007，25（11）：114-115．

············ 方18 ············

【药物组成】甲钴胺注射液7ml。

【取穴】阴陵泉、阳陵泉、委中、足三里、三阴交、承山、太冲。

【用法】甲钴胺注射液 1ml，交替选取病变一侧穴位注射，1 天 1 穴，连续 14 天。

【主治】糖尿病周围神经病变。

【出处】苏艳文．穴位注射甲钴胺治疗糖尿病周围神经病变30 例疗效观察．天津药学，2009，21（3）：48-49．

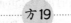
方19

【药物组成】甲钴胺注射液 1ml。

【取穴】双足三里。

【用法】甲钴胺注射液 1ml，1 天 1 次，左右两穴交替，2 周1 个疗程。

【主治】2 型糖尿病周围神经病变。

【出处】苏灏．穴位注射甲钴胺治疗 2 型糖尿病周围神经病变疗效观察．现代中西医结合杂志，2009，18（25）：3018-3019．

方20

【药物组成】甲钴胺 500μg。

【取穴】曲池、合谷、足三里、三阴交、血海。

【用法】每次取一肢体 2 个穴位，每穴 250μg，双侧交替取穴。1 天 1 次，30 次为 1 个疗程。

【主治】糖尿病周围神经病变。

【出处】周君，李先果，梁云武，等．穴位注射甲钴胺治疗糖尿病周围神经病变45 例疗效观察．针灸临床杂志，2005，21（3）：39-40．

方21

【药物组成】维生素 B_1 注射液 50mg、甲钴胺注射液 500μg。

【取穴】足三里、三阴交。

【用法】选一侧三阴交穴和对侧足三里穴，15 天为 1 个疗程。

【主治】糖尿病神经源性膀胱。

【出处】韩英. 穴位注射治疗糖尿病神经源性膀胱 60 例. 河南中医，2006，26（3）：62-63.

方22

【药物组成】维生素 B_1 注射液 100mg、利多卡因注射液 100mg。

【取穴】足三里、三阴交、委中。

【用法】每个穴位 0.5ml，1 天 1 次，左右交替，4 周为 1 个疗程。

【主治】糖尿病神经源性膀胱。

【出处】王猛，高怀林. 穴位注射治疗糖尿病神经源性膀胱临床观察. 河北中医，2010，32（4）：562-563.

方23

【药物组成】血栓通注射液 4ml。

【取穴】双侧足三里、阳陵泉、三阴交及承山穴等。上肢麻木、疼痛配曲池、外关、合谷穴。

【用法】每次选取 4~5 个穴位，每个穴位 0.5~1ml，1 天 1 次，10 次为 1 个疗程。

【主治】糖尿病周围神经病变。

【出处】郑海燕，杨静. 穴位注射治疗糖尿病周围神经病变

30 例．中国老年保健医学，2010，8（6）：15~16．

········· 方24 ·········

【药物组成】复方当归注射液 2ml。

【取穴】双侧足三里。

【用法】每侧穴位注射 1ml，隔日 1 次，10 次为 1 个疗程。

【主治】糖尿病周围神经病变。

【出处】徐波．穴位注射治疗糖尿病周围神经病变．湖北中医杂志，2010，32（1）：71．

········· 方25 ·········

【药物组成】腺苷钴胺注射液 1mg。

【取穴】双侧足三里。

【用法】腺苷钴胺 1mg，溶于 2ml 生理盐水中，足三里穴位注射，1 天 1 次。疗程 4 周。

【主治】糖尿病周围神经病变。

【出处】赵丹阳，章福格，孟瑶．穴位注射治疗糖尿病周围神经病变的观察．中医药信息，2009，26（2）：69-70．

········· 方26 ·········

【药物组成】甲钴胺 500μg、维生素 B_1 注射液 100mg，共 2ml。

【取穴】肾俞穴。

【用法】每侧各注 1ml，1 天 1 次，15 天为 1 个疗程。

【主治】糖尿病神经源性膀胱。

【出处】杨玉华，罗宝龙．维生素 B_1 穴位注射治疗糖尿病神经源性膀胱 34 例．中国临床医生杂志，2007，35（8）：57．

·········方27·········

【药物组成】甲钴胺注射液 1mg。

【取穴】曲池、外关、合谷、足三里、阴陵泉、阳陵泉。

【用法】每次选 1~2 穴，以甲钴胺 0.5mg 穴位注射，隔日 1 次，15 次为 1 个疗程。

【主治】糖尿病周围神经病变。

【出处】盛骥锋，徐佑娟．甲钴胺穴位注射综合治疗糖尿病周围神经病变 32 例．中医杂志，2009，50（1）：48-49．

四、注意事项

水针疗法对早、中期患者及轻型患者的症状缓解及内分泌调整有一定疗效，但对重型患者应采取综合治疗措施。糖尿病患者易于并发感染和产生压疮，须严格消毒和观察。严格控制饮食，限制碳水化合物的摄入。

五、医案分析

周某，男，66 岁，退休，汉族。糖尿病史 10 余年，诉对称性四肢麻木、时有针刺样疼痛 3 个月余，并呈进行性加重，自觉乏力，伴口干口苦，大便干结，舌红、苔薄白，脉细。使用胰岛素 1 年，现诺和灵 30R14U、10U，空腹血糖 9~10mmol/L。肌电图示末梢神经传导延迟。予针灸辨证施治并甲钴胺双手足三里隔日交替穴位注射，经治 2 周，自觉症状显著缓解，神经传导速度提高。［李永凯，王裕贤．甲钴胺穴位注射治疗糖尿病末梢神经炎观察．新疆中医药 2008，26（6）］

单纯性肥胖症

单纯性肥胖症是指因机体内热量摄入大于消耗，造成脂肪在体内积聚过多，导致体质量、体质量指数、体脂超过正常值的一种病症。中医认为肥胖是由于年老体衰、过食肥甘、缺乏运动、情志所伤等因素导致脏腑功能失调，水湿、痰浊、膏脂等壅盛于体内而发生肥胖。

一、病因病机

病因：年老体衰：中年以后，肾气渐衰，火不生土，脾失健运，湿浊内聚，以致水液留滞而致肥胖。过食肥甘：嗜食肥甘厚腻，湿热内生，酝酿成痰；又可损伤脾胃，致水谷运化失司，湿浊停留，使体重增加，形成肥胖。缺乏运动："久卧伤气，久坐伤肉"，伤气则脾虚，脾气虚弱，运化失司，水谷精微不能传输，水湿停聚，形成肥胖浮肿。情志所伤：五脏皆能藏神，七情内伤，脏腑功能失调，升降失序，影响水谷、水液运化，使代谢紊乱，发生肥胖。

病机：年老体衰：脾虚不运致湿浊内聚，膏脂瘀积。过食肥甘：湿热壅盛，脾失运化，湿浊停聚。缺乏运动：久卧伤气，久坐伤肉，脾虚气弱，不能运化水谷精微。情志所伤：脏腑失调，升降失序，水谷精微不能运化。

病位：主病在肌肉，与脾肾关系密切，肝胆及心肺功能失调亦与本病相关。

病性：本虚标实之证，本虚以气虚为主，主要表现为脾肾气虚，可见肝胆疏泄失调及心脾气虚；标实以痰浊、膏脂为主，兼有水湿、血瘀、气滞，但临床虚实常各有所侧重。

二、辨证论治

表 8-37　单纯性肥胖症证型

证型		单纯性肥胖症		
		胃热湿阻	脾虚湿阻	脾肾两虚
症状	主症	形体肥胖，消谷善饥	肥胖，浮肿，疲乏无力	形体肥胖，虚浮肿胀，疲乏无力
	兼症	头胀眩晕，肢重怠惰，口臭口干，口渴喜饮，大便秘结	肢体困重，尿少，纳差食少，大便溏薄，脘腹胀满	少气懒言，动而喘息，头晕畏寒，食少纳差，腰膝冷痛，大便溏薄，或五更泄泻，阳痿
	舌脉	舌质红，苔腻微黄，脉滑小数	舌质淡红，舌苔薄腻，脉沉细	舌质淡，苔薄白，脉沉细
治疗	治则	清热利湿和胃	健脾益气，祛痰除湿	健脾益肾

三、穴位注射疗法

·········· 方1 ··········

【药物组成】硫普罗宁 8ml。

【取穴】双侧复溜、丰隆、足三里、三阴交。

【用法】每次每穴注射 1ml，每周 3 次，连续治疗 3 个月。

【主治】单纯性肥胖。

【出处】陈普艳，姜锦林，杨强，刘小琴，杨春黎. 中药联合穴位注射治疗肥胖性脂肪肝 52 例. 中国中医药现代远程教育，2014，08：78-79.

·········· 方2 ··········

【药物组成】益心酮片剂稀释于 10 倍生理盐水中。

【取穴】足三里、上巨虚、三阴交。

【用法】2ml 每穴，连续 20 天。

【主治】单纯性肥胖。

【出处】山楂叶益心酮穴位注射对肥胖大鼠的减肥作用．宁夏医科大学学报，2010，04：32-2．

四、注意事项

单纯性肥胖，水针疗法有较好的效果，但是平时依然要注意饮食有节，适当锻炼，才能有更好的疗效。

五、医案分析

患者，男，40 岁，2014 年 6 月 13 日初诊。体重 100kg，身高 1.75m。体重指数（BMI）32.68kg/m^2，甘油三酯（TG）4.6mmol/L，总胆固醇（TC）7.8mmol/L，肝肾功能正常，腹部超声示脂肪肝。平素喜食肥甘，有酗酒史。身体重度肥胖，行动轻度受限，纳食可，二便调，眠差，舌淡胖质嫩，苔薄黄腻，脉滑。采用上述方法给予治疗后，2014 年 7 月 14 日复诊，患者体重下降 5kg，现 90kg，眠可、乏力。两周后电话追访患者体重下降 2kg。继续适当饮食控制、加强运动。

焦 虑 症

焦虑症以广泛和持续性焦虑或反复发作的惊恐不安为主要特征，常伴有自主神经紊乱、肌肉紧张与运动不安。临床分为广泛性焦虑障碍与惊恐障碍两种主要形式。中医理论认为，焦虑症是思虑劳倦，内伤心脾，以致血不养心或心肾不交。

一、病因病机

病因：忧愁、思虑、惊恐、悲伤、委屈、窘困等精神因素。

病机：情志内伤所致，以忧郁伤神、心神惑乱。

病位：以心为主。

病性：以虚证为主。

二、辨证

表 8-38 焦虑症证型

证型		心血不足	心肾不交
症状	主症	心悸气短，头晕目眩，失眠健忘	心烦不寐，入睡困难，心悸多梦
	兼症	面色无华，倦怠乏力，纳呆食少	伴头晕耳鸣，腰膝酸软，潮热盗汗，五心烦热，咽干少津，男子遗精，女子月经不调
	舌脉	舌淡红，脉细弱	舌红少苔，脉细数
治法	治则	补血养心，益气安神	滋阴降火，交通心肾
	取经	舌淡红，脉细弱	手少阴心经、足少阴肾经

三、穴位注射疗法

·········· 方1 ··········

【药物组成】氯硝西泮 0.1~0.3mg。

【取穴】足三里。

【用法】隔日 1 次，5 次为 1 个疗程。

【主治】焦虑症。

【出处】周昭君，杨巧云.中西医结合治疗焦虑症临床观察.浙江中西医结合杂志 2003，13：10.

·········· 方2 ··········

【药物组成】2ml 生理盐水中含腺苷钴胺 1mg。

【取穴】足三里。

【用法】每穴 1ml，含 0.5mg 腺苷钴胺。每周周一、周三、周五辰时（7：00~9：00）穴位注射。治疗时间为 4 周。

【主治】糖尿病周围神经病变患者伴焦虑。

【出处】梁静，吴伦卉，陈佳艺，唐晴．子午流注纳子法穴位注射对糖尿病周围神经病变患者焦虑和生活质量的影响．成都中医药大学学报，2017，01：37-39．

四、注意事项

水针疗法除注射后因药物所致局部轻微肿胀外，未发生任何并发症及不良反应。

五、医案分析

李某，汉族，42岁，已婚，大学学历，经济状况良好。10岁时曾经得哮喘，成年后痊愈。无酒瘾，烟瘾较大。其家教严，十岁时得哮喘使得自己自卑且胆怯。初中时曾有强迫症倾向。大学时由于改选，使得自己从小学一直保持的班长头衔被拿下，极度失落。初中时父亲得肝炎，大一时父亲去世。父亲生病不仅加重了自己的心理负担，且因此使得自己不得不选择并不喜欢的中医专业，给自己带来不愉快。现在主要症状是情绪低落，兴趣下降，焦虑，意向下降，自我评价低，绝望，有自杀倾向，失眠等。其焦虑症状虽重，但是抑郁的伴发症状，故诊断为抑郁性神经症。于是来我科就诊，采用上述方法给予治疗后，首次治疗感到情绪低落，兴趣下降，焦虑，意向下降等症状减轻，2次治疗后，兴趣下降，焦虑，意向下降等症状减轻明显，第3次治疗诸症基本消失，5次治疗后全部治愈。随访半年以上症状未见发作。

抑 郁 症

郁证是以情绪低落、哭泣、悲伤、失望、活动能力减退以及思维、认知功能迟缓为主要特征的一类情绪障碍。检查时不能发现相应的体征。患者一般意识清楚，有自知力。此证多见于中年女性，脑力劳动者多于体力劳动者。郁证主要是气郁不通导致气血津液运行不畅、脏腑阴阳失调的一类病症，其中以肝气郁结最为多见。

一、病因病机

病因：由饮食劳倦、内伤七情以及痰、火、瘀等引起的脏腑功能失调、气血运行不畅所出现的一类病症。

病机：情志不舒导致肝郁。

病位：与心、肝、脾密切相关。

病性：以虚证为主。

二、辨证论治

表 8-39　抑郁症证型

证型		肝气郁结	脾气虚弱	心血不足
症状	主症	精神抑郁，情绪不宁，善太息	食少纳呆	心悸气短，头晕目眩，失眠健忘
	兼症	胀痛，走窜不定，疼痛每因情志变化而增减，胸闷，喜叹息，得嗳气或矢气则舒，纳呆食少，脘腹胀满	食欲不振、腹胀腹泻、肢体乏力	面色无华，倦怠乏力，纳呆食少
	舌脉	苔薄白，脉弦	舌淡、苔白，脉弱	舌淡红，脉细弱
治法	治则	疏肝理气	补中益气	补血养心，益气安神
	取经	足少阳胆经、手少阳三焦经、足厥阴肝经穴为主	足太阳膀胱经、足太阴脾经	足太阴脾经、手少阴心经、手厥阴心包经

三、穴位注射疗法

·········· 方1 ··········

【药物组成】维生素 B_1 注射液 1ml，维生素 B_{12} 注射液 1ml，当归注射液 2ml，黄芪注射液 1ml。

【取穴】心俞、肝俞、脾俞、胃俞、肾俞、三焦俞为主，均取双侧。

【用法】每穴注入 0.5~1ml。以上穴位交替使用，10 次为 1 个疗程，疗程间休息 3 天。

【主治】抑郁症。

【出处】赵秀敏，姬鹏文，程凤宽，郭涛. 背俞穴穴位注射配合针刺治疗郁证. 中国中医药信息杂志，2001，12：78.

·········· 方2 ··········

【药物组成】五加注射液 2~4ml。

【取穴】厥阴、阳明、少阴经穴为主：太冲、内关、丰隆、足三里、神门、三阴交、膻中、心俞、肾俞、膈俞。

【用法】每个穴位 0.2~0.5ml，每次选 4~5 个穴位，每周 2 次，12 次为 1 个疗程。

【主治】抑郁症。

【出处】周晋丽. 刺五加注射液穴位注射治疗抑郁症 96 例. 中医外治杂志，2012，04：34.

·········· 方3 ··········

【药物组成】人参加当归注射液 2ml，或加复方丹参注射液 2ml 加 10% 葡萄糖注射液 2~4ml 苯巴比妥钠. 1mg 加入生理盐水或 5% 葡萄糖注射液 2ml。

【取穴】主穴：风池、内关、心俞穴。肝气郁结配肝俞、三阴交、膻中；心脾两虚配脾俞、血海、足三里。

【用法】每日或隔日1次，每次选2~3穴，穴位交替。5次为1个疗程，间隔5~7天后再行第2个疗程。

【主治】抑郁症。

【出处】黄巍，黄金连．心理加水针治疗郁证的临床分析．山西中医，1996，03：40．

·········· 方4 ··········

【药物组成】黄芪和当归注射液等份混合穴位注射。

【取穴】主穴选用太冲、合谷、内关，肝郁脾虚型加肝俞、脾俞、足三里，肝郁血虚型加肝俞、血海、三阴交，心脾两虚型加脾俞、三阴交、足三里，脾肾两虚型加脾俞、肾俞、太溪、足三里。

【用法】太冲、合谷、内关、太溪注射1ml，其他穴位注射2ml，上述穴位均取单侧轮流注射，隔日1次。

【主治】抑郁症。

【出处】张习东，谈建新．穴位注射分型治疗中风后抑郁症．光明中医，2009，07：1335-1336．

四、注意事项

穴位注射治疗本病疗效较好。此病在临床中较为常见，但往往无特效药物。应重视原发病的治疗，注重预防，避免滥用药物。

五、医案分析

王某，男，51岁，工人。2012年10月8日以右侧肢体半身不遂 1 个月，烦躁易怒，失眠 1 周为主诉来诊。患者于 1 个月前无明显诱因突然出现右侧肢体无力，遂于当地医院治疗，诊断为"急性脑梗死（左侧基底节区）"，经静脉输液、口服药物（具体不详）及针刺治疗后，症状好转，右侧肢体肌力恢复至 IV 级，基本能生活自理。1 周前家人发现患者情绪激动，烦躁易怒，食欲减退，入睡困难。服用"氟西汀"，症状无明显改善。现症见：烦躁易怒，眩晕头痛，失眠多梦，面红目赤，胁痛口苦，食欲减退，舌红苔黄腻，脉弦数。采用上述方法给予治疗后，失眠症状改善，情绪恢复稳定，食欲如常，能够正常与他人交流，1 个月后诸症明显改善，日常生活能够自理，对生活充满信心。

慢性疲劳综合征

慢性疲劳综合征，是一种长期身心极度疲劳以致严重影响体力活动为突出表现，伴有低热、淋巴结肿痛、肌肉酸痛、关节疼痛、神经精神症状、免疫学异常和其他非特异表现的综合征，亚健康状态是在健康与疾病之间，体内病机已经启动，阴阳出现了或盛或衰，正处于欲病而未作的阶段，中医学属于"未病"范畴。

一、病因病机

病因：先天禀赋不足或病后失调损伤正气，劳累过度，情志失调及饮食不节所致。

病机：脏腑不合、气血失调。

病位：五脏相关，以心、脾、肾为主。

病性：以虚证为主。

二、辨证

表8-40 慢性疲劳综合征证型

证型		脾气虚弱	脾肾阳虚
症状	主症	面色萎黄或淡白,头晕气短	面色萎黄或淡白,头晕气短
	兼症	神疲乏力,嗜睡困倦,纳少便溏	神疲乏力,少气懒言,嗜睡困倦,纳少便溏,遗精阳痿,月经不调
	舌脉	舌薄,脉细	舌胖大而淡,苔薄白,脉沉细
治法	治则	健脾益胃,补益中气	健脾益气,温肾固本
	取经	足阳明胃、足太阳膀胱经、任脉为主	足太阴脾、足太阳膀胱经、任脉、督脉为主

三、穴位注射疗法

方1

【药物组成】黄芪注射液4ml。

【取穴】双侧足三里穴。

【用法】每穴2ml,1天1次,10次为1个疗程。

【主治】慢性疲劳综合征。

【出处】熊芳丽,肖亚平. 黄芪注射液穴位注射治疗慢性疲劳综合征32例. 针灸经络,2000,12(23):6.

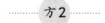

方2

【药物组成】黄芪注射液20ml。

【取穴】太冲(双)、三阴交(双)、足三里(双)、内关(双)及中脘、气海、关元、百会,背部取心俞(双)、膈俞(双)、肝俞(双)、脾俞(双)、肾俞(双)。

【用法】选取药物:气虚型选用芪注射液、血虚型用当归注射液、阴虚型用生脉注射液、阳虚型用黄芪注射液及瘀血痰浊型用丹参注射液。太冲穴注射 0.3ml，百会穴注入 0.4ml，余穴均注入 1ml。上述治疗隔天 1 次，两组交替，10 次为 1 个疗程，休息 1 周再继续第 2 个疗程，共治疗 3 个疗程。

【主治】慢性疲劳综合征。

【出处】聂霞，何玲，职璞，李田芸，马福英．穴位注射治疗慢性疲劳综合征 30 例．陕西中医学院学报，2013，09（36）：5．

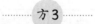
方 3

【药物组成】复方当归注射液 4ml。

【取穴】双侧血海、足三里穴。

【用法】每穴 1ml，1 天 1 次，10 次为 1 个疗程。

【主治】慢性疲劳综合征。

【出处】郭玉凡．穴位注射治疗慢性疲劳综合征 36 例．河南中医，2009，29（7）：7．

方 4

【药物组成】黄芪注射液、复方丹参注射液 6ml。

【取穴】双侧肝俞、脾俞、肾俞。

【用法】每穴每次注射黄芪注射液、丹参注射液悬液 2ml，TDP 照射 20 分钟，隔日 1 次。10 次为 1 个疗程，共治疗 2 个疗程。

【主治】慢性疲劳综合征。

【出处】汪洪燕，苏清伦．黄芪注射液、丹参注射液穴位注射治疗慢性疲劳综合征疗效观察．河北中医 2005，8（27）：8．

四、注意事项

穴位注射治疗本病疗效较好。此病在临床中较为常见，但往往无特效药物。应重视原发病的治疗，注重预防，避免滥用药物。

五、医案分析

唐某，男，38岁，公务员。2011年3月18日初诊，主诉：全身困倦乏力伴入睡困难10个月余。患者全身困倦乏力，心情抑郁，记忆力减退，食欲不振，入睡困难，大便溏，小便调，舌质淡、苔白腻，脉沉弱。检查排除器质性病变，诊断为CFS。给予上述方法治疗1个疗程，体力增强，心情舒畅，食量增大，睡眠、记忆力皆有改善。继续治疗第2个疗程后，困倦乏力症状基本消失，心情愉悦，记忆力恢复，食欲佳，寐良好，二便调，舌质淡红、苔薄白，脉缓，体重增加2kg，恢复到以前活动能力。随访半年余，未复发。

竞技综合征

竞技综合征又称考试综合征、考场综合征，是指在竞技（考试、比赛）前或竞技中因精神过度紧张所出现的一系列症候群，如头晕、头痛、失眠、多梦、神疲乏力、注意力不集中、记忆力减退、健忘、纳呆、心悸、烦躁等，甚则大汗淋漓、呕吐、晕厥，女性伴有月经失调、痛经等。竞技综合征多是由于心、脑等脏腑功能失调所致，治以调和气血、平衡阴阳、镇静安神为原则。西医一般采用心理治疗或在竞技前服用镇静类药物，但效果并不理想，而中医治疗具有独特优势。

一、病因病机

病因：思虑过度，劳伤心脾；案牍劳形，耗伤心血。

病机：心脾亏损。

病位：以心、脾为主。

病性：以虚证为主。

二、辨证

表 8-42　竞技综合征证型

证型		心脾两虚
症状	主症	遇事善忘，精神倦怠
	兼症	四肢无力，心悸少寐，纳呆气短，声低语怯，面色无华
	舌脉	舌苔薄白或白腻，质红，脉细数
治法	治则	补益心脾
	取经	手少阴心经、足太阴脾经

三、穴位注射疗法

【药物组成】利多卡因 80mg、维生素 B_1 100mg。

【取穴】双侧太阳、风池、百会穴。

【用法】注射 1ml，双侧太阳穴斜刺深度为 1.5cm，各注射药液 2ml，风池穴直刺深度 1.5cm，各注入药液 2ml，隔日注射 1 次，疗程为完全控制症状为准。

【主治】竞技综合征。

【出处】王琳．针灸疗法防治竞技综合征．河南中医，2004，05：13.

四、注意事项

水针疗法除注射后因药物所致局部轻微肿胀外，未发生任何并发症及不良反应。

五、医案分析

患者，男，19岁。上一年由于高考前2个月出现高度精神紧张，失眠健忘，头痛，头昏，焦虑，颈部酸重，记忆力减退尤为明显，无法学习，高考落榜。次年高考前2个月前诸症再次发作，经服一些中西药物治疗一直不显效。于是来我科就诊，采用上述方法给予治疗后，首次治疗感到头痛、头昏、失眠症状减轻，第二次治疗后，头痛头昏、失眠、健忘、精神紧张症状减轻明显，第三次治疗诸症基本消失，5次治疗后全部治愈，并以全县文科第1名成绩考取北京大学国际政治系。随访半年以上症状未见发作。

白细胞减少症

本病属于中医学"虚劳""虚损"的范畴。白细胞减少症是指循环血液中的白细胞计数持续低于 $40 \times 10^9/L$，可分为原发性和继发性两类。多由理化因素、感染以及相关疾病，通过人体变态反应和对造血细胞的直接毒性作用，或抑制骨髓的造血功能，或破坏周围血液的白细胞而引起。

一、病因病机

病因：感受外邪，服药不当，或误食误触有毒之物，饮食失调；禀赋薄弱，精血不足，劳倦过度，久病大病。

病机：脏腑虚弱，阴阳气血亏损，机体失养。

病位：五脏相关，以脾、胃、肾为主。

病性：以虚证为主，日久可因虚致实而成本虚标实之证。

二、辨证论治

表 8-43　白细胞减少症证型

证型		脾气虚弱	脾肾阳虚
症状	主症	面色萎黄或淡白，头晕气短	面色萎黄或淡白，头晕气短
	兼症	神疲乏力，嗜睡困倦，纳少便溏	神疲乏力，少气懒言，嗜睡困倦，纳少便溏，遗精阳痿，月经不调
	舌脉	舌薄，脉细	舌胖大而淡、苔薄白，脉沉细
治法	治则	健脾益胃，补益中气	健脾益气，温肾固本
	取经	足阳明胃、足太阳膀胱经，任脉为主	足太阴脾、足太阳膀胱经，任脉、督脉为主

三、穴位注射疗法

············ 方 1 ············

【药物组成】山莨菪碱 20mg，地塞米松 10mg，维生素 B_6 100mg。

【取穴】足三里。

【用法】两侧足三里穴位各注射一半药液（进针得气回抽无血后缓慢注入药物），1 天 1 次，治疗 3~5 天。

【主治】肿瘤患者化疗过程中白细胞减少症。

【出处】甘华，程一军，侯高生，等. 地塞米松、维生素 B_6、山莨菪碱足三里穴位注射治疗肿瘤患者化疗过程中白细胞减少症. 中外医疗，2009，10（6）：90.

············ 方 2 ············

【药物组成】地塞米松注射液 5mg（1ml），肌苷注射液 0.4g（2ml），维生素 B_{12} 注射液 500μg（2ml）。

【取穴】足三里。

【用法】双侧足三里穴位注射，每侧 2.5ml 连续 3 天。

【主治】妇科肿瘤化疗后白细胞减少症。

【出处】王国华，亓效香. 足三里穴位药物注射治疗妇科肿瘤化疗后白细胞减少症 50 例效果观察. 齐鲁护理杂志，2008，14（5）：116.

四、注意事项

穴位注射治疗本病疗效较好。此病在临床中较为常见，但往往无特效药物。应重视原发病的治疗，注重预防，避免滥用药物。

五、医案分析

郭某，男，66 岁，1997 年 9 月 21 日因肺癌入院。化疗后白细胞 2.1×10^9/L，伴纳差、乏力、腹泻及口唇溃烂，脉象弦细，舌苔因患者自行在口腔涂抹紫药水而无法辨别。取双侧足三里、血海，每穴注射当归注射液 0.5ml，连续 5 天，同时内服中药：黄芪 30g，黄精 20g，鸡血藤 30g，银花 20g，连翘 20g，丹参 20g，白芍 20g，当归 20g，生地 20g，沙参 20g，黄芩 15g，甘草 10g，每日 1 剂。5 天后复查白细胞 5.8×10^9/L。纳差、乏力基本消失，口腔溃烂明显好转，遂停止穴位注射，中药依原方续进 5 剂，又 5 天后复查白细胞 6.7×10^9/L。[唐新星. 中药穴位注射配合内服治疗化疗后白细胞减少症 24 例，安徽中医临床杂志，2001 年 2 月第 13 卷，第 1 期.]

第九章　骨伤科疾病

第一节　扭伤

扭伤是指由于肢体受外力扭转、牵拉后，超越了关节正常活动范围，引起关节周围的软组织（如肌肉、肌腱、韧带、血管等）损伤，一般无骨折、脱臼、皮肉破损等情况。临床主要表现为损伤部位的疼痛肿胀、皮下瘀血和关节活动障碍等症状。本病在体育运动中较为常见。

一、病因病机

病因：运动不当，持重过度，不慎跌仆、牵拉或过度扭转。

病机：外伤致局部筋脉受损，气血运行不畅而壅滞局部。

病位：筋，常发生于颈、肩、肘、腕、腰、髋、膝、踝等处。

病性：实证。

二、辨证论治

扭伤的发生时间，通常将之分为急性期、亚急性期、恢复期和康复期等四个阶段。

表 9-1　扭伤证型

证型		新伤	陈伤
症状	主症	局部疼痛肿胀，皮下呈红、青、紫等色，关节活动受限	
	兼症	局部微肿、肌肉压痛，表示伤势较轻；若红肿、疼痛较甚，关节活动不利，表示伤势较重	一般肿胀不明显，常因风寒湿邪侵袭而反复发作
治法	治则	舒筋通脉，行气活血，消肿止痛	
	取经	以局部和邻近取穴为主	

三、穴位注射疗法

（一）新伤

方1

【药物组成】丹参注射液 10ml。

【取穴】绝骨、三阴交、昆仑，或太溪、足三里、太冲。

【用法】每次取 3 个穴位，每穴注射 1ml，隔日 1 次，3 次为 1 个疗程。

【主治】急性踝关节扭伤。

【出处】黄东华. 穴位注射治疗青少年运动员急性踝关节损伤疗效观察. 临床合理用药，2017，10（4A）：40-42.

方2

【药物组成】2% 普鲁卡因 2ml、当归注射液 2ml。

【取穴】丘墟、阿是穴。

【用法】每穴注射 1.5ml，隔日 1 次，3 次为 1 个疗程。

【主治】急性踝关节扭伤。

【出处】彭光亮. 穴位注射丘墟治疗踝关节扭伤 100 例. 中国针灸，2001，21（5）：294-295.

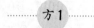

方3

【药物组成】地佐辛注射液。

【取穴】环跳、委中。

【用法】每穴注射 0.5ml。

【主治】急性腰扭伤。

【出处】安国尧，李卫平，代长泉，王兴盛，雷宁波．急性腰扭伤穴位及肌内注射止痛疗效观察．社区中医药，2016，32（27）：104-105．

方4

【药物组成】灯盏花素注射液 0.5ml：2mg。

【取穴】患侧腰痛点。

【用法】每穴注射 0.5ml，隔日 1 次，3 次为 1 个疗程。

【主治】急性腰扭伤。

【出处】罗绍华，李刚．穴位注射腰痛点治疗急性腰扭伤的疗效观察．西南军医，2010，12（2）：256．

（二）陈伤

方1

【药物组成】维生素 B$_1$ 注射液 1ml。

【取穴】阿是穴。

【用法】行苍龟探穴刺法，阿是穴中点及周围的四点共计五点，分别注射 0.2ml，隔日 1 次，5 次为 1 个疗程。

【主治】陈旧性踝关节扭伤。

【出处】张茂亮．手法配合穴位注射治疗陈旧性踝关节扭伤疗效观察．中医临床研究，2013，5（18）：49．

四、注意事项

1. 充分的准备活动、合理的运动方法和正确的用力姿势能有效预防扭伤的发生。

2. 扭伤发生后，首先要根据症状判断伤势轻重，若还伴有韧带断裂，关节半脱位、脱位，关节内滑膜、软骨损伤，以及骨折的患者，则应该及时送医就诊。

3. 新发的扭伤应立即进行局部的冷敷和制动处理，48 小时后再做热敷或刺络放血，待肿势稍退后再行穴位注射治疗。受伤局部要注意保暖，不宜剧烈运动，避免再次扭伤。

4. 陈发或易反复发作的扭伤则应加强局部肌肉的力量训练，并通过正确的训练方法和运动技术，科学地增加运动量，这对于防止损伤的再次发生具有十分重要的意义。

五、医案分析

赵某，男，40 岁，工人。于 1999 年 6 月 1 日，因搬运重物不慎腰部扭伤，腰痛如针刺，不敢弯腰活动，扭转不自如，坐卧行走均困难，经在私人诊所治疗无减轻，故于 6 月 2 日来我院就诊。查体：腰骶椎部压疼明显，触之僵硬，活动受限，动则疼甚，舌质暗淡，苔白，脉沉涩，诊断急性腰扭伤。治则：用宣通散瘀法，疏通经气、活血化瘀。处方：先针后溪、中渚、腰阳关穴，滞针令患者活动腰部，致出汗为度，后刺人中、委中穴，双点刺出血，气海俞（双）泻法，针后配合推拿、按摩治疗，抽取地塞米松注射液 5ml 和 1% 盐酸普鲁卡因 4ml 穴位注射后，腰即刻不疼，症状消失，活动自如，症愈。[姜淑芳. 针刺配合推拿和穴位注射治疗急性腰扭伤 76 例 [J]. 吉林中医药，2007，27（3）：36.]

第二节　落枕

　　落枕是指由于睡觉姿势不良、睡枕使用不当，或睡眠中颈部受风着凉等原因引起的颈部软组织急性损伤性疾病。临床以入睡前无任何症状，晨起后颈项部疼痛、僵硬、活动受限为主要表现，在疼痛处通常可触及条索、硬结等肌肉的病理改变。这是由于睡眠期间头颈部长时间处于过度偏转的异常位置，导致胸锁乳突肌、斜角肌、斜方肌或肩胛提肌受到过度牵拉，肌肉呈现为紧张、疲劳的状态，从而引发颈项部一侧或两侧的肌肉发生痉挛。

一、病因病机

病因：睡姿不当，风寒侵袭。

病机：筋脉拘挛，气血凝滞，经络痹阻。

病位：颈项部，偶可涉及肩背部。

病性：实证。

二、辨证论治

表 9-2　落枕证型

证型		气血不畅	风寒袭络
症状	主症	晨起后一侧颈项强痛，头部活动转侧不利	
	兼症	头常歪向患侧，疼痛可向同侧肩背及上肢扩散局部肌肉痉挛，压痛明显，但无红肿	伴恶风、畏寒、身热、头痛等表证往往起病较快，病程较短若恢复不彻底，易于复发
	舌脉	舌暗苔白，脉弦或涩	舌淡红，苔白，脉浮紧
治法	治则	舒筋活络，行气止痛	疏风散寒，舒筋缓急
	取经	以局部和邻近取穴为主	

三、穴位注射疗法

············ 方 1 ············

【药物组成】当归注射液 4ml、2% 利多卡因 1ml。

【取穴】患侧足临泣。

【用法】注射后轻揉局部，同时嘱患者活动头部 5 分钟。

【主治】气血不畅之落枕。

【出处】李宗高，成凤舞. 穴位注射配合手法治疗落枕 56 例. 人民军医，2011，54（11）：970.

············ 方 2 ············

【药物组成】灯盏细辛注射液 2ml、地塞米松注射液 5mg。

【取穴】阿是穴。

【用法】每穴注射 2ml，2 天 1 次。

【主治】气血不畅之落枕。

【出处】陆萍. 颈椎牵引配合电针、药物穴位注射治疗落枕 47 例. 社区中医药，2011，13（15）：178.

············ 方 3 ············

【药物组成】复方当归注射液 4ml。

【取穴】阿是穴。

【用法】每穴注射 2ml 后，行 TDP 颈部患处照射 30 分钟，隔日 1 次，3 次为 1 个疗程。

【主治】风寒袭络之落枕。

【出处】向进. 阿是穴水针注射配合 TDP 照射治疗落枕 72 例. 中国中医药现代远程教育，2009，7（7）：121.

四、注意事项

1. 平日保持正确的睡姿，夜间睡眠时应避免颈肩部当风，尤其在天热时切忌贪凉。

2. 枕头的高度和硬度均要适中，以能支撑颈椎的生理曲度为最佳。

3. 落枕本身有自愈的趋向，及时通过正确的治疗可有效缓解或消除症状。若是反复发作或长时间不愈的落枕则考虑颈椎病的可能，应及时前往医院确诊。

五、医案分析

姜某，男，35 岁。2001 年 5 月 12 日初诊。病史：患者前天工作量大，加班到夜里 9 点，第二天清晨即感颈部疼痛剧烈。查：第六颈椎右侧一横指处压痛明显。用穴位注射结合针刺疗法：患者坐位，取天牖穴，常规消毒，用 5ml 注射器抽取 654-2 注射液 5mg、当归注射液 2ml、利多卡因 1ml 混合液，刺入天牖穴，以针感向下传导到疼痛部位为佳，回抽无血，然后注入药液。1 分钟后，让患者伸出同侧的手臂，放在桌面上或治疗床上。医生右手持无菌 28 号 2 寸针，左手取会宗穴，常规消毒，右手快速进针，以针感向上传导为佳，强刺激泻法，留针 5 分钟。留针期间配合头颈上下左右活动。用上法治疗 1 次即愈。第二天患者颈部活动自如，恢复正常工作，随访 1 周无复发。[董恒星，孙飞. 先穴注后针刺一次性治愈落枕 148 例 [J]. 四川中医，2011，19（10）：66.]

第三节　颈椎病

颈椎病是一种以退行性病理改变为基础的疾患，系由于各种因素导致的颈椎失稳、骨质增生、椎间盘突出或脱出、韧带增厚或水肿等病理改变，刺激或压迫了邻近的神经根、脊髓、椎动脉及颈部交感神经等组织，引起一系列功能障碍的临床综合征。本病的临床症状较为复杂，与病变部位、组织受累程度及个体差异有一定关系。

一、病因病机

病因：感受外邪、客于经脉；扭挫损伤、气血瘀滞；痰浊湿盛、痹阻经络；年老体衰、肝肾不足；久坐耗气、劳损筋肉。

病机：经脉痹阻，或筋骨失养。

病位：颈部。

病性：虚实夹杂。

二、辨证论治

表 9-3　颈椎病证型

证型		实证			虚证	
		风寒痹阻	血瘀气滞	痰湿阻络	肝肾不足	气血亏虚
症状	主症	颈强脊痛，颈部活动受限，甚则手臂麻木发冷，遇寒加重	颈项刺痛，痛引头面、肩背和上肢，手指麻木	头晕目眩，头重如裹，俯仰不利，四肢肿胀麻木	颈项、肩臂隐隐作痛，四肢痿软乏力	颈项、肩臂酸楚不适，喜温喜按，四肢麻木不仁，劳累后加重
	兼症	形寒怕冷，全身酸楚	项部活动不利，肩胛冈上下窝及肩峰有压痛	神倦懒动，惊悸怵惕，心烦欲呕，食少纳呆，便溏	视物昏花，眩晕耳鸣，腰膝酸软，遗精或月经不调	头晕目眩，倦怠乏力，面色苍白，心悸气短，少气懒言
	舌脉	舌淡红，苔薄白或白腻，脉弦紧	舌质紫暗有瘀点，脉涩	舌暗红，苔厚腻，脉弦滑	舌红少苔，脉弦细	舌淡苔少，脉细弱
治法	治则	祛风散寒，祛湿通络	行气活血，通络止痛	祛湿化痰，通络止痛	补益肝肾，通络止痛	益气温经，和血通痹
	取经	以督脉、手足太阳和颈项局部取穴为主				

医学属于"痹证""眩晕""项筋急""项肩痛"等范畴。西医学根据其发病的临床表现和病理特点，将颈椎病分为颈型、神经根型、脊髓型、椎动脉型、交感神经型、食管压迫型和混合型等7种类型。

三、穴位注射疗法

·········· 方1 ··········

【药物组成】曲安奈德注射液 1ml∶40mg、盐酸利多卡因注射液 4ml∶8mg、维生素 B_{12} 注射液 4ml∶0.5mg、复方当归注射液 4ml。

【取穴】风池、风府、哑门、颈夹脊穴。

【用法】将药液平分注入各穴，7日1次，3次为1个疗程。

【主治】混合型颈椎病（风寒痹阻证）。

【出处】蔡伟，蔡崇山，王桂荣．针刀配合穴位注射治疗颈椎病100例．中国针灸，2009，（S1）：18．

·········· 方2 ··········

【药物组成】丹参注射液或甲钴胺注射液 2~4ml，二药隔日交替使用。

【取穴】颈夹脊穴、风池、天柱、大椎、列缺、曲池、外关、合谷。

【用法】1天1次，10次为1个疗程，疗程间休息2d，连续治疗3个疗程。

【主治】神经根型颈椎病（血瘀气滞证）。

【出处】叶赛球，杨雪芬，邱丽萍，茅幸城．穴位注射治疗神经根型颈椎病50例临床观察．江苏中医药，2011，43（5）：74-75．

.... 方3 ....

【药物组成】地塞米松注射液 1ml：5mg、骨肽注射液 2ml、2% 利多卡因 1ml。

【取穴】颈夹脊穴。

【用法】每穴注射 1ml，隔日 1 次，5 次为 1 个疗程。

【主治】神经根型颈椎病（血瘀气滞证）。

【出处】温金祥 . 穴位注射治疗神经根型颈椎病的临床研究 . 世界中医药，2010，5（2）：127-128 .

.... 方4 ....

【药物组成】香丹注射液 8ml、利多卡因注射液 2ml。

【取穴】天宗。

【用法】隔日 1 次，10 次为 1 个疗程。

【主治】神经根型颈椎病（血瘀气滞证）。

【出处】李晓昊，沈鹰，徐木创，王长军，黄灿华，李素凡 . 天宗穴穴位注射治疗神经根型颈椎病 35 例疗效观察 . 中国中医药科技，2009，16（5）：406-407 .

.... 方5 ....

【药物组成】复方风湿宁注射液 8ml。

【取穴】颈夹脊穴、天宗、肩髃、曲池、合谷。

【用法】每穴注射 2ml，1 天 1 次。

【主治】神经根型颈椎病（痰湿阻络证）。

【出处】王灵君 . 复方风湿宁注射液穴位注射为主治疗神经根型颈椎病 73 例疗效观察 . 河北中医，2009，31（5）：745 .

·········· 方6 ··········

【药物组成】维生素 B_1 注射液 2ml、维生素 B_{12} 注射液 500μg、当归寄生注射液 2ml。

【取穴】颈夹脊穴、阿是穴。

【用法】每穴注射 1~1.5ml，1 天 1 次，10 次为 1 个疗程。

【主治】混合型颈椎病（肝肾不足证）。

【出处】李淑波．穴位注射治疗颈椎病 56 例疗效观察．山西中医，2005，21（4）：39-40．

·········· 方7 ··········

【药物组成】黄芪注射液 10ml、丹参注射液 10ml。

【取穴】双侧风池、C_4 或 C_5 颈夹脊穴、肩井、天宗、肾俞。

【用法】每穴注射 1~2ml，隔日 1 次，2 周为 1 个疗程。

【主治】椎动脉型颈椎病（肝肾不足证）。

【出处】汪洪燕．穴位注射治疗椎动脉型颈椎病 38 例临床观察．江苏中医药，2006，27（6）：43-44．

·········· 方8 ··········

【药物组成】2% 利多卡因 1ml、布比卡因 1ml、维生素 B_1 注射液 100mg、维生素 B_{12} 注射液 500μg、亚甲蓝注射液 0.1ml、曲氨舒松注射液 20mg。

【取穴】C_{4-5}、C_{5-6}、C_{6-7} 棘突之间左右各旁开 1.5~2.0cm，大椎。

【用法】每穴注射 0.8ml，每周 1 次，2~3 次为 1 个疗程。

【主治】椎动脉型颈椎病（气血亏虚证）。

【出处】李寿国．穴位注射治疗椎动脉型颈椎病 32 例疗效观察．光明中医，2006，21（7）：Ⅳ．

········· 方9 ·········

【药物组成】复方丹参注射液 2ml、川芎注射液 2ml、盐酸利多卡因注射液 3ml。

【取穴】风池、大椎、完骨、颈夹脊穴。

【用法】每穴注射 2ml，隔日 1 次，10 次为 1 个疗程。

【主治】椎动脉型颈椎病（气血亏虚证）。

【出处】左天伟．穴位注射治疗椎动脉型颈椎病 60 例．中医外治杂志，2006，15（4）：44-45．

四、注意事项

1. 颈椎病的临床表现呈多样化，穴位注射通常可有效缓解症状，但对于脊髓有严重受压者疗效有限，应采取综合治疗措施或手术治疗。

2. 尽量避免长时间处于低头的姿势，平时应加强颈部的功能锻炼。

3. 选择高度与硬度合适的枕头，保持良好的睡眠体位。

4. 注意预防意外伤害损伤，加强颈部的保暖，避免风寒湿邪的侵袭。

五、医案分析

患者，女，48 岁。自诉半年前无明显诱因出现颈痛，伴头昏、心慌、恶心、右上肢疼痛、阵发右手指发麻。未系统治疗，1 周前上述症状加重，检查：颈活动欠佳，后仰颈痛加重，颈 $_{3\sim7}$ 棘突旁压痛，双侧枕大神经压痛，臂丛神经牵拉试验阳性，压头试验阳性，椎动脉试验阳性。触诊横突，颈 1 右后移，颈 3 左后移。颈 X 线侧位片示，颈轴变直，颈 1 仰旋位，颈 2、3 双突征并轻度反张，颈 5 后下缘骨质增生。诊断：颈椎病（混合型）。治疗：第 1 天，颈宁液 10ml 加 5% 葡萄糖注射液 10ml，做颈 3~7 椎旁压痛点高压注射。第 2 天，选用放松手法，正骨手法选低头摇正法和仰头摇正法，以纠正颈 1~3 旋转式错位。穴位注射和整脊手法交替进行，各治疗 5 次痊愈。[杨晓贵. 中药制剂穴位注射结合治脊疗法治疗颈椎病 50 例 [J]. 按摩与康复医学（中旬刊），2011，（3）：190.]

第四节　肩周炎

　　肩周炎，俗称"凝肩""五十肩"。以肩部逐渐产生疼痛，夜间为甚，逐渐加重，肩关节活动功能受限而且日益加重，达到某种程度后逐渐缓解，直至最后完全复原为主要表现的肩关节囊及其周围韧带、肌腱和滑囊的慢性特异性炎症。

一、病因病机

　　病因：外伤劳损、风寒湿邪；肝肾渐衰、气血亏虚。

　　病机：气血阻滞，筋脉痹阻；气血虚弱，血不荣筋。

　　病位：经脉和经筋。

　　病性：初期为实证，后期病情迁延为虚实夹杂。

二、辨证论治

表 9-4　肩周炎证型

证型		初病	久病
症状	主症	单侧或双侧肩部酸痛，日轻夜重，肩关节呈不同程度僵直	病变组织产生粘连，功能障碍随之加重
	兼症	疼痛可向颈部和整个上肢放射，患肢畏风寒，手指麻胀手臂上举、前伸、外旋、后伸等动作均受限制局部按压有广泛性疼痛	肩部肌肉萎缩，疼痛程度反而减轻
治疗	治则	舒筋通络、行气活血	
	取经	以肩关节局部取穴为主	

三、穴位注射疗法

【药物组成】曲安奈德注射液 1ml，2% 利多卡因注射液 3ml，注射用水 3ml。

【取穴】肩髃、肩前、肩后。

【用法】每个穴位注射药量 2~3ml。注射 1 次。

【主治】肩周炎。

【出处】游纯秋 . "肩三针" 穴位注射治疗肩周炎 66 例疗效观察 . 福建医药杂志，2007，29（4）：125~126 .

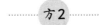

【药物组成】丹香冠心注射液 0.5~1ml。

【取穴】肩髃、肩髎、肩贞、肩内陵。

【用法】选取肩髃、肩髎、肩贞、肩内陵四穴交替注射丹香冠心注射液，每穴 0.5~1ml，1 天 1 次。

【主治】肩周炎。

【出处】徐炳国．丹香注射液穴位注射治疗中重度肩周炎．中国康复，2011，26（6）：430-431．

············ 方3 ············

【药物组成】当归注射液 2ml。

【取穴】肩髃、肩贞、肩髎。

【用法】每穴 0.5~1ml，1 天 1 次，7~10 次为 1 个疗程。

【主治】肩周炎。

【出处】李贻泽．"肩三针"穴位注射当归注射液治疗肩周炎（附 36 例报告）．咸宁学院学报（医学版），2006，20（1）：64-65．

············ 方4 ············

【药物组成】复方丹参注射液 8ml。

【取穴】肩髃、巨骨、肩贞、臑俞、秉风、肩髎、天宗、肩前。

【用法】每次选取 4 个穴位，每穴位注射药液 2ml，轮流注射，1 周 2 次，8 次为 1 个疗程。

【主治】肩周炎。

【出处】陈玉明．复方丹参注射液穴位注射治疗肩周炎疗效观察．中国实用乡村医生杂志，2005，12（8）：37．

············ 方5 ············

【药物组成】蛇毒注射液 1ml，利多卡因注射液 1ml。

【取穴】肩井、肩髃、肩髎、肩贞、曲池、曲垣、臑俞、天宗、外关。

【用法】每次 2~4 个穴位，每穴注射 0.5~1.0ml 药液，1 周 5 次，10 次为 1 个疗程。

【主治】肩周炎。

【出处】韦嵩．蛇毒注射液穴位注射治疗肩周炎疗效观察．中国中医药信息杂志，2007，14（2）：68，98．

.... 方6 ....

【药物组成】红茴香注射液1ml，当归注射液2ml，维生素B$_{12}$注射液1ml，利多卡因注射液1ml。

【取穴】肩前、肩髃、肩贞、臑俞。

【用法】每穴注射1ml，1天1次，7次为1个疗程。

【主治】肩周炎。

【出处】吴万勇．穴位注射治疗肩周炎38例．继续医学教育，24（3）：89-90．

.... 方7 ....

【药物组成】威灵仙注射液1ml，丹参注射液3ml。

【取穴】肩髃、肩贞、肩髎、天宗、外关、曲池。

【用法】每次2穴，一穴注射威灵仙注射液，另一穴注射丹参注射液，诸穴轮换注射，隔日1次，10次为1个疗程。

【主治】肩周炎。

【出处】黄晓兰．穴位注射治疗肩周炎56例．中医外治杂志，2006，15（1）：59．

.... 方8 ....

【药物组成】正清风痛宁注射液50mg，利多卡因注射液1ml，甲钴胺注射1ml。

【取穴】天宗、肩髃、曲池、肩井、阿是穴。

【用法】每穴注射0.5ml，1天1次，7次为1个疗程。

【主治】肩周炎。

【出处】荀凌云．正清风痛宁穴位注射治疗肩周炎的临床观察．现代中西医结合杂志，2007，16（21）：3031-3012．

·········· 方9 ··········

【药物组成】川芎注射液 2ml。

【取穴】阿是穴、肩髃、肩髎、肩贞、天宗。

【用法】每次 2~3 个穴位，每穴注射 0.5~1.0ml 药液，每日或隔日 1 次，10 次为 1 个疗程。

【主治】肩周炎。

【出处】艾坤主编．《水针疗法》．中国医药科技出版社，2012．

·········· 方10 ··········

【药物组成】确炎舒松 2ml，维生素 B_{12} 注射液 0.5ml，丹参注射液 4ml，1% 利多卡因 10ml。

【取穴】肩髃、肩髎、肩俞。

【用法】每穴注射 5ml 药液，注射 1 次。

【主治】肩周炎。

【出处】李太和．穴位注射、手法松解、外敷中药治疗肩周炎 128 例．四川中医，2004，（02）：88-89．

四、注意事项

穴位注射疗法治疗肩周炎有较好疗效。配合功能锻炼和推拿按摩有助于解除阻止粘连。注意肩部保暖，避风寒。

五、医案分析

邬某，女，50 岁，2002 年 12 月 20 日初诊。右肩关节疼痛半年余，加重1个月余，每于用力后和夜间疼痛明显，不能安睡，穿衣，梳头较困难，服中西药10余剂效果不佳。检查：右肩关节呈慢性微肿，皮肤肌肉弹性减弱，前喙突部、肱骨大结节处及肩关节后侧压痛明显，肩关节上举110°，外展60°，后伸30°。经X线拍片提示：右肱骨头轻度骨质增生。采用20ml空针、7号针头吸确炎舒松2ml加维生素B_{12}注射液0.5ml、丹参注射液4ml、1%利多卡因10ml，在肩髃、肩髎、肩俞穴位分别注入5~6ml，另予手法松解治疗1次后，每隔2~3天给予推拿按摩、外敷中药1次，坚持功能锻炼，共治疗32天，关节活动恢复正常，症状消失，随访半年未见复发。[李太和.穴位注射、手法松解、外敷中药治疗肩周炎128例[J].四川中医，2004，(02)：88-89.]

第五节　肱骨外上髁炎

肱骨外上髁炎俗称"网球肘"，是由于前臂伸肌重复用力引起的慢性撕拉伤造成的肘关节外侧前臂伸肌起点处肌腱发炎疼痛，其主要临床表现为肘关节外上方活动痛，疼痛有时可向上或向下放射，不能用力握物，握锹、提壶、拧毛巾等运动可使疼痛加重。

一、病因病机

病因：反复劳伤，寒湿侵袭。

病机：气血阻滞不畅，肘部经气不通，不通则痛。

病位：肘部的经脉和经筋。

病性：虚实夹杂。

二、辨证论治

表 9-5　肱骨外上髁炎

临床表现		起病缓慢，初起时在劳累后偶感肘外侧疼痛，延久逐渐加重，疼痛甚至可向上臂及前臂放散，影响肢体活动作拧毛巾、扫地、端水倒水等动作时疼痛加剧，前臂无力，甚至持物落地肘关节局部红肿不明显，在肘关节外侧有明显压痛点患侧肘伸直，腕部屈曲，作前臂旋前时，外上髁出现疼痛
治法	治则	舒筋活血、通络止痛
	取经	以肘关节局部手阳明经腧穴为主

三、穴位注射疗法

········ 方1 ········

【药物组成】骨肽注射液 2ml、维生素 B$_{12}$ 注射液 1ml。

【取穴】小海、阿是穴。

【用法】每穴注射 1.5ml，隔日 1 次，5 次为 1 个疗程。

【主治】肱骨外上髁炎。

【出处】陈钰．骨肽针合维生素 B$_{12}$ 针穴位注射治疗网球肘42 例．国医论坛，2006，21（2）：39．

········ 方2 ········

【药物组成】川芎嗪注射液 20mg，注射用生理盐水 1ml。

【取穴】患侧曲池。

【用法】1 周 1 次，2 次为 1 个疗程。

【主治】肱骨外上髁炎。

【出处】王永祥．曲池穴位注射治疗网球肘 26 例．中国针灸学，2005，25（5）：372．

········· 方 3 ·········

【药物组成】复方当归注射液 1ml，维生素 B_{12} 注射液 1ml。

【取穴】主穴：阿是穴；配穴：曲池、手三里、天井、外关。

【用法】每次取阿是穴配曲池、外关为一组，阿是穴配手三里、天井为另一组，两组穴位交替使用。阿是穴进针达筋膜层后，分别往不同方向呈星状注射药液约 0.2ml，另外两配穴分别注射药液 0.5ml。1 天 1 次，5 次为 1 个疗程。

【主治】肱骨外上髁炎。

【出处】黄鞠通. 穴位注射疗法治疗网球肘 120 例疗效观察. 全科医学临床与教育，2010，8（2）：226-227.

········· 方 4 ·········

【药物组成】雪莲注射液 2ml。

【取穴】曲池、阿是穴。

【用法】每穴注射 1ml，三天 1 次，3 次为 1 个疗程。

【主治】肱骨外上髁炎。

【出处】唐军. 穴位注射雪莲针剂治疗网球肘疗效观察. 新疆中医药，2010，28（5）：30-31.

········· 方 5 ·········

【药物组成】维生素 B_1 注射液 1ml、维生素 B_{12} 注射液 1ml、丹参注射液 2ml。

【取穴】阿是穴、曲池、手三里。

【用法】每穴注射 1~1.5ml，2~3 日 1 次，5 次为 1 个疗程。

【主治】肱骨外上髁炎。

【出处】艾坤主编.《水针疗法》. 中国医药科技出版社，2012.

········ 方6 ········

【药物组成】泼尼松注射液 2ml、利多卡因注射液 2ml、维生素 B$_{12}$注射液 1ml。

【取穴】阿是穴、曲池、手三里。

【用法】每穴注射 1~2ml，注射 1 次。

【主治】肱骨外上髁炎。

【出处】艾坤主编.《水针疗法》. 中国医药科技出版社，2012.

四、注意事项

穴位注射疗法治疗肱骨外上髁炎有较好的疗效。后期可配合推拿和适当的功能活动以解除组织粘连。避免提拿重物，注意局部保暖。

五、医案分析

吴某，女，49岁。1996 年 11 月 2 日初诊。病史：右侧肘部外侧疼痛 1 周，不能做日常事务。检查：肱骨外上髁处压痛（+），抗阻力腕背伸试验（+）。诊断为肱骨外上髁炎。用穴位注射疗法：患者屈肘，选阿是穴、尺泽、曲池、少海等穴。皮肤常规消毒后，各注入混合药液（泼尼松 2.3ml、2% 利多卡因 1.7ml、维生素 B$_{12}$ 2ml）2ml。嘱患者回家后作局部热敷。用上法治疗 1 次而愈，随访 1 年未复发。[王江华，湖北中医杂志，1999，21（6）]

第六节　腕管综合征

腕管综合征是由于腕部劳损引起腕管狭窄，压迫正中神经而引起手指麻木为主症的一系列顽固性的临床症状。中医学认为该病为痹证，因风、寒、湿及久劳引起气滞血瘀，经脉闭阻，不通则痛。

一、病因病机

病因：反复劳伤，风、寒、湿等外邪侵袭。

病机：腕部气血瘀滞，经脉闭阻，不通则痛。

病位：手腕部的经脉和经筋。

病性：虚实夹杂。

腕管综合征典型临床表现为拇、食、中及环指桡侧半麻木疼痛，常可伴患指烧灼痛、肿胀及紧张感。疾病早期症状可呈间歇性，后呈进行性加重，尤其以夜间或清晨为甚，故有部分患者有"麻醒"或"痛醒"史。

二、辨证论治

表 9-6　腕管综合征

临床表现		腕管综合征典型临床表现为拇、食、中及环指桡侧半麻木疼痛，常可伴患指烧灼痛、肿胀及紧张感疾病早期症状可呈间歇性，后呈进行性加重，尤其以夜间或清晨为甚，故有部分患者有"麻醒"或"痛醒"史
治法	治则	舒筋活血、通络止痛
	取经	以腕关节局部腧穴为主

三、穴位注射疗法

········ 方1 ········

【药物组成】甲钴胺注射液 1ml。

【取穴】大陵。

【用法】注射 1ml，隔日 1 次，5 次为 1 个疗程。

【主治】腕管综合征。

【出处】金灵青. 电针配合穴位注射治疗早期腕管综合征疗效观察. 上海针灸, 2011, 30（7）, 464-466.

·········· 方2 ··········

【药物组成】复方当归注射液 2ml、注射用生理盐水 4ml。

【取穴】合谷、曲池、外关、大陵。

【用法】每穴注射 0.5~1ml, 隔日 1 次, 5 次为 1 个疗程。

【主治】腕管综合征。

【出处】叶爱萍. 电针配合穴位注射治疗腕管综合征疗效观察. 上海针灸杂志, 2014,（10）: 941-942.

·········· 方3 ··········

【药物组成】复方当归注射液 4ml。

【取穴】臂中、间使、大陵、阿是穴。

【用法】每穴注射 1~2ml, 隔日 1 次, 5 次为 1 个疗程。

【主治】腕管综合征。

【出处】王心刚. 穴位注射治疗早期腕管综合征 15 例. 上海针灸杂志, 2000,（03）: 25.

第七节　腱鞘炎

腱鞘炎是指手腕部（或足背部）的腱鞘受到外伤、劳损而逐渐肿胀、疼痛为主的常见疾病。属于中医学的"筋痹"或"筋凝症"的范畴。西医学认为是由于肌腱与纤维鞘管反复摩擦, 产生慢性无菌性炎症反应, 局部出现渗出、水肿和纤维化，鞘管壁变厚，肌腱局部变粗，引起鞘管狭窄，肌腱在鞘管内活动受到限制，而炎性反应同时引起局部疼痛的一类疾病。

一、病因病机

病因：劳伤损及经筋。

病机：气血运行不畅。

病位：经筋，多发生手腕部。

病性：实证。

二、辨证论治

表 9-7　腱鞘炎证型

证型		桡骨茎突部狭窄性腱鞘炎	屈指肌腱狭窄性腱鞘炎
症状	主症	腕关节桡侧疼痛，不能提重物，疼痛可向前臂放射	多发于指部，以拇指多见，局部疼痛，有时向腕部放射
	兼症	握拳（拇指屈在掌心）向尺侧屈曲时患处有剧痛	手指伸屈时常发生弹响声，故又称"弹响指"
治法	治则	舒筋活络、消肿止痛	
	取经	以局部取穴为主，及手太阴、手阳明经	

三、穴位注射疗法

········· 方1 ·········

【药物组成】醋酸曲安奈德注射液 1ml、2% 盐酸利多卡因 2ml。

【取穴】阿是穴。

【用法】向疼痛集中点鞘膜腔注射 1ml；然后退针，再从两个侧面进行包围式注射，使腔内外同时受到药物的浸润。1 周一次。

【主治】腱鞘炎。

【出处】邵艳兰. 曲安奈德、利多卡因穴位注射治疗腱鞘炎. 中国实用乡村医生杂志, 2006, 13（11）: 41.

·········· 方 2 ··········

【药物组成】盐酸利多卡因 3~4ml、维生素 B_{12} 注射液 1mg、醋酸泼尼松龙注射液 50mg。

【取穴】阿是穴。

【用法】针尖透向第一或第二掌指关节，回抽无血注入 2~3ml 混合药物，然后将针退止皮下向下垂直进针，回抽无血，注入 3~4ml 混合药物；1 周 1 次，2 次为 1 个疗程。

【主治】腱鞘炎。

【出处】张瑞. 穴位注射治疗屈指肌腱狭窄性腱鞘炎 128 例. 全国针灸临床适宜技术推广研讨会暨甘肃省针灸学会 2013 年学术年会论文集, 2013, 23-26.

·········· 方 3 ··········

【药物组成】盐酸普鲁卡因 1ml。

【取穴】阿是穴。

【用法】2~3 日 1 次，5 次为 1 个疗程。

【主治】腱鞘炎。

【出处】艾坤主编.《水针疗法》. 中国医药科技出版社, 2012.

四、注意事项

穴位注射疗法对腱鞘炎有较好的疗效。患者注意局部保暖，不宜过度疲劳，适时局部放松。

第八节　腰痛

腰痛又称"腰脊痛"，是指因外感、内伤或挫闪导致腰部气血运行不畅，或失于濡养，引起腰脊或脊旁部位疼痛为主要症状的一种病证。腰痛的病因非常复杂，西医学中的腰部软组织损伤、肌肉风湿、腰椎病变、椎间盘病变、坐骨神经病变及部分内脏病变，凡符合腰痛证候特征者均可参考本节辨证论治。

一、病因病机

病因：外感因素：感受外邪，跌仆损伤。内伤因素：禀赋不足、年老体衰或房劳过度。

病机：外感腰痛：外邪痹阻经脉，气血运行不畅。内伤腰痛：肾精气亏虚，腰府失其濡养和温煦。

病位：腰，与肾及足太阳、足少阴、任督冲带等经脉密切相关。

病性：感受外邪与外伤腰痛属实，内伤致腰痛属虚，亦可见虚实夹杂之证。

二、辨证论治

表 9-8　腰痛证型

证型		外感腰痛			内伤腰痛	
		寒湿腰痛	湿热腰痛	瘀血腰痛	肾阴虚	肾阳虚
症状	主症	腰部冷痛重着，每遇阴雨天或腰部感寒后加剧，痛处喜温	腰部疼痛，重着而热，暑湿阴雨天气症状加重，活动后或可减轻	腰痛如刺，痛处固定，日轻夜重，痛处拒按	腰部隐隐作痛，酸软无力，缠绵不愈	腰部隐隐作痛，酸软无力，缠绵不愈，局部发凉，喜温喜按，遇劳更甚

证型		外感腰痛			内伤腰痛	
		寒湿腰痛	湿热腰痛	瘀血腰痛	肾阴虚	肾阳虚
症状	兼症	转侧不利，静卧痛势不减，体倦乏力，肢末欠温，食少腹胀	身体困重，口渴不欲饮，口苦心烦，小便短赤	轻者俯仰不利，重者不能转侧，面晦唇暗，或伴血尿部分患者有跌仆闪挫史	心烦少寐，口燥咽干，面色潮红，手足心热	少腹拘急，面色㿠白，肢冷畏寒
	舌脉	舌质淡，苔白腻，脉沉而迟缓	苔黄腻，脉濡数或弦数	舌质暗紫，有瘀斑，脉涩	舌红少苔，脉弦细数	舌质淡，脉沉细无力
治法	治则	散寒行湿，温经通络	清热利湿，舒筋止痛	活血化瘀，通络止痛	滋补肾阴，濡养筋脉	补肾壮阳，温煦经脉
	取经	足太阳膀胱经、督脉、带脉和肾经（贯脊属肾）				

　　中医学从外感与内伤两大因素分析腰痛，西医学目前对腰痛的发生机制尚未认识清楚，其病因十分复杂，可借助腰椎 X 光片、CT、MRI 及妇科相关检查有助于本病的诊断，以便针对病因选择合适的治疗。

三、穴位注射疗法

（一）外感腰痛

·········· 方 1 ··········

　　【药物组成】地塞米松 5mg，普鲁卡因 2ml。

　　【取穴】肾俞、大肠俞、腰眼、委中，寒湿腰痛配腰阳关、阴陵泉，湿热腰痛配曲池、阴陵泉，瘀血腰痛配三阴交、膈俞。

　　【用法】每次选穴 2~4 个，每穴 0.5ml，每日或隔日 1 次，10 次为 1 个疗程。

【主治】外感腰痛。

【出处】艾坤主编.《水针疗法》. 中国医药科技出版社，2012.

.... 方2 ....

【药物组成】香丹注射液 2~4ml。

【取穴】肾俞、大肠俞、腰眼、委中，寒湿腰痛配腰阳关、阴陵泉，湿热腰痛配曲池、阴陵泉，瘀血腰痛配三阴交、膈俞。

【用法】每次选穴 2~4 个，每穴 0.5ml，每日或隔日 1 次，10 次为 1 个疗程。

【主治】外感腰痛。

【出处】艾坤主编.《水针疗法》. 中国医药科技出版社，2012.

.... 方3 ....

【药物组成】灯盏细辛注射液 2~4ml。

【取穴】肾俞、大肠俞、腰眼、委中，寒湿腰痛配腰阳关、阴陵泉，湿热腰痛配曲池、阴陵泉，瘀血腰痛配三阴交、膈俞。

【用法】每次选穴 2~4 个，每穴 0.5ml，每日或隔日 1 次，10 次为 1 个疗程。

【主治】外感腰痛。

【出处】艾坤主编.《水针疗法》. 中国医药科技出版社，2012.

.... 方4 ....

【药物组成】丹参注射液 2~4ml。

【取穴】肾俞、大肠俞、腰眼、委中，寒湿腰痛配腰阳关、阴陵泉，湿热腰痛配曲池、阴陵泉，瘀血腰痛配三阴交、膈俞。

【用法】每次选穴 2~4 个，每穴 0.5ml，每日或隔日 1 次，10 次为 1 个疗程。

【主治】外感腰痛。

【出处】艾坤主编.《水针疗法》. 中国医药科技出版社，2012.

（二）内伤腰痛

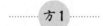

【药物组成】参麦注射液 2~4ml。

【取穴】肾俞、大肠俞、腰眼、委中、命门、太溪。

【用法】每次选穴 2~4 个，每穴 0.5ml，每日或隔日 1 次，10 次为 1 个疗程。

【主治】肾虚腰痛。

【出处】艾坤主编.《水针疗法》. 中国医药科技出版社，2012.

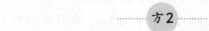

【药物组成】黄芪注射液和当归注射液按 1∶1 混合。

【取穴】关元、肾俞、委中、阳陵泉。

【用法】关元、肾俞、委中注射 1.5ml，阳陵泉注射 1ml，隔日 1 次，共治疗 30 天。

【主治】肾阳虚腰痛。

【出处】路志术，陈燕妮. 金脊鹿角汤联合穴位注射治疗肾阳虚腰痛的临床观察. 中国中医药科技，2014，21（5）：560-561.

四、注意事项

穴位注射疗法治疗腰痛因病因不同，疗效常有差异。平时常用双手掌根部揉按腰部，早、晚各 1 次，可减轻和防止腰痛。对于腰椎间盘突出引起的腰痛可配合推拿、牵引等疗法。避免寒湿、湿热侵袭，劳逸适度，节制房事，养成良好的生活习惯。

五、医案分析

赵某，男，40 岁，工人。于 1999 年 6 月 1 日，因搬运重物不慎腰部扭伤，腰痛如针刺，不敢弯腰活动，扭转不自如，坐卧行走均困难，经在私人诊所治疗无减轻，故于 6 月 2 日来我院就诊。查体：腰骶椎部压疼明显，触之僵硬，活动受限，动则疼甚，舌质暗淡，苔白，脉沉涩，诊断急性腰扭伤。治则：用宣通散瘀法，疏通经气、活血化瘀。处方：先针后溪、中渚、腰阳关穴，滞针令患者活动腰部，致出汗为度，后刺人中、委中穴，双点刺出血，气海俞（双）泻法，针后配合推拿、按摩治疗，抽取地塞米松注射液 5ml 和 1% 盐酸普鲁卡因 4ml 穴位注射后，腰即刻不疼，症状消失，活动自如，症愈。[姜淑芳.针刺配合推拿和穴位注射治疗急性腰扭伤 76 例［J］.吉林中医药，2007，27（3）：36.]

第九节　外伤性截瘫

外伤性截瘫是指脊柱由于受外力而导致脊髓损伤部位以下的肢体发生瘫痪的病症。属于中医学"痿证"的范畴。西医学中的胸椎、腰椎压缩性骨折、粉碎性骨折或合并脱位后脊髓受损均可参考本节辨证论治。

一、病因病机

病因：外伤暴力，肝肾亏虚。
病机：气血运行不畅，筋骨失养。
病位：脊髓。
病性：虚实夹杂。

二、辨证论治

表 9-9　外伤性截瘫证型

证型		经脉瘀阻	肝肾亏虚
症状	主症	损伤肢体肌肉松弛，痿废不用，麻木不仁，二便不通	损伤肢体肌肉萎缩，拘挛僵硬，麻木不仁，头晕耳鸣，腰膝酸软，二便失禁
	舌脉	舌苔黄腻，脉弦细涩	舌红少苔，脉象弦细
治法	治则	疏通督脉，调和气血	
	取经	以督脉和下肢三阳经腧穴为主	

中医学从外伤暴力与肝肾亏虚两方面分析外伤性截瘫，西医学目前对截瘫的发生机制认识清楚，根据脊髓损伤部位不同，出现损伤水平面以下的瘫痪。胸段损伤可引起双下肢痉挛性瘫痪；腰段以下损伤可出现下肢弛缓性瘫痪。

三、穴位注射疗法

（一）经脉瘀阻

·········· 方1 ··········

【药物组成】维生素 B_1 注射液，维生素 B_{12} 注射液。

【取穴】损伤脊柱上下的夹脊穴、肾俞、足三里、悬钟、三阴交、膈俞、血海。

【用法】每次选穴 2~4 个，每穴注射 0.5~1ml。每日或隔日 1 次，10 次为 1 个疗程。

【主治】外伤性截瘫。

【出处】艾坤主编.《水针疗法》. 中国医药科技出版社，2012.

.... 方 2 ....

【药物组成】盐酸二甲弗林注射液。

【取穴】损伤脊柱上下的夹脊穴、肾俞、足三里、悬钟、三阴交、膈俞、血海。

【用法】每次选穴 2~4 个，每穴注射 0.5~1ml。每日或隔日 1 次，10 次为 1 个疗程。

【主治】外伤性截瘫。

【出处】艾坤主编.《水针疗法》. 中国医药科技出版社，2012.

.... 方 3 ....

【药物组成】当归注射液。

【取穴】损伤脊柱上下的夹脊穴、肾俞、足三里、悬钟、三阴交、膈俞、血海。

【用法】每次选穴 2~4 个，每穴注射 0.5~1ml。每日或隔日 1 次，10 次为 1 个疗程。

【主治】外伤性截瘫。

【出处】艾坤主编.《水针疗法》. 中国医药科技出版社，2012.

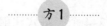
方4

【药物组成】丹参注射液。

【取穴】损伤脊柱上下的夹脊穴、肾俞、足三里、悬钟、三阴交、膈俞、血海。

【用法】每次选穴 2~4 个，每穴注射 0.5~1ml。每日或隔日 1 次，10 次为 1 个疗程。

【主治】外伤性截瘫。

【出处】艾坤主编.《水针疗法》. 中国医药科技出版社，2012.

方5

【药物组成】红花注射液。

【取穴】损伤脊柱上下的夹脊穴、肾俞、足三里、悬钟、三阴交、膈俞、血海。

【用法】每次选穴 2~4 个，每穴注射 0.5~1ml。每日或隔日 1 次，10 次为 1 个疗程。

【主治】外伤性截瘫。

【出处】艾坤主编.《水针疗法》. 中国医药科技出版社，2012.

（二）肝肾亏虚

方1

【药物组成】维生素 B_1 注射液，维生素 B_{12} 注射液。

【取穴】损伤脊柱上下的夹脊穴、肝俞、肾俞、命门、足三里、悬钟、三阴交。

【用法】每次选穴 2~4 个，每穴注射 0.5~1ml。每日或隔日

1次，10次为1个疗程。

【主治】外伤性截瘫。

【出处】艾坤主编.《水针疗法》. 中国医药科技出版社，2012.

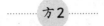
方2

【药物组成】盐酸二甲弗林注射液。

【取穴】损伤脊柱上下的夹脊穴、肝俞、肾俞、命门、足三里、悬钟、三阴交。

【用法】每次选穴2~4个，每穴注射0.5~1ml。每日或隔日1次，10次为1个疗程。

【主治】外伤性截瘫。

【出处】艾坤主编.《水针疗法》. 中国医药科技出版社，2012.

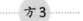
方3

【药物组成】人参注射液。

【取穴】损伤脊柱上下的夹脊穴、肝俞、肾俞、命门、足三里、悬钟、三阴交。

【用法】每次选穴2~4个，每穴注射0.5~1ml。每日或隔日1次，10次为1个疗程。

【主治】外伤性截瘫。

【出处】艾坤主编.《水针疗法》. 中国医药科技出版社，2012.

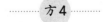
方4

【药物组成】黄芪注射液。

【取穴】损伤脊柱上下的夹脊穴、肝俞、肾俞、命门、足三里、悬钟、三阴交。

【用法】每次选穴 2~4 个，每穴注射 0.5~1ml。每日或隔日 1 次，10 次为 1 个疗程。

【主治】外伤性截瘫。

【出处】艾坤主编.《水针疗法》.中国医药科技出版社，2012.

四、注意事项

本病目前尚无满意的治疗方法，穴位注射疗法对截瘫有一定的疗效，其恢复程度视损伤的程度、年龄、体质、病程、治疗方法等多方面因素而定。患者须配合进行主动或被动的功能锻炼，树立信心。避免受凉，防止肺炎发生。加强护理，防止褥疮。

五、医案分析

张某某，男，27 岁。患者从三层楼上坠落摔伤，当即神志昏迷，急送医院抢救而苏。后因第 2~4 腰椎压缩性骨折合并脊髓损伤，双下肢截瘫，二便失禁，转入针灸病房治疗。查：双下肢无自主运动，肌力为 0 级，肌张力低下，感觉消失；腹壁、肛门及提睾反射均消失，膝腱反射消失。治疗经过：轮流选取患侧环跳、伏兔、足三里、阳陵泉、绝骨、三阴交、双侧肾俞、秩边、次髎、相应夹脊穴以及命门、腰阳关、中极、关元等穴。针刺加电针，用疏密波、低频率中强刺激 30 分钟，2 日 1 次；穴位注射以当归、川芎、维生素 B_1、B_{12} 各 4ml，选注上述腧穴，2 日 1 次；两种方法交替使用。4 个月后，双下肢功能活动逐渐恢复，肌力 III 级以上，能独自依杖而行，腹壁、提睾反射出现，但二便失禁依旧。嘱加强下肢功能锻炼，并加用会阴、长强二穴，每日电针1次，然后每穴注入上述混合药液4ml。1个月后，患者可以弃杖慢步，大小便已基本控制。又续治1个月，双下肢肌力接近正常，疗效巩固而出院。[王启才.《针医心悟》. 北京：中医古籍出版社，2001.]

第十节 膝关节炎

膝关节炎是指膝关节关节面软骨发生原发性或继发性退变及结构紊乱，伴随软骨下骨质增生、软骨剥脱，从而使关节逐渐破坏、畸形，最终发生膝关节功能障碍的一种退行性疾病。本病属于中医学"痹证"范畴。

一、病因病机

病因：感受外邪，肝肾不足。

病机：气滞血瘀、痹阻经脉，或精血不足，筋骨失养。

病位：膝部筋骨。

病性：感受外邪属实，肝肾不足属虚，亦可见虚实夹杂之证。

二、辨证论治

中医学从外感与内伤两大因素分析膝关节炎，西医学认为，膝关节炎的发生一般由膝关节退行性病变、外伤、过度劳累等因素引起。膝关节炎多发于中老年人，是引起老年人腿疼的主要原因。另外，体重过重、不正确的走路姿势、长时间下蹲、膝关节的受凉受寒也是导致膝关节炎的原因。

表 9-10　膝关节炎证型

证型		瘀血阻滞	阳虚寒凝	肾虚髓亏
症状	主症	关节刺痛,痛处固定,关节畸形,活动不利	肢体关节疼痛,重着,屈伸不利	关节隐隐作痛,腰膝酸软,腰腿不利,俯仰转侧不利
	兼症	腰弯背驼,面色晦暗	天气变化加重,昼轻夜重,遇寒痛增,得热稍减	头晕,耳鸣,耳聋,目眩
	舌脉	唇舌紫暗,脉沉或细涩	舌淡,苔白,脉沉细缓	舌淡红,苔薄白,脉细
治疗	治则	活血通络,舒筋止痛	温经散寒,活络止痛	补益肝肾,强筋壮骨
	取经	以局部取穴为主,配合循经远端取穴		

三、穴位注射疗法

·········· 方 1 ··········

【药物组成】灯盏细辛注射液。

【取穴】血海、阴陵泉、梁丘、曲泉。

【用法】每穴注射 1ml,每周 1 次,连续 4 周。

【主治】瘀血阻滞型膝关节炎。

【出处】彭志华.灯盏细辛穴位注射治疗瘀血阻滞型膝骨性关节炎疗效观察.广州:广州中医药大学,2015.

·········· 方 2 ··········

【药物组成】鹿瓜多肽注射液。

【取穴】梁丘、足三里、委中、血海、阿是穴。

【用法】每穴注射 1ml,1 天 1 次,14 次为 1 个疗程。

【主治】膝关节炎。

【出处】陈民,李腾辉,李嘉,等.鹿瓜多肽注射液穴位注射治疗老年膝关节骨关节炎临床疗效观察.实用医学杂志,

2009，25（8）：1291-1292.

········· 方3 ·········

【药物组成】骨肽注射液。

【取穴】双侧膝眼。

【用法】每穴注射 2ml，1 天 1 次，2~3 次为 1 个疗程。

【主治】膝关节炎。

【出处】胡萍．骨肽注射液穴位注射治疗膝骨性关节炎．中国医药科学，2011，1（12）：100，121.

········· 方4 ·········

【药物组成】复方当归注射液。

【取穴】内外膝眼、足三里、血海、梁丘、委中、阳陵泉、阴陵泉、肝俞、肾俞、阿是穴。

【用法】每次选 6 个穴，每穴注射 0.6ml 左右，1 天 1 次，15 次为 1 个疗程。

【主治】膝关节炎。

【出处】李奎哲．穴位注射治疗膝关节骨性关节炎 57 例．中国民间疗法，2011，19（11）：22.

········· 方5 ·········

【药物组成】正清风痛宁。

【取穴】犊鼻、血海、阳陵泉、足三里、阿是穴。

【用法】每穴注射 1.5ml，1 天 1 次，10 次为 1 个疗程。

【主治】膝关节炎。

【出处】于永庆．正清风痛宁穴位注射治疗膝关节骨性关节炎 96 例疗效分析．贵州医药，2009，33（4）：341.

第十一节　足跟痛

足跟痛是指由急性或者慢性损伤引起的足跟部周围疼痛。本病症状虽然简单、但病因复杂，且多缠绵难愈。

一、病因病机

病因：肝肾亏虚；风寒湿邪侵袭，外伤劳损。

病机：气血失和，筋脉失养；气血阻滞。

病位：足跟部。

病性：虚实夹杂证。

二、辨证论治

表 9-11　足跟痛

临床表现		患者多在中年以上，有急性或慢性足跟部损伤史，晨起后站立或走路时足跟及足底疼痛，疼痛可向前扩散到前脚掌，运动及行走后疼痛加重，休息减轻足跟部微肿，压痛明显，可根据压痛点确定病变部位
治法	治则	疏经通络、化瘀止痛
	取经	以足跟局部和足少阴、足太阴经腧穴为主

中医学认为本病以肝肾亏虚、气血失和为先决条件，复因感受外邪及外伤劳损致使气滞血瘀而形成。西医学认为，从高处坠落、暴力撞击足底，或长期站立于硬板地工作，以及扁平足，跑跳过多等都是导致足跟痛的原因。

三、穴位注射疗法

······ 方 1 ······

【药物组成】维生素 B_1 注射液，维生素 B_{12} 注射液。

【取穴】太溪、昆仑、阿是穴。痛及小腿，配承山；气虚配脾俞、足三里；血瘀配膈俞、太冲；肝肾不足配肝俞、肾俞。

【用法】每次选穴 2~4 个，每穴注射 0.5~1ml，2~3 日 1 次，5 次为 1 个疗程。

【主治】足跟痛。

【出处】艾坤主编.《水针疗法》. 中国医药科技出版社，2012.

······ 方 2 ······

【药物组成】丹参注射液。

【取穴】太溪、昆仑、阿是穴。痛及小腿，配承山；气虚配脾俞、足三里；血瘀配膈俞、太冲；肝肾不足配肝俞、肾俞。

【用法】每次选穴 2~4 个，每穴注射 0.5~1ml，2~3 日 1 次，5 次为 1 个疗程。

【主治】足跟痛。

【出处】艾坤主编.《水针疗法》. 中国医药科技出版社，2012.

······ 方 3 ······

【药物组成】醋酸泼尼松龙 15mg 加 1% 普鲁卡因注射液 5ml。

【取穴】太溪、昆仑、阿是穴。痛及小腿，配承山；气虚配脾俞、足三里；血瘀配膈俞、太冲；肝肾不足配肝俞、肾俞。

【用法】每次选穴 2~4 个，每穴注射 0.5~1ml，2~3 日 1 次，

5 次为 1 个疗程。

【主治】足跟痛。

【出处】艾坤主编.《水针疗法》. 中国医药科技出版社，2012.

········· 方 4 ·········

【药物组成】当归注射液 1ml，红花注射液 1ml。

【取穴】然谷。

【用法】将上述药物注入然谷穴，每日或隔日 1 次，10 次为 1 个疗程。

【主治】足跟痛。

【出处】李琼. 然谷穴穴位注射治疗足跟痛 62 例小结. 贵阳中医学院学报，1998，20（4）：32-33.

········· 方 5 ·········

【药物组成】曲安奈德 0.5ml，2% 利多卡因 0.5ml，复方当归注射液 2ml。

【取穴】太溪穴。

【用法】将上述药物注入太溪穴，每周 2 次，6 次为 1 个疗程。

【主治】足跟痛。

【出处】王宗江. 太溪穴位注射治疗足跟痛 25 例. 上海针灸杂志，2009，28（8）：472.

四、注意事项

穴位注射疗法治疗足跟痛疗效较好，但此病病情缠绵，需坚持治疗。患者注意休息，减少站立和步行，宜穿软底鞋，局部注意保暖。

五、医案分析

王某，男，57岁。2000年4月10号初诊。病史：1年前在外院诊断为右足骨刺性跟痛症，接受痛点封闭治疗1次，疼痛症状基本缓解，但自述注射痛及注射后反应痛剧烈，顾虑较大。就诊本科时出现左足跟底部疼痛3个月，X片示跟骨结节处骨刺形成，诊断为骨刺性跟痛症。用穴位注射法治疗：取5ml注射器抽吸利多卡因50mg、泼尼松25mg、维生素B_{12}1mg混匀备用。患者仰卧位，取患侧水泉穴，常规消毒，注射器与穴位皮肤成90°角垂直进针，碰到骨质后退针少许，回抽无血后将5ml配制液注入。注射完毕后，用拇指按揉跟骨结节处并弹拨跖腱膜附着点的前部30~60次，以松解粘连、镇痉止痛。每7天治疗1次，3次为1个疗程。按上法治疗1次后，症状明显减轻；治疗1个疗程后，行路时跟底痛已基本消失，无注射痛及注射后反应痛，患者对治疗方法满意。随访1年无复发。[董河，璩竹玲，王世端．水泉穴位注射治疗骨刺性跟痛症32例[J]．四川中医，2005，23（2）：93-94．]

第十二节　颞下颌关节功能紊乱综合征

颞下颌关节紊乱综合征是指颞颌关节区疼痛、弹响、肌肉酸痛、乏力、张口受限、颞颌关节功能障碍等一系列症状的综合征。属于中医学"颌痛""颊痛""口噤不开""牙关脱臼"等范畴。多为单侧发病，亦可双侧同病。常见于20~40岁的青壮年。

一、病因病机

病因：风寒外袭；外伤劳损，张口过度；情志不调；先天不足，肾气不充。

病机：经筋拘急，牙关不利。

病位：颞下颌关节。

病性：虚实夹杂。

二、辨证论治

表 9-12   颞下颌关节功能紊乱综合征证型

证型		寒湿痹阻	肝肾不足
症状	主症	开口不利，咀嚼受限，关节弹响，咀嚼时关节区疼痛	开口不利，咀嚼障碍，关节区有弹响，关节区时有酸痛
	兼症	平时酸胀麻木不适，遇寒湿风冷症状加重	头晕耳鸣，腰膝酸软
	舌脉	舌淡、苔薄白，脉弦略紧	舌质红，脉细无力
治法	治则	祛风散寒、舒筋活络	
	取经	以颞下颌关节局部取穴为主	

中医学从外感与内伤两大因素分析颞下颌关节紊乱综合征，西医学认为，情绪激动、精神紧张及愤怒时的咬牙切齿等均可引发本病，也有因先天发育不良、外伤、寒冷刺激或反复张口过度导致本病的产生。

三、穴位注射疗法

·········· 方1 ··········

【药物组成】维生素 B_1 注射液，维生素 B_{12} 注射液。

【取穴】下关、听宫。寒湿痹阻加合谷；肝肾不足加肝俞、肾俞；头晕加风池、太阳；耳鸣加翳风、耳门。

【用法】每穴注射 0.3~0.5ml，2~3 日 1 次，5 次为 1 个疗程。

【主治】颞下颌关节紊乱综合征。

【出处】艾坤主编.《水针疗法》. 中国医药科技出版社，2012.

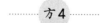
方2

【药物组成】当归注射液。

【取穴】下关、听宫。寒湿痹阻加合谷；肝肾不足加肝俞、肾俞；头晕加风池、太阳；耳鸣加翳风、耳门。

【用法】每穴注射 0.3~0.5ml，2~3 日 1 次，5 次为 1 个疗程。

【主治】颞下颌关节紊乱综合征。

【出处】艾坤主编.《水针疗法》. 中国医药科技出版社，2012.

方3

【药物组成】0.5%~1% 普鲁卡因注射液。

【取穴】下关、听宫。寒湿痹阻加合谷；肝肾不足加肝俞、肾俞；头晕加风池、太阳；耳鸣加翳风、耳门。

【用法】每穴注射 0.3~0.5ml，2~3 日 1 次，5 次为 1 个疗程。

【主治】颞下颌关节紊乱综合征。

【出处】艾坤主编.《水针疗法》. 中国医药科技出版社，2012.

方4

【药物组成】1% 利多卡因 1.5ml。

【取穴】下关穴。

【用法】将药液注入下关穴，两日 1 次，3 次为 1 个疗程。

【主治】颞下颌关节紊乱综合征。

【出处】翟华勇，孙云廷．针刺加穴位注射治疗颞下颌关节紊乱综合征 36 例．辽宁中医学院学报，2006，8（2）：99．

········· 方5 ·········

【药物组成】2% 利多卡因 2ml，维生素 B_{12} 0.5mg，地塞米松 5mg，维生素 B_6 100mg。

【取穴】下关穴、阿是穴。

【用法】将混合药液注入下关穴 2ml，阿是穴每穴 1~22ml，隔日 1 次，5 次为 1 个疗程。

【主治】颞下颌关节紊乱综合征。

【出处】黄桂英，鲍国丽．穴位注射为主治疗颞下颌关节紊乱综合征 21 例．山东中医杂志，2007，26（6）：402．

四、注意事项

穴位注射疗法对本病有较好的疗效，尤其对于病情顽固者。若发生关节脱位，须首先复位，适当限制局部关节运动。不吃过硬的食物，避免风寒侵袭，自我按摩有助于疾病的恢复。

五、医案分析

张某，男，35 岁，工人。病史：右侧颞颌关节疼痛 2 个月余，张口受限，咀嚼困难，呈进行性加剧，曾服布洛芬等药治疗，症情无缓解。近 2 天来伴耳鸣、头痛。查：颞颌关节局部压痛（＋），张口不及二横指，闭口时可听到弹响，咬合关节紊乱。诊断为颞颌关节功能紊乱症。用温针结合穴位注射封闭治疗：①针刺：主穴取下关、听宫、颊车；配穴取翳风、合谷。进针得气后用平补平泻法，留针，并以 1.5~2cm 长艾段穿置于主穴针柄上施灸。1 天 1 次，10 次为 1 个疗程。②药物封闭：用确炎舒松 A 注射液 0.5ml 加入利多卡因 0.5ml，于下关穴进针得气后，如回抽无血，则缓缓将药液注入穴内。3~5 天 1 次，3 次为 1 个疗程。用上法治疗 1 个疗程后痊愈，随访无复发。[周欣. 温针灸结合封闭治疗颞颌关节功能紊乱症 [J] 江苏中医，1998，19（2）：47.]

第十三节　风湿性关节炎

风湿性关节炎是一种常见的急性或慢性结缔组织炎症，属变态反应性疾病。临床以关节和肌肉游走性酸楚、重着、疼痛为特征，可反复发作并累及心脏。属于中医学痹证的范畴。

一、病因病机

病因：感受风寒湿邪或风湿热邪；劳逸不当，久病体虚，饮食不节。

病机：经脉闭阻，不通则痛。

病位：四肢关节肌肉。

病性：实证为主，亦有虚证及虚实夹杂之证。

二、辨证论治

表9-13　风湿性关节炎证型

证型		风寒湿痹			风湿热痹	痰瘀痹阻证	肝肾亏虚证
		行痹	痛痹	着痹			
症状	主症	肢体关节酸痛,游走不定	肢体关节紧痛不移,遇寒痛增,得热痛减	肢体关节重着酸痛	肢体关节红肿灼热剧痛	肌肉关节刺痛固定不移	关节屈伸不利,肌肉瘦削,腰膝酸软
	兼症	发病初期肢节亦红亦肿,屈伸不利,或恶风,或恶寒	关节屈伸不利,局部皮色不红,触之不热	肢体关节肿胀,痛有定处,活动不便,手足沉重,肌肤麻木不仁	关节痛不可触,得冷稍舒,多伴有发热,恶风,口渴,尿黄,烦闷不安等全身症状	关节肌肤暗紫肿胀,按之较硬,肢体顽麻或重着,关节僵硬变形,或有皮下结瘀斑,面色暗,眼睑浮肿,或胸闷痰多	或畏寒肢冷,或阳痿,遗精,或骨蒸劳热,心烦口干
症状	舌脉	舌苔薄白,脉浮或缓	舌质淡,苔薄白,脉弦紧	舌质淡,苔白腻,脉濡缓	舌质红,苔黄腻,脉滑数或浮数	舌质暗或有瘀斑,苔白腻,脉涩	舌质淡红,苔薄白或少津,脉沉细弱或细数
治法	治则	祛风通络,除湿	温经散寒,除湿	除湿通络,祛风散寒	清热通络,祛风除湿	化痰行瘀,蠲痹活络	培补肝肾,舒筋止痛
	取经	局部取穴并根据部位循经选穴					

　　中医学从外感与内伤两大因素分析风湿性关节炎，西医学目前对风湿性关节炎的病因尚未完全明了。根据症状、流行病学及免疫学分析，认为与人体溶血性链球菌感染密切相关，目前注意到病毒感染与本病也有一定关系。

三、穴位注射疗法

············ 方1 ············

【药物组成】当归注射液。

【取穴】阿是穴、膈俞、血海、风市。

【用法】每次选穴 2~4 个，每穴每次注射 0.3~0.5ml，2~3 日 1 次，5 次为 1 个疗程。

【主治】风湿性关节炎（行痹）。

【出处】艾坤主编.《水针疗法》. 中国医药科技出版社，2012.

············ 方2 ············

【药物组成】威灵仙注射液或灯盏细辛注射液。

【取穴】阿是穴、阴陵泉、足三里。

【用法】每次选穴 2~4 个，每穴每次注射 0.3~0.5ml，2~3 日 1 次，5 次为 1 个疗程。

【主治】风湿性关节炎（着痹）。

【出处】艾坤主编.《水针疗法》. 中国医药科技出版社，2012.

············ 方3 ············

【药物组成】清开灵注射液或香丹注射液。

【取穴】阿是穴、大椎、曲池、阴陵泉。

【用法】每次选穴 2~4 个，每穴每次注射 0.3~0.5ml，2~3 日 1 次，5 次为 1 个疗程。

【主治】风湿性关节炎（热痹）。

【出处】艾坤主编.《水针疗法》. 中国医药科技出版社，2012.

.... 方4 ....

【药物组成】维生素 B$_1$ 注射液 1~2ml。

【取穴】阿是穴及根据部位循经选穴。

【用法】每次选穴 2~4 个，每穴每次注射 0.3~0.5ml，2~3 日 1 次，5 次为 1 个疗程。

【主治】风湿性关节炎。

【出处】艾坤主编.《水针疗法》. 中国医药科技出版社，2012.

.... 方5 ....

【药物组成】2% 普鲁卡因 2ml 加地塞米松 5mg，或 25% 葡萄糖注射液 10ml 加地塞米松 5mg，1% 普鲁卡因 2ml。

【取穴】阿是穴及根据部位循经选穴。

【用法】每次选穴 2~4 个，每穴每次注射 0.3~0.5ml，2~3 日 1 次，5 次为 1 个疗程。

【主治】风湿性关节炎。

【出处】艾坤主编.《水针疗法》. 中国医药科技出版社，2012.

四、注意事项

穴位注射疗法治疗风湿性关节炎有较好的效果。本病应注意排除骨结核、肿瘤，以免延误病情。患者平时应注意关节保暖，避免风寒湿邪的侵袭。

五、医案分析

朱某某，女，40岁，干部，因腕关节红肿疼痛3天，于2000年5月18日来本院就诊。查局部红肿灼热疼痛，活动受限，舌红、苔黄腻，脉弦数，血沉40mm/h，抗"O"1/600。诊断为：腕关节炎（湿热痹阻经络），治以清热祛湿、活血通络。取患侧阳溪、阳池、大陵、外关，予电针治疗30分钟，针刺结束后取病变部位关节处2穴，风湿宁2ml、香丹2ml、维生素 B_{12} 1ml混合，用5ml注射器抽取药液，常规消毒刺入穴位，回抽无回血有针感时，快速注入，每穴2ml，1次后，疼痛大减，红肿处多消除，7次后症状全消，功能恢复正常，加针3次后，血沉为10mm/h、抗"O"降至1/300，恢复正常，随访半年无复发。[谭慧，胡盛松，胡雪雁.电针加穴位注射治疗风湿性关节炎50例［J］.湖南中医药导报，2003，9（4）：48-49.]

第十章　皮肤科疾病

第一节　带状疱疹

带状疱疹是由水痘－带状疱疹病毒引起的一种以簇集状丘疱疹、局部刺痛为特征的急性疱疹性皮肤病。疱疹多沿某一周围神经分布，排列成带状，出现于身体的某一侧，好发于肋间神经、颈神经、三叉神经及腰神经分布区域。若不经治疗，一般 2 周左右疱疹可结痂自愈。有些患者在皮疹完全消退后仍遗留神经痛。中医学称本病为"蛇丹""蛇串疮""蜘蛛疮""缠腰火丹"。

一、病因病机

病因：感受风火或湿毒之邪，且与情志、饮食、起居失调等因素有关。

病机：经络瘀阻，气血凝滞于肌肤之表。

病位：皮肤肌表，与肝，胆，脾有关。

病性：实证为主。

二、辨证论治

表 10-1　带状疱疹证型

证型		肝经郁热	脾经湿热	瘀血阻络
症状	主症	皮损鲜红，疱壁紧张，灼热刺痛	皮损色淡，疱壁松弛	皮疹消退后局部仍疼痛不止
	兼症	口苦咽干，烦躁易怒，大便干，小便黄	口渴不欲饮，胸脘痞满，纳差，大便时溏	心烦不寐
	舌脉	苔黄，脉弦滑数	舌红、苔黄腻，脉濡数	舌紫暗、苔薄白，脉弦细
治疗	治则	泻火解毒，通络止痛	清热利湿，健运脾胃	活血通络，化瘀止痛
	取经	足厥阴肝经，足少阳胆经，夹脊穴为主	足太阴脾经，夹脊穴为主	夹脊穴，局部取穴为主

三、穴位注射疗法

（一）带状疱疹

·········· 方1 ··········

【药物组成】维生素 B$_1$ 注射液、维生素 B$_{12}$ 注射液、清开灵注射液、板蓝根注射液或 0.5%~1% 普鲁卡因注射液 1ml。

【取穴】阿是穴（皮损周围）、病变段的夹脊穴、肺俞、曲池、肝俞、太冲。

【用法】每次选穴 2~4 个，每穴注射 0.5~1.0ml（耳穴注药 0.1ml）。每日或隔日 1 次，5 次为 1 个疗程。

【主治】肝经郁热。

【出处】艾坤主编.《水针疗法》. 中国医药科技出版社，2012.

·········· 方2 ··········

【药物组成】维生素 B$_1$ 注射液、维生素 B$_{12}$ 注射液、清开灵注射液、板蓝根注射液或 0.5%~1% 普鲁卡因注射液 1ml。

【取穴】阿是穴（皮损周围）、病变段的夹脊穴、肺俞、曲池、脾俞、阴陵泉。

【用法】每次选穴 2~4 个，每穴注射 0.5~1.0ml（耳穴注药 0.1ml）。每日或隔日 1 次，5 次为 1 个疗程。

【主治】脾经湿热。

【出处】艾坤主编.《水针疗法》. 中国医药科技出版社，2012.

·········· 方 3 ··········

【药物组成】维生素 B_1 注射液、维生素 B_{12} 注射液、清开灵注射液、板蓝根注射液或 0.5%~1% 普鲁卡因注射液 1ml。

【取穴】阿是穴（皮损周围）、病变段的夹脊穴、肺俞、曲池、膈俞、血海。

【用法】每次选穴 2~4 个，每穴注射 0.5~1.0ml（耳穴注药 0.1ml）。每日或隔日 1 次，5 次为 1 个疗程。

【主治】瘀血阻络。

【出处】艾坤主编.《水针疗法》. 中国医药科技出版社，2012.

四、注意事项

水针疗法治疗带状疱疹有较好疗效，可迅速缓解神经痛的症状。患者局部注意保持皮肤清洁，可在患处用 2% 龙胆紫涂擦，避免感染。忌食海鲜等发物及辛辣食物，多吃水果、蔬菜等清淡饮食。

五、医案分析

马某，男，72 岁。于 2007 年 11 月 20 日就诊，自述 10 天前右胁肋部皮肤灼热、疼痛，继则出现成簇疱疹，在皮肤科诊断为带状疱疹，经治疗后，疱疹已结痂，但仍觉胁肋部疼痛难忍。查右胁肋部有散在结痂疱疹，主要分布在 5~6 肋间隙。治疗取维生素 B_{12}0.25mg、地塞米松 2.5mg、复方当归注射液 1ml、2% 利多卡因 0.5ml 混合注射于 C_4~C_8 夹脊穴及阿是穴，1 天 1 次。中药取柴胡 15g，当归、白芍、白术、茯苓、薄荷、丹皮、山栀、赤芍、地龙各 10g，香附 12g，珍珠母、生牡蛎各 30g 均先煎，丹参 30g，炙甘草 6g，生姜 5 片，1 天 1 剂，水煎分 2 次服，按上法治疗 3 天后局部疼痛明显减轻，夜寐能安，治疗 7 次，疼痛完全缓解，随访 3 个月未复发。[孙秀萍. 穴位注射配合逍遥散治疗带状疱疹神经痛 76 例 [J]. 陕西中医，2010，31（9）]

第二节　湿疹

湿疹又称"湿疮"，是一种呈多形性皮疹倾向、湿润、剧烈瘙痒、易于复发和慢性化的过敏性炎症性皮肤病。属于中医学"癣疮"范畴。因其症状及病变部位的不同，名称各异。如浸淫遍体、渗液极多者名"浸淫疮"；身起红粟、瘙痒出血的称"血风疮"；发于面部者称"面游风"；发于耳部为"旋耳风"；发于乳头者称"乳头风"；发于脐部者称"脐疮"；发于肘、膝窝处者称"四弯风"；发于手掌者称"鹅掌风"；发于小腿者称"湿毒疮"；发于肛门者称"肛圈癣"；发于阴囊者称"绣球风"或"肾囊风"。

一、病因病机

病因：素体禀赋不足，加上外界因素如寒冷、湿热、油漆、毛织品等刺激而导致发病。

　　病机：湿邪内盛，风湿热邪客于肌肤。

　　病位：皮肤肌表，与脾有关。

　　病性：实证为主，日久可见虚实夹杂或虚证。

二、辨证论治

表 10-2　湿疹证型

证型		湿热浸淫	脾虚湿蕴	血虚风燥
症状	主症	发病急，湿疹可泛发全身各部，初起皮损潮红灼热、肿胀，继而粟疹成片或水疱密集，渗液流津，瘙痒不休	发病较缓，皮损潮红、瘙痒，抓后糜烂，可见鳞屑	病情反复发作，病程较长，皮损色暗或色素沉着、粗糙肥厚，呈苔藓样变，剧痒，皮损表面有抓痕、血痂和脱屑
	兼症	身热、心烦、口渴、大便干、小便短赤	纳少神疲、腹胀便溏	头昏乏力、腰酸肢软、口干不欲饮
	舌脉	舌红、苔黄腻，脉滑数	舌淡白胖嫩、边有齿痕、苔白腻，脉濡缓	舌淡、苔白，脉弦细
治疗	治则	清热化湿	健脾利湿	养血润燥
	取经	足太阴脾经，皮损局部取穴为主	足太阴脾经，足阳明胃经，皮损局部取穴为主	皮损局部取穴为主

三、穴位注射疗法

（一）湿疹

·········· 方1 ··········

　　【药物组成】维生素 B$_1$ 注射液、维生素 B$_{12}$ 注射液、板蓝根注射液、复方丹参注射液或自血加 2.5% 的枸橼酸钠注射液。

　　【取穴】肺俞、足三里、曲池、大椎、合谷。

　　【用法】每次选穴 2~4 个，每穴注射 0.5~1ml（耳穴注药0.1ml）。隔日 1 次，5 次为 1 个疗程。

【主治】湿热侵淫。

【出处】艾坤主编.《水针疗法》. 中国医药科技出版社，2012.

············ 方2 ············

【药物组成】维生素 B_1 注射液、维生素 B_{12} 注射液、板蓝根注射液、复方丹参注射液或自血加 2.5% 的枸橼酸钠注射液。

【取穴】肺俞、足三里、曲池、脾俞、三阴交。

【用法】每次选穴 2~4 个，每穴注射 0.5~1ml（耳穴注药 0.1ml）。隔日 1 次，5 次为 1 个疗程。

【主治】脾虚湿蕴。

【出处】艾坤主编.《水针疗法》. 中国医药科技出版社，2012.

············ 方3 ············

【药物组成】维生素 B_1 注射液、维生素 B_{12} 注射液、板蓝根注射液、复方丹参注射液或自血加 2.5% 的枸橼酸钠注射液。

【取穴】肺俞、足三里、曲池、膈俞、血海。

【用法】每次选穴 2~4 个，每穴注射 0.5~1ml（耳穴注药 0.1ml）。隔日 1 次，5 次为 1 个疗程。

【主治】血虚风燥。

【出处】艾坤主编.《水针疗法》. 中国医药科技出版社，2012.

············ 方4 ············

【药物组成】维生素 B_1 注射液、维生素 B_{12} 注射液、板蓝根注射液、复方丹参注射液或自血加 2.5% 的枸橼酸钠注射液。

【取穴】肺俞、足三里、曲池、风池、百会。

【用法】每次选穴 2~4 个，每穴注射 0.5~1ml（耳穴注药 0.1ml）。隔日 1 次，5 次为 1 个疗程。

【主治】失眠。

【出处】艾坤主编.《水针疗法》. 中国医药科技出版社，2012.

四、注意事项

水针疗法对本病有较显著的疗效，尤其对于病急性发病者，可迅速止痒，并且提高机体免疫能力。患处避免搔抓，避免外界刺激，注意饮食清淡，调畅情志。

五、医案分析

患者，女，13 岁，2002 年 11 月 12 日初诊。临床表现为全身皮肤呈丘疹状，以面部较明显 1 个月余，疹色红赤，大者呈粟状，瘙痒，搔之流水，疹点呈对称状，烦躁，口苦，大便时干，小便黄赤，曾在家食鲜鱼、芫荽等物，服用马来酸氯苯那敏等西药疗效不显，故来本院中医针灸科就诊，舌红苔薄黄腻，脉浮滑数。辨证诊断：湿热型顽固性湿疹。治法：清热化湿，祛风止痒。针灸选穴：曲池、合谷、阳陵泉、太冲。针法用泻法，连治 7 次。自血穴位注射疗法：用一次性注射器，取肘部静脉血液 2ml 后，排出针管内的空气，在无菌状态下交换一次性注射针头，迅速分别注入上述辨证所选穴位 2~3 穴。隔日 1 次，连治 3 次。调护：治疗期间忌食鱼腥、油腻、牛羊肉之品，忌食辛辣、刺激之物。治疗 3 次，患者疹消痒退，随访至今未复发。[赵东萍. 辨证选穴针法合自血穴位注射治疗顽固性湿疹 100 例疗效观察 [J]. 社区医学杂志，2007，5（5）]

第三节　荨麻疹

荨麻疹又称"风疹块""风团疙瘩"。是一种由于皮肤黏膜小血管扩张及渗透性增强而引起的局限性、一过性水肿反应。以皮肤突起风团、剧痒为主要特征。一年四季均可发生，尤以春季为发病高峰。属于中医学"风瘙瘾疹"的范畴。

一、病因病机

病因：内因禀赋不足，外因风邪为患。

病机：外邪客于肌肤，或湿邪内郁于皮肤腠理，致使肌肤失养。

病位：皮肤肌表，与脾胃有关。

病性：实证为主。

二、辨证论治

表 10-3　荨麻疹证型

	证型	风热犯表	风寒束表	血虚风燥	肠胃实热
症状	主症	风团色红，灼热剧痒，遇热加重	风团色白，遇风寒加重，得暖则减	风疹反复发作，迁延日久，午后或夜间加剧	风团色红，成块成片
	兼症	发热，咽喉肿痛	恶寒	心烦少寐，口干，手足心热	脘腹疼痛，恶心呕吐，便秘或泄泻
	舌脉	苔薄黄，脉浮数	舌淡、苔薄白，脉浮紧	舌红、少苔，脉细数无力	苔黄腻，脉滑数
治疗	治则	疏风清热，祛风止痒	散寒解表，祛风止痒	养血润燥，祛风止痒	清热泻火，通调腑气
	取经	手阳明大肠经、足太阴脾经为主	足太阴脾经、足太阳膀胱经为主	足太阴脾经、足阳明胃经，足太阳膀胱经为主	手阳明大肠经、足太阴脾经，足阳明胃经为主

三、穴位注射疗法

·········· 方1 ··········

【药物组成】维生素 B_1 注射液、维生素 B_{12} 注射液、柴胡注射液、板蓝根注射液、复方丹参注射液、胎盘组织液或自血加抗凝剂注射。

【取穴】合谷、曲池、血海、三阴交、风门、大椎。

【用法】每次选穴 2~4 个，每穴注射 0.5~1ml（耳穴注药 0.1ml）。1 天 1 次或隔日 1 次，5 次为 1 个疗程。

【主治】风热。

【出处】艾坤主编.《水针疗法》. 中国医药科技出版社，2012.

·········· 方2 ··········

【药物组成】维生素 B_1 注射液、维生素 B_{12} 注射液、柴胡注射液、板蓝根注射液、复方丹参注射液、胎盘组织液或自血加抗凝剂注射。

【取穴】合谷、曲池、血海、三阴交、肺俞、风门。

【用法】每次选穴 2~4 个，每穴注射 0.5~1ml（耳穴注药 0.1ml）。1 天 1 次或隔日 1 次，5 次为 1 个疗程。

【主治】风寒。

【出处】艾坤主编.《水针疗法》. 中国医药科技出版社，2012.

·········· 方3 ··········

【药物组成】维生素 B_1 注射液、维生素 B_{12} 注射液、柴胡注射液、板蓝根注射液、复方丹参注射液、胎盘组织液或自血加抗凝剂注射。

【取穴】合谷、曲池、血海、三阴交、膈俞、风门、足三里。

【用法】每次选穴 2~4 个，每穴注射 0.5~1ml（耳穴注药 0.1ml）。1 天 1 次或隔日 1 次，5 次为 1 个疗程。

【主治】血虚风燥。

【出处】艾坤主编.《水针疗法》. 中国医药科技出版社，2012.

············ 方4 ············

【药物组成】维生素 B_1 注射液、维生素 B_{12} 注射液、柴胡注射液、板蓝根注射液、复方丹参注射液、胎盘组织液或自血加抗凝剂注射。

【取穴】合谷、曲池、血海、三阴交、足三里、支沟。

【用法】每次选穴 2~4 个，每穴注射 0.5~1ml（耳穴注药 0.1ml）。1 天 1 次或隔日 1 次，5 次为 1 个疗程。

【主治】胃肠实热。

【出处】艾坤主编.《水针疗法》. 中国医药科技出版社，2012.

四、注意事项

水针疗法对本病有较好的疗效，如发生胸闷、呼吸困难等，因采取急救措施。患病期间忌烟酒、海鲜、辛辣等刺激物，避免接触致敏物。适当运动，增强体质，避风寒，注意保暖。

五、医案分析

女，28 岁，于 2001 年 7 月初诊。患者自称 2 年前因服虾蟹后全身皮肤突现红色瘙痒性风团，经多方治疗，效果不佳，反复发作。诊见：患者精神欠佳，痛苦面容，全身皮肤出现瘙痒性风疹块，双上肢皮肤可见抓痕，纳差，舌脉无明显变化。给予针刺曲池（双）、血海（双）、足三里（双）、三阴交（双）、风池（双），平补平泻，留针 30 分钟，1 天 1 次。曲池、足三里交替穴位注射苯海拉明注射液各 0.2ml，隔日 1 次。经上述治疗 10 天，症状完全消失，随访至今未复发。[刘汉利．针刺加穴位注射治疗慢性荨麻疹 35 例［J］．山东中医杂志，2004，23（1）]

第四节　扁平疣

扁平疣是一种常见的病毒感染性皮肤病，为针头至粟粒大小的硬性扁平皮肤赘疣，好发于面部、前臂和手背，系人类乳头瘤病毒所引起，主要通过直接接触而传染，外伤亦是感染本病的一个原因。其病程与机体免疫有重要关系。中医学称之为"扁瘊""疣疮""疣目"。

一、病因病机

病因：感受风热毒邪，或脾虚生湿生痰。

病机：外邪或痰湿阻于经络，郁于肌肤。

病位：皮肤肌表，与肺、脾、胃有关。

病性：实证。

二、辨证论治

表 10-4 扁平疣证型

证型		肺胃蕴热	脾湿痰瘀
症状	主症	扁疣色褐，散在分布，搔抓后呈条状接种，似串珠状	多发于面部，扁疣数少，高出皮肤，多呈皮色，时有痒感
	兼症	伴发脂溢及粉刺、唇干口渴	纳呆脘胀
	舌脉	舌红、苔黄，脉浮数	舌淡、苔腻，脉沉数
治疗	治则	疏风清热、泻肺胃之火	祛湿化痰、通经络气血
	取经	手太阴肺经，手阳明大肠经，足太阴脾经，疣体局部取穴为主	手阳明大肠经，足太阴脾经，疣体局部取穴为主

三、穴位注射疗法

·········· 方1 ··········

【药物组成】板蓝根注射液、复方丹参注射液或自血加2.5% 的枸橼酸钠注射液。

【取穴】阿是穴（疣体局部）、曲池、血海、足三里、肺俞、合谷。

【用法】每次选穴 2~4 个，每穴注射 0.5~1ml（耳穴注药0.1ml）。1 天 1 次或隔日 1 次，5 次为 1 个疗程。

【主治】肺胃蕴热。

【出处】艾坤主编.《水针疗法》. 中国医药科技出版社，2012.

·········· 方2 ··········

【药物组成】板蓝根注射液、复方丹参注射液或自血加2.5% 的枸橼酸钠注射液。

【取穴】阿是穴（疣体局部）、曲池、血海、足三里、脾俞、阴陵泉、三阴交。

【用法】每次选穴 2~4 个，每穴注射 0.5~1ml（耳穴注药 0.1ml）。1 天 1 次或隔日 1 次，5 次为 1 个疗程。

【主治】脾湿痰瘀。

【出处】艾坤主编.《水针疗法》.中国医药科技出版社，2012.

四、注意事项

水针疗法治疗扁平疣疗效较好。患病期间忌烟酒、海鲜、辛辣等刺激物，避免抓破皮肤。

五、医案分析

王某，女，31 岁，干部，6 年前右侧上眼睑部出现数粒扁疣，以后逐渐增多向右额、面颊部扩散，至 1987 年，左额、眼区、面颊部亦长出扁平疣，并呈迅速增多趋势，省市多家医院诊断为"扁平疣"，屡内服、肌内注射、外熏洗中西药物无效，碍于面容痛苦万分。1989 年 7 月 31 日来诊：左右面颊、额、眼区布满米粒、黄豆大小之扁疣，多数融合成片。扁疣呈正常肤色，每因情绪变化或月经来潮时色加深如褐色，伴胸胁胀痛，急躁易怒。诊断：瘊子，属肝气郁结、气滞血瘀型。治疗：①取单侧肝、脾、皮质下、内分泌、面颊、额、眼之耳穴，3 天 1 次，左右交替贴穴。②板蓝根穴注曲池、足三里，单侧取穴，1 天 1 次。耳穴贴压 10 次，板蓝根穴注 20 次后，扁疣明显萎缩，干枯，接近正常肤色。再继续耳穴贴压 5 次后，扁疣自行脱落呈正常肤色。[周丽莎，廖飞主编.《针灸名师临床笔记丛书——皮肤病证卷》，中国医药科技出版社]

第五节 神经性皮炎

神经性皮炎是一种皮肤神经功能障碍性疾病，以皮肤肥厚、皮沟加深、苔藓样改变和阵发性剧烈瘙痒为特征。根据皮损范围大小，临床分为局限性神经性皮炎和播散性神经性皮炎两种。本病隶属于中医学"牛皮癣""顽癣"范畴。

一、病因病机

病因：风热外袭，或情志不遂，日久耗伤阴血。

病机：风热蕴阻肌肤，或血虚化燥生风，肌肤失于濡养。

病位：皮肤肌表，与肝有关。

病性：实证，日久可成虚实夹杂证。

二、辨证论治

表 10-5 神经性皮炎证型

证型		血虚风燥	阴虚血燥	肝郁化火	风热蕴阻
症状	主症	丘疹融合，成片成块	皮损日久不退	皮损色红	皮疹呈淡褐色
	兼症	皮损表面干燥，色淡或灰白，皮纹加深，上覆鳞屑，剧烈瘙痒，夜间尤甚，女性或兼有月经不调	皮损呈淡红或灰白色，局部干燥肥厚，甚则泛发全身，剧烈瘙痒，夜间尤甚	心烦易怒或精神抑郁，失眠多梦，眩晕，口苦咽干	皮损成片，粗糙肥厚，阵发性剧痒，夜间尤甚
	舌脉	舌淡、苔薄，脉濡细	舌红、少苔，脉弦数	舌红、脉弦数	舌苔薄黄，脉浮数
治疗	治则	养血祛风	滋阴润燥	清热泻火	祛风清热
	取经	足太阳膀胱经，皮损局部取穴为主	足太阳膀胱经，皮损局部	督脉，皮损局部取穴为主	手阳明大肠经，皮损局部取穴为主

三、穴位注射疗法

.... 方1 ....

【药物组成】维生素 B_1 注射液、维生素 B_{12} 注射液 500μg 与盐酸异丙嗪 25mg 混合注射液、银黄注射液、清开灵注射液或胎盘组织液。

【取穴】阿是穴（皮损局部）、曲池、足三里、百会、肺俞、血海、膈俞、足三里。

【用法】每次选穴 2~4 个，每穴注射 0.5~1ml（耳穴注药 0.1ml）。1 天 1 次或隔日 1 次，10 次为 1 个疗程。

【主治】血虚风燥。

【出处】艾坤主编.《水针疗法》. 中国医药科技出版社，2012.

.... 方2 ....

【药物组成】维生素 B_1 注射液、维生素 B_{12} 注射液 500μg 与盐酸异丙嗪 25mg 混合注射液、银黄注射液、清开灵注射液或胎盘组织液。

【取穴】阿是穴（皮损局部）、曲池、足三里、百会、肺俞、血海、太溪、三阴交。

【用法】每次选穴 2~4 个，每穴注射 0.5~1ml（耳穴注药 0.1ml）。1 天 1 次或隔日 1 次，10 次为 1 个疗程。

【主治】阴虚血燥。

【出处】艾坤主编.《水针疗法》. 中国医药科技出版社，2012.

.... 方3 ....

【药物组成】维生素 B_1 注射液、维生素 B_{12} 注射液 500μg 与盐酸异丙嗪 25mg 混合注射液、银黄注射液、清开灵注射液或胎盘组织液。

【取穴】阿是穴（皮损局部）、曲池、足三里、百会、肺俞、血海、肝俞、太冲。

【用法】每次选穴 2~4 个，每穴注射 0.5~1ml（耳穴注药 0.1ml）。1 天 1 次或隔日 1 次，10 次为 1 个疗程。

【主治】肝郁化火。

【出处】艾坤主编.《水针疗法》. 中国医药科技出版社，2012.

.... 方4 ....

【药物组成】维生素 B_1 注射液、维生素 B_{12} 注射液 500μg 与盐酸异丙嗪 25mg 混合注射液、银黄注射液、清开灵注射液或胎盘组织液。

【取穴】阿是穴（皮损局部）、曲池、足三里、百会、肺俞、血海、合谷、大椎。

【用法】每次选穴 2~4 个，每穴注射 0.5~1ml（耳穴注药 0.1ml）。1 天 1 次或隔日 1 次，10 次为 1 个疗程。

【主治】风热蕴阻。

【出处】艾坤主编.《水针疗法》. 中国医药科技出版社，2012.

四、注意事项

水针疗法对神经性皮炎有良好的止痒、镇静作用。患部避免搔抓或接触刺激物，勿用热水洗烫。忌烟酒，勿食海鲜、辛辣等刺激性食物。保持情绪稳定。

五、医案分析

郑某某，女，34 岁，就诊日期：1996 年 12 月 8 日。主诉：颈部及双手背神经性皮炎 2 天。多方治疗，曾口服片仔癀，多噻平凯舒、雷公藤多苷片，久治不愈，目前口服泼尼松 10mg，1 天 1 次控制症状。查：双上眼睑和颈后，双手背可见大小不等约 5 处淡红色不规则扁平丘疹，表面有少量鳞屑，伴有抓痕。即予穴位注射肌内注射液治疗，并嘱泼尼松逐渐减量至停药，治疗 3 次瘙痒消除，皮损区形成结痂鳞屑渐脱，治疗 6 次后皮损消退。[蔡守良. 穴位注射治疗神经性皮炎 64 例观察 [J]. 时珍国医国药，2000，11（8）]

第六节　斑秃

斑秃又称"圆秃"，是一种突然发生的头部局限性脱发。一般认为属自身免疫性疾病，与高级神经活动障碍有关，也可能与内分泌障碍、局部病灶感染、中毒、遗传因素等有关。

一、病因病机

病因：思虑太过，房劳不节，情志不遂，体虚。
病机：气血化生不足或气滞血瘀，毛发失于濡养。
病位：头皮毛发。
病性：虚实夹杂。

二、辨证论治

表 10-6　斑秃证型

证型		气血两虚	肝肾不足	血热生风	瘀血阻络
症状	主症	病后、产后、疮后脱发，范围由小而大，数目由少而多，呈渐进性加重脱发区能见到散在的、参差不齐的残余头发，但轻轻触摸就会脱落	多见于40岁以上者，平素头发焦黄或花白，发病时头发常是大片而均匀地脱落，严重时还会出现眉毛、腋毛、阴毛乃至毳毛的脱落	突然脱发，进展较快，常是大片大片的头发脱落头部烘热、心烦易怒、急躁不安	脱发前先有头痛或头皮刺痛等自觉症状，继而出现斑块脱发，时间一久便成全秃
	兼症	唇白、心悸、气短语微、头昏、嗜睡、倦怠无力	伴面色㿠白、肢体畏寒、头昏耳鸣、腰膝酸软	个别患者还会相继发生眉毛、胡须脱落现象，偶有头皮瘙痒	夜多噩梦、烦热不眠等全身症状
症状	舌脉	舌淡、苔薄白，脉细弱	舌质淡有裂纹、苔少或无，脉沉细无力	舌质红、苔少，脉细数	舌质暗红或有瘀点、苔少，脉沉涩
治疗	治则	补益气血、养血生发	补肝益肾、养精生发	清热泻火、祛风凉血	祛瘀通络、活血行气
	取经	足太阴脾经、足少阴肾经及局部取穴为主	足少阴肾经、足厥阴肝经和局部取穴为主	足太阴脾经和局部取穴为主	足厥阴肝经和局部取穴为主

三、穴位注射疗法

方 1

【药物组成】维生素 B_6 注射液 100mg、维生素 B_{12} 注射液 500μg 或三磷酸腺苷注射液 100mg。

【取穴】阿是穴（脱发局部）、头维、百会、风池、血海、百会、膈俞、足三里。

【用法】每次选穴 2~4 个，每穴注射 0.5~1ml，1 天 1 次或隔日 1 次，10 次为 1 个疗程。

【主治】气血两虚。

【出处】艾坤主编.《水针疗法》.中国医药科技出版社，2012.

········· 方2 ·········

【药物组成】维生素 B_6 注射液 100mg、维生素 B_{12} 注射液 500μg 或三磷酸腺苷注射液 100mg。

【取穴】阿是穴（脱发局部）、头维、百会、风池、血海、肝俞、肾俞。

【用法】每次选穴 2~4 个，每穴注射 0.5~1ml，1 天 1 次或隔日 1 次，10 次为 1 个疗程。

【主治】肝肾不足。

【出处】艾坤主编.《水针疗法》.中国医药科技出版社，2012.

········· 方3 ·········

【药物组成】维生素 B_6 注射液 100mg、维生素 B_{12} 注射液 500μg 或三磷酸腺苷注射液 100mg。

【取穴】阿是穴（脱发局部）、头维、百会、风池、血海、曲池、大椎。

【用法】每次选穴 2~4 个，每穴注射 0.5~1ml，1 天 1 次或隔日 1 次，10 次为 1 个疗程。

【主治】血热生风。

【出处】艾坤主编.《水针疗法》.中国医药科技出版社，2012.

········· 方4 ·········

【药物组成】维生素 B_6 注射液 100mg、维生素 B_{12} 注射液 500μg 或三磷酸腺苷注射液 100mg。

【取穴】阿是穴（脱发局部）、头维、百会、风池、血海、膈俞、太冲。

【用法】每次选穴 2~4 个，每穴注射 0.5~1ml，1 天 1 次或隔日 1 次，10 次为 1 个疗程。

【主治】瘀血阻络。

【出处】艾坤主编.《水针疗法》. 中国医药科技出版社，2012.

四、注意事项

穴位注射疗法对斑秃有一定的疗效，病情的恢复根据患者体质的不同和脱发的轻重程度而定，患者须坚持治疗。增强体质，畅达情志。

五、医案分析

蒲某，女，40 岁，某校教研室主任，因工作紧张劳累数月，突然发现头顶部出现一圆形脱发，于 2002 年 7 月 17 日来院就诊。查头顶部有一约 5cm×2cm 圆形脱发区，皮肤光滑，该区域头发完全脱落无残留。常规消毒后经局部注射当归注射液 2ml；再常规消毒后从四周向中心斜刺 4 针，得气后，采用疏密波中等强度刺激 30 分钟，1 日 1 次。经 15 次治疗后，因工作而中断治疗。1 个月后复诊头发完全长出，浓密度、粗细及色泽与周围正常头发无异，随访 1 年未见复发。[周丽莎，廖飞主编，《针灸名师临床笔记丛书——皮肤病证卷》，中国医药科技出版社]

第七节　痤疮

痤疮又称"粉刺""青春痘"，是青春期男女常见的一种毛囊及皮脂腺的慢性炎症。好发于颜面、胸背，可形成黑头粉刺、丘疹、脓疱、结节、囊肿等损害，常伴有皮脂溢出。青春期以后，大多自然痊愈或减轻。

一、病因病机

病因：素体肺经血热，或冲任失调，或恣食膏粱厚味、辛辣之品。

病机：风热，湿热蕴于肌肤，肌肤疏泄失畅。

病位：皮肤肌表，与肺，脾，胃有关。

病性：实证。

二、辨证论治

表 10-7　痤疮证型

	证型	肺经风热	湿热蕴结	痰湿凝滞	冲任失调
症状	主症	丘疹多发于颜面、胸背上部，色红	丘疹红肿疼痛，或有脓疱	丘疹以脓疱、结节、囊肿、瘢痕等多种损害为主	女性患者经期皮疹增多或加重，经后减轻
	兼症	或有痒痛	口臭、便秘、尿黄	纳呆、便溏	月经不调
	舌脉	舌红、苔薄黄，脉浮数	舌红、苔黄腻，脉滑数	舌淡、苔腻，脉滑	舌红、苔腻，脉浮数
治疗	治则	祛风清热、凉血解毒	清热化湿、凉血解毒	化痰祛湿、凉血解毒	行气活血、调理冲任
	取经	手阳明大肠经，手太阴肺经，局部取穴为主	手阳明大肠经，足阳明胃经，局部取穴为主	手阳明大肠经，足太阴脾经，局部取穴为主	足太阴脾经，局部取穴为主

三、穴位注射疗法

····· 方1 ·····

【药物组成】当归注射液 100mg、板蓝根注射液 100mg 或西咪替丁 3ml 加 2% 利多卡因 1.5ml 混合液。

【取穴】阿是穴（病灶局部）、曲池、足三里、三阴交、肺俞、大椎。耳穴：肺、脾、大肠、面颊、内分泌。

【用法】每次选穴 2~4 个，每穴注射 0.5~1ml（耳穴注药 0.1ml），1 天 1 次或隔日 1 次，10 次为 1 个疗程。

【主治】肺经风热。

【出处】艾坤主编.《水针疗法》. 中国医药科技出版社，2012.

····· 方2 ·····

【药物组成】当归注射液 100mg、板蓝根注射液 100mg 或西咪替丁 3ml 加 2% 利多卡因 1.5ml 混合液。

【取穴】阿是穴（病灶局部）、曲池、足三里、三阴交、阴陵泉、合谷。耳穴：肺、脾、大肠、面颊、内分泌。

【用法】每次选穴 2~4 个，每穴注射 0.5~1ml（耳穴注药 0.1ml），1 天 1 次或隔日 1 次，10 次为 1 个疗程。

【主治】湿热蕴结。

【出处】艾坤主编.《水针疗法》. 中国医药科技出版社，2012.

····· 方3 ·····

【药物组成】当归注射液 100mg、板蓝根注射液 100mg 或西咪替丁 3ml 加 2% 利多卡因 1.5ml 混合液。

【取穴】阿是穴（病灶局部）、曲池、足三里、三阴交、丰隆、脾俞。耳穴：肺、脾、大肠、面颊、内分泌。

【用法】每次选穴 2~4 个，每穴注射 0.5~1ml（耳穴注药0.1ml），1 天 1 次或隔日 1 次，10 次为 1 个疗程。

【主治】痰湿凝滞。

【出处】艾坤主编.《水针疗法》. 中国医药科技出版社，2012.

········· 方 4 ·········

【药物组成】当归注射液 100mg、板蓝根注射液 100mg 或西咪替丁 3ml 加 2% 利多卡因 1.5ml 混合液。

【取穴】阿是穴（病灶局部）、曲池、足三里、三阴交、血海、膈俞。耳穴：肺、脾、大肠、面颊、内分泌。

【用法】每次选穴 2~4 个，每穴注射 0.5~1ml（耳穴注药0.1ml），1 天 1 次或隔日 1 次，10 次为 1 个疗程。

【主治】冲任失调。

【出处】艾坤主编.《水针疗法》. 中国医药科技出版社，2012.

四、注意事项

穴位注射对痤疮有较好的疗效，自血疗法治疗本病疗效确切，在临床上广泛使用。此病易反复发作，难以治愈，患者要树立信心，坚持治疗。患者注意保持面部清洁，禁用化妆品，以免堵塞毛孔。严禁用手挤压，以免感染和遗留瘢痕。饮食宜清淡，多喝水，多吃水果蔬菜，忌食辛辣、油腻的食品。

五、医案分析

赵某，男，20岁，2006年4月12日初诊。自诉半年前无明显原因面部出现少许红色丘疹，每食辛辣及油腻物后，皮疹逐渐增多。痒痛加重，近2个月来，面颊及下颌部多发红丘疹，并发脓疱，曾口服及外用多种药物无明显疗效，遂来本科就诊。皮肤科检查：面颊及下颌部分布多个绿豆大红色丘疹，部分顶端有脓疱和黑头粉刺，时有痒痛，面部皮肤较油腻，舌质红，苔薄黄，脉弦滑。诊断：寻常痤疮（肺经风热型）。治疗：疏风清肺、清热解毒。方药：枇杷叶12g，桑白皮12g，金银花12g，黄芩9g，栀子9g，白花蛇舌草15g，生石膏30g，知母9g，赤芍12g，丹皮9g，生山楂12g，菊花9g，蒲公英15g，甘草6g。日1剂，水煎，分2次服，同时给予丹参注射液双侧足三里穴位注射，1周1次。治疗2周后，无新皮疹出现，脓疱开始干燥结痂，皮疹变暗，痒痛消失，继用前方去生石膏、知母，加黄柏9g，丹参12g，清解余热、活血化瘀，又治疗2周后皮疹全部消失。嘱患者忌食辛辣肥甘厚味，保持生活规律，4个月后随访，未再复发。[张枫. 中药配合水针疗法治疗寻常痤疮56例临床观察［J］. 辽宁中医杂志，2007，34（10）：1423]

患者李某，女性，25岁，教师，2000年12月3日初诊。主诉：面颊部反复出现丘疹粉刺3年。现病史：3年前额部、面颊部开始起丘疹、粉刺，局部有痒感。自行挤压有皮脂样物溢出，后并起脓疱及囊肿，平素面部皮脂溢出较多。伴口干、大便干结，小便短赤。病情时轻时重，缠绵不断，屡治不效。月经正常，皮损变化与经期无明显关系。检查：额部、面颊部、颏部可见散在分布的红色丘疹、黑头粉刺、少许脓疱及囊肿，舌红苔黄腻，脉滑微数。诊断为寻常型痤疮（湿热蕴结型）。治疗给予鱼腥草注射液穴注双侧曲池穴各 1ml，隔日 1 次；中药内服以加味三仁汤加黄芩 10g，生枳壳 15g，生山楂 10g，丹参 20g，每日 1 剂，煎 2 次，早晚服用。治疗 1 周后，皮疹开始消退，偶有新发皮疹。守方治疗至第 3 周，皮疹大部分消退，无新发皮疹。疗程结束，皮损完全消退，仅留少许色素沉着斑，获临床治愈。随访 2 年未见复发。[潘慧宜 . 穴位注射结合中药内服治疗寻常痤疮 56 例 [J]. 四川中医，2004，22（2）：86-87.]

第八节　皮肤瘙痒症

皮肤瘙痒症是指皮肤无原发性损害，仅以皮肤瘙痒为主的神经功能障碍性皮肤病。属于中医学"风痒""痒风""风瘙痒""血风疮"的范畴。临床上分全身性瘙痒和局限性瘙痒两大类。

一、病因病机

病因：局限性瘙痒：多与局部摩擦刺激、细菌、寄生虫或神经官能症有关；全身性瘙痒：多与慢性疾病如糖尿病、肝胆病、恶性肿瘤等有关；部分病例与工作环境、气候变化、饮食、药物过敏有关。

病机：肝肾阴虚、血虚风燥、肌肤失养或因风湿蕴于肌肤不得疏泄而致。

病位：皮肤肌表。

病性：虚证为主。

二、辨证论治

表 10-8 皮肤瘙痒症证型

证型		脾虚卫弱	肝肾亏损	气血两燔
症状	主症	阵发性瘙痒，遇风触冷瘙痒加剧	夜间瘙痒为主，皮肤干燥多屑、肥厚呈草席状	皮肤弥漫潮红，瘙痒剧烈，抓痕血迹斑斑
	兼症	食欲不振，气短无力	腰酸膝软，夜寐不安	烦热口渴，小便短赤
	舌脉	舌淡、苔白，脉细弱	舌淡、苔黄，脉沉细	舌红、苔黄，脉数
治疗	治则	健脾化湿、养血润肤	滋养肝肾、养血润肤	清热凉血、疏风止痒
	取经	足太阴脾经、手太阴肺经为主	足厥阴肝经、足少阴肾经为主	足太阳膀胱经、足阳明大肠经为主

三、穴位注射疗法

········· 方1 ·········

【药物组成】维生素 B_1 注射液 100mg、维生素 B_{12} 注射液 500μg、维丁胶性钙注射液或 0.1%~0.25% 盐酸普鲁卡因注射液 5~10ml。

【取穴】血海、膈俞、曲池、风市、肩髎、脾俞、肺俞、足三里。耳穴：肺、神门、交感、内分泌、肾上腺。

【用法】每次选穴 2~4 个，每穴注射 0.5~1ml（耳穴注药 0.1ml），1 天 1 次或隔日 1 次，10 次为 1 个疗程。

【主治】脾虚卫弱。

【出处】艾坤主编.《水针疗法》. 中国医药科技出版社，2012.

········· 方2 ·········

【药物组成】维生素 B_1 注射液 100mg、维生素 B_{12} 注射液 500μg、维丁胶性钙注射液或 0.1%~0.25% 盐酸普鲁卡因注射液 5~10ml。

【取穴】血海、膈俞、曲池、风市、肩髃、肝俞、肾俞。耳穴：肺、神门、交感、内分泌、肾上腺。

【用法】每次选穴 2~4 个，每穴注射 0.5~1ml（耳穴注药 0.1ml），1 天 1 次或隔日 1 次，10 次为 1 个疗程。

【主治】肝肾亏损。

【出处】艾坤主编.《水针疗法》. 中国医药科技出版社，2012.

········ 方 3 ········

【药物组成】维生素 B_1 注射液 100mg、维生素 B_{12} 注射液 500μg、维丁胶性钙注射液或 0.1%~0.25% 盐酸普鲁卡因注射液 5~10ml。

【取穴】血海、膈俞、曲池、风市、肩髃、大椎、合谷。耳穴：肺、神门、交感、内分泌、肾上腺。

【用法】每次选穴 2~4 个，每穴注射 0.5~1ml（耳穴注药 0.1ml），1 天 1 次或隔日 1 次，10 次为 1 个疗程。

【主治】气血两燔。

【出处】艾坤主编.《水针疗法》. 中国医药科技出版社，2012.

四、注意事项

穴位注射治疗皮肤瘙痒有较好的疗效，但此病病因较多，须查明病因，积极治疗原发病。避免过度搔抓，以防皮肤破损继发感染。忌食刺激辛辣食物，多喝水，多吃水果、蔬菜。保持情绪稳定。

五、医案分析

马某，男，59 岁。2002 年 12 月 15 日初诊。自诉全身瘙痒 3 年，夜间尤甚，痒剧时用手搔抓至皮肤见出血点方觉缓解，3 年来多次用药，效果均不显著。皮肤科检查：躯干及四肢皮肤干燥，皮纹粗糙，可见多处条状抓痕及暗红色结痂，肘、膝关节处可见苔藓样改变，大便干，小便黄，舌红苔薄黄，脉弦数。实验室检查：血、尿、便常规（－），乙型肝炎病毒表面抗原（HBsAg）（－），血糖 5.3mmol/L。中医诊断：痒风（血虚风燥）。西医诊断：皮肤瘙痒症。治宜滋阴润燥、养血祛风。处方：生地黄 30g，金银花 12g，连翘 12g，荆芥 10g，防风 10g，赤芍药 10g，牡丹皮 10g，熟地黄 15g，女贞子 10g，墨旱莲 10g，白僵蚕 10g，白鲜皮 20g，紫草 10g，生甘草 10g。水煎取汁 200ml，早晚分服，每日 1 剂。取单侧风市、血海、三阴交、曲池，每穴注射维生素 B_{12} 注射液 0.5ml，交换取穴，隔日注射 1 次。治疗期间中药随症略有化裁，穴位注射方法不变。2003 年 1 月 13 日复诊时瘙痒症状全部消失，夜间安然入睡，嘱其中药巩固 1 个疗程，随访 1 年 8 个月未复发。[张志坡. 中药内服合穴位注射治疗皮肤瘙痒症 107 例 [J]. 河北中医，2005，27（1）：21.]

第九节 银屑病

银屑病俗称牛皮癣，是一种慢性炎症性皮肤病，病程较长，有易复发倾向，有的病例几乎终生不愈。临床上分为：寻常型、脓疱型、红皮病型、关节病型。

以红斑、鳞屑为主要临床表现，全身均可发病，以头皮，四肢伸侧较为常见，多在冬季加重。

一、病因病机

病因：风、热、湿诸邪客于肌肤，或七情所伤、饮食不节所致。

病机：脾失健运，郁滞蕴热，或肝肾亏损，气血化生不足，肌肤失于濡养发于肌表。

病位：皮肤肌表，与肝、脾、肾有关。

病性：虚实夹杂。

二、辨证论治

表 10-9　银屑病证型

证型		血热毒盛	寒湿侵袭	脉络瘀阻	血虚风燥	肝肾亏虚
症状	主症	皮肤覆细小的白色鳞屑，呈地图状分布，四肢肘、膝关节部位鳞屑较重	皮肤干燥脱屑，基底部淡红，白屑层起，瘙痒较剧	皮损呈紫暗色斑疹，上覆厚重银白色鳞屑，皮损退后有色素沉着，瘙痒剧	皮损呈黄豆至钱币大的圆形或椭圆形的淡红斑，覆有云母状银白色鳞屑	肤干燥脱屑，基底潮红，白屑迭起，瘙痒尤甚
	兼症	自觉全身灼热瘙痒	腰膝冷痛，关节不利，畏寒喜暖	肌肤甲错，关节屈伸不利	面色萎黄，唇爪淡白，心悸多梦，手足麻木	头晕目眩，耳鸣健忘，失眠多梦
	舌脉	舌红有裂纹，脉滑数	舌淡苔白，脉沉弱	舌紫暗、边尖有瘀点瘀斑，脉细涩	舌淡，脉细无力	舌红苔少，脉细数
治疗	治则	祛风清热、凉血止痒	散寒除湿，兼补肝肾	活血化瘀，通络止痒	养血祛风，润燥止痒	滋补肝肾，润肤止痒
	取经	足太阳膀胱经，督脉，局部取穴为主	足阳明胃经，局部取穴为主	手阳明大肠经，局部取穴为主	足太阴脾经，局部取穴为主	足太阳膀胱经，局部取穴为主

三、穴位注射疗法

··········　方1　··········

【药物组成】维生素 B_{12} 注射液 500μg、西咪替丁注射液 0.2g，鱼腥草注射液 2ml。

【取穴】大椎、内关、血海、风府、曲池、风市、三阴交。

【用法】每次选穴 2~4 个，每穴注射 0.5~1ml，1 天 1 次或隔日 1 次，10 次为 1 个疗程。

【主治】血热毒盛。

【出处】赵瑞成主编.《常见病特色穴位注射治疗》. 人民军医出版社，2015.

··········　方2　··········

【药物组成】维生素 B_1 注射液 50mg，维生素 B_{12} 注射液 500μg。

【取穴】肺俞、合谷、大椎、膈俞、脾俞、足三里。

【用法】每次选穴 2 个，每穴注射 0.5ml，每隔日 1 次，10 次为 1 个疗程。

【主治】湿热蕴结。

【出处】赵瑞成主编.《常见病特色穴位注射治疗》. 人民军医出版社，2015.

··········　方3　··········

【药物组成】醋酸曲安奈德注射液 1ml、维生素 B_{12} 注射液 500μg、利多卡因注射液 2ml。

【取穴】双侧曲池、足三里。

【用法】醋酸曲安奈德注射液 1ml 加维生素 B_{12} 注射液 500μg，利多卡因 2ml，总量 4ml，于双侧曲池、足三里穴位各注射 1ml，每周注射 1 次。

【主治】脉络瘀阻。

【出处】赵瑞成主编.《常见病特色穴位注射治疗》. 人民军医出版社，2015.

············ 方 4 ············

【药物组成】妊娠尿。妊娠尿的制备：怀孕 2~3 个月的健康妇女，充分洗涤外阴，用 0.1% 的新洁尔灭溶液局部消毒，按无菌操作法取中段尿液，培养 24 小时无细菌生长者冷藏备用。

【取穴】曲池、合谷、足三里、血海、风池、三阴交。

【用法】每次选穴 2 个，每穴注射 0.5ml，隔日 1 次，9 次为 1 个疗程。

【主治】血虚风燥。

【出处】赵瑞成主编.《常见病特色穴位注射治疗》. 人民军医出版社，2015.

············ 方 5 ············

【药物组成】自体静脉血清 1ml。

【取穴】曲池、足三里、血海、三阴交、膈俞。

【用法】每次选穴 2 个，每穴注射 1ml，1 日 3 次，20 次为 1 个疗程。

【主治】肝肾亏损。

【出处】赵瑞成主编.《常见病特色穴位注射治疗》. 人民军医出版社，2015.

四、注意事项

穴位注射对荨麻疹有较好的疗效，自血疗法治疗本病疗效确切，在临床上广泛使用。此病易反复发作，难以治愈，患者要树立信心，坚持治疗。患者尽量避免与过敏源接触，少热敷，少搔抓，多吃含维生素丰富水果蔬菜。

五、医案分析

患者男，42 岁。患银屑病 20 余年，先后曾用煤焦油软膏、中药等，均当时有效，随后即复发。治疗前全身白色鳞屑斑丘疹密集，尤以四肢为重，面部及眼结合膜亦有散在斑丘疹。主穴：肺俞、合谷、大椎、膈俞、脾俞、足三里，配穴：头面部皮损重者配百会、率谷、风池；上肢皮损重者配外关、曲池；腰部皮损重者配肾俞、肝俞；下肢皮损重者配血海、三阴交。选用维生素 B_1 注射液 50mg、维生素 B_{12} 注射液 0.5mg 配伍后抽入 5ml 注射器内备用。穴位常规消毒后将抽取好的药液注入穴位内，注射前先回抽无血再注射，每穴 0.1~0.3ml，隔 3~5 天注射 1 次，10 次为 1 个疗程。经本疗法治疗 3 个疗程痊愈，复发 3 次，又治疗 10 次后痊愈。此后随访 3 年未复发。[张金淼.穴位注射疗法治疗银屑病 48 例［J］. 山东中医杂志，1998，17（9）：410-411.]

第十节　色斑

色斑，是指皮肤和周围颜色不同的斑点。包括雀斑、黑斑、黄褐斑和老年斑等。雀斑常幼时出现，多见于青少年面、颈、手背等暴露部位。为淡褐色或深褐色斑点，多散在对称分布，具有遗传倾向。春夏加重、秋冬变浅。中医称之为"肝斑""面尘"等。

一、病因病机

病因：情志不舒、暴怒伤肝、思虑伤脾、惊恐伤肾导致气机逆乱，气血不能上荣于面而生黄褐斑。

病机：多因肝郁气，气血亏虚，肌肤失养及肾水不能制火、虚热内盛，郁阻皮肤所致。

病位：皮肤肌表。

病性：实证为主。

二、辨证论治

表 10-10　色斑证型

证型		肝郁气滞	痰湿内停	肾水不足
症状	主症	面斑褐色，或深或浅，布于目周、颜面	面斑色黑，布于鼻部等	面斑黑褐色
	兼症	乳房胀痛，月经不调	面肿肢冷，纳呆，	失眠健忘，五心烦热
	舌脉	舌苔薄白，脉弦滑	舌质淡，脉缓或滑	舌红少苔，脉细数
治疗	治则	疏肝理气，祛瘀淡斑	健脾利湿，淡斑	滋补肝肾，淡斑
	取经	足阳明胃经为主	足太阴脾经为主	足少阴肾经为主

三、穴位注射疗法

方1

【药物组成】黄芪注射液 1ml。

【取穴】双侧足三里、血海、三阴交。

【用法】每次选穴 2 个，每穴注射 1ml，1 天 1 次或隔日 1 次，10 次为 1 个疗程。

【主治】肝郁气滞。

【出处】赵瑞成主编.《常见病特色穴位注射治疗》. 人民军

医出版社，2015.

········· 方2 ·········

【药物组成】黄芪注射液 1ml。

【取穴】双侧足三里、三阴交、阴陵泉、丰隆。

【用法】每次选穴2个，每穴注射1ml，1天1次或隔日1次，10次为1个疗程。

【主治】痰湿内停。

【出处】赵瑞成主编.《常见病特色穴位注射治疗》. 人民军医出版社，2015.

········· 方3 ·········

【药物组成】黄芪注射液 1ml。

【取穴】双侧足三里、三阴交、阴谷。

【用法】每次选穴2个，每穴注射1ml，1天1次或隔日1次，10次为1个疗程。

【主治】肾水不足。

【出处】赵瑞成主编.《常见病特色穴位注射治疗》. 人民军医出版社，2015.

四、注意事项

穴位注射治疗色斑有较好的疗效，临床上已得到广泛使用。色斑患者应避免日晒过多，滥用化妆品。如面部皮炎应及时治疗，避免引起炎症性色素沉着；面部疾患不可使用激素类软膏，以避免色素加深。保持心情舒畅，避免疲劳忧虑，注意多食含维生素丰富水果蔬菜。

五、医案分析

林某，女，41 岁，因敷面膜过敏烧伤后色素沉着，而致面部呈梅花状斑块 2 年，于 2002 年 4 月就诊。予黄芪注射液穴位注射，选足三里、双侧阴陵泉、三阴交，5 天 1 次。10 天为 1 个疗程，1 个疗程后，斑块变淡；间隔 3 个月行第 2 个疗程，2 个疗程后，斑块部位肤色接近正常，但斑块边缘尚清；半年后患者要求行第 3 疗程治疗，3 个疗程后，斑块边缘若隐若无；1 年后，斑块完全消失。随访至今未复发。[付海平. 穴位注射治疗面部色斑 30 例 [J]. 中医外治杂志，2007，16（4）：54]

第十一章　外科疾病

第一节　阑尾炎

阑尾炎中医称之为"肠痈"，多因饮食不节，气血瘀阻，肠腑湿热积滞所引起的以突然的阵发性腹痛为特征的一种病症，常初始于胃脘或绕脐疼痛，继之疼痛转移至右腹下，是外科常见的疾病之一，居各种急腹症发病的首位。西医学中的急、慢性阑尾炎等，凡符合阑尾炎证候特征者均可参考本节辨证论治。

一、病因病机

病因：饮食失节，饱食后剧烈运动，寒温失调。

病机：气机壅塞，久则肠腑化热，热瘀互结，致血败肉腐而成痈脓。

病位：手阳明大肠经。

病性：实热证。

二、辨证论治

中医学从饮食不节，气血瘀阻，肠腑湿热积滞等因素分析阑尾炎。西医学将阑尾炎分为急性阑尾炎和慢性阑尾炎，急性阑尾炎较为常见。急性阑尾炎的发病机制归纳成阑尾腔梗阻学说、细菌感染学说、神经反射学说三种学说。急性阑尾炎常见的类型包括：急性单纯性阑尾炎、化脓性阑尾炎、坏疽或穿孔性阑尾炎、阑尾周围脓肿。

表 11-1　阑尾炎证型

证型		气滞血瘀	瘀滞化热	热盛酿脓
症状	主症	腹痛开始在上腹部或脐周，逐渐转移至右下腹，疼痛程度也逐渐加剧，部位固定且拒按	右下腹疼痛固定不移，呈跳痛或刺痛性质，可触及包块，有明显压痛和反跳痛	疼痛剧烈，部位固定，压痛及反跳痛明显，可触及包块
	兼症	轻度发热恶寒、恶心呕吐	发热口干，脘腹胀满，便秘溲赤	壮热，恶心，呕吐，便秘或腹泻，小便短赤
	舌脉	苔白腻，脉弦紧	舌红、苔黄腻，脉弦滑数	舌红绛而干，脉洪数
治法	治则	清热活血行气、通腑散结止痛	清热化瘀散结、行气导滞	清热解毒、导滞散结
	取经	足阳明胃经、手阳明大肠经、任脉	足阳明胃经、手阳明大肠经、足太阳膀胱经	足阳明胃经、足太阳膀胱经、手少阳小肠经

三、穴位注射疗法

方1

【药物组成】注射用水。

【取穴】足三里（右）、阑尾穴。

【用法】用注射用水每穴注入 2~4ml，每日 1~2 次，直至痊愈。

【主治】阑尾炎。

【出处】苗彦霞主编.《水针疗法治百病》. 人民军医出版社，2005.

方2

【药物组成】注射用水。

【取穴】耳穴新阑尾点（肾、臀和腰椎三穴成三角形内中心点）。体温高加曲池穴。

【用法】每侧注入注射用水 0.2ml，每日 2 次，热退腹痛缓解后改为 1 天 1 次。曲池穴注入 2ml。慢性阑尾炎可两耳交替注射，1 天 1 次。

【主治】阑尾炎。

【出处】苗彦霞主编.《水针疗法治百病》. 人民军医出版社，2005.

········ 方 3 ········

【药物组成】0.25% 盐酸普鲁卡因。

【取穴】中脘、天枢、足三里、阑尾点。

【用法】用 0.25% 盐酸普鲁卡因每穴注入 5~10ml，1 天 1 次。

【主治】阑尾炎之气滞血瘀证型。

【出处】苗彦霞主编.《水针疗法治百病》. 人民军医出版社，2005.

········ 方 4 ········

【药物组成】氨苄西林、生理盐水、庆大霉素。

【取穴】腹部压痛点、足三里、阑尾穴（双）。

【用法】用氨苄西林（氨苄西林）3g 加生理盐水 10ml，庆大霉素 16 万 U，两种药物可不固定穴位，每穴注入 2~3ml，1 天 1 次，7 日为 1 个疗程。

【主治】阑尾炎。

【出处】苗彦霞主编.《水针疗法治百病》. 人民军医出版社，2005.

········ 方 5 ········

【药物组成】20% 当归注射液。

【取穴】阑尾穴、腹部压痛点、足三里、曲池、大肠俞。

【用法】找准阑尾穴及腹部压痛点，穴位常规消毒。用 5ml 注射器及 6 号针头吸入药液，刺入穴内，得气后回抽无回血即可注药。每个穴位注射药液 1~2ml，腹部穴可注入 2~3ml。

【主治】阑尾炎之瘀滞化热证型。

【出处】温木生主编.《穴位注射疗法治百病》. 人民军医出版社，2004.

四、注意事项

水针疗法治疗本病效果较好，如已化脓者，须作外科手术处理。饮食宜清淡，忌食辛辣刺激食物，忌暴饮暴食。

五、医案分析

李某，女，31 岁，干部。1995 年 6 月 18 号初诊。病史：转移性右下腹疼痛 6 小时，伴恶心、呕吐、发热、便秘，舌苔黄腻，脉弦滑略数。体征：体温 37.8℃，右下腹压痛、反跳痛，局部腹肌紧张，结肠充气试验阳性。血常规示：$WBC14 \times 10^9/L$，中性 $0.80 \times 10^9/L$，淋巴 $0.20 \times 10^9/L$。诊断：急性阑尾炎。用穴位注射法治疗；药物取氨苄西林和庆大霉素；取穴为腹壁压痛点、足三里、阑尾穴（双侧）。穴位皮肤常规消毒后，分别用 20ml、5ml 注射器，抽取氨苄西林 3g，庆大霉素 16 万 U，氨苄西林用 10ml 生理盐水稀释。氨苄西林、庆大霉素两种药物可不固定穴位，用 5 号长针垂直快速插入穴位，得气后回抽无血，缓慢将药液注入上述穴位。每穴注射约 2~3ml，1 天 1 次，7 天为 1 个疗程。用药前须作氨苄西林试验。经治疗 6 次痊愈。随访半年未复发。[丰玉红，王新平，杜瑞祥. 穴位注射治疗阑尾炎 90 例疗效观察［J］中医外治杂志，2003，12（1）：46.]

第二节 胆绞痛

胆绞痛是以右上腹胁肋区绞痛、阵发性加剧或痛无休止为主要特征的一种病症，属于中医学"胁痛"的范畴。西医学的多种胆道疾患如胆囊炎、胆管炎、胆石症、胆道蛔虫病等都会引起绞痛，凡符合胆绞痛证候特征者均可参考本节辨证论治。

一、病因病机

病因：情志不遂，饮食不节，痰湿内生，蛔虫妄动而误入胆道。

病机：不通则痛。

病位：肝、胆，涉及脾、胃及肠道。

病性：实证。

二、辨证论治

表 11-2 胆绞痛证型

证型		肝胆气滞	肝胆湿热	蛔虫妄动
症状	主症	绞痛常随情志波动而发作	并见寒战发热，口苦咽干，恶心呕吐	右上腹及剑突下钻顶样剧痛，拒按，辗转不安
	兼症	伴胸闷、嗳气、恶心呕吐、心烦易怒	甚则目黄，身黄，小便黄，大便秘结，冷汗淋漓	伴寒战发热、恶心呕吐、吐蛔、纳差
	舌脉	舌苔薄白，脉弦紧	舌苔黄腻，脉弦数	舌苔薄白，脉弦紧
治法	治则	疏肝利胆、行气止痛	清热化湿、疏肝利胆	驱蛔止痛
	取经	足少阳胆经、足厥阴肝经	足少阳胆经、足厥阴肝经、足太阴脾经	足少阳胆经、足阳明胃经

中医学主要是从因情志不遂，饮食失节，或蛔虫上扰，肝胆气机不畅，肝失疏泄，郁久化热，湿热蕴蒸于肝胆，湿热浊毒与胆汁互结，日久而成砂石，阻塞胆道来分析胆绞痛。西医学则将胆绞痛归因于胆汁瘀滞、胆道的细菌感染、胆道异物（蛔虫及其残骸）以及体内代谢等多方面因素。

三、穴位注射疗法

·········· 方1 ··········

【药物组成】山莨菪碱1ml，普鲁卡因2ml。

【取穴】中脘、胆穴（胸8~10，右侧2~3横指压痛点）、胆囊穴。

【用法】在穴位处常规消毒，用5ml注射器6号针头吸取上药混合液，垂直快速刺入皮肤，胆囊穴向脊柱斜刺。得气后回抽无血后每穴注入0.7ml。无效者4小时后重复1次。

【主治】胆绞痛。

【出处】温木生主编.《穴位注射疗法治百病》. 北京：人民军医出版社，2004：341.

·········· 方2 ··········

【药物组成】维生素K₃注射液。

【取穴】银口穴（右肩胛下角处压痛敏感点）。

【用法】在右肩胛下角探寻出压痛敏感点，用中等张力点揉按压右银口穴3~5分钟。用5ml注射器抽取维生素K₃ 2ml，以45度角向右外侧斜刺约0.5~0.8cm，提插得气后，回抽针管无回血，将药物迅速注入，拔针后再进行按压约3分钟。

【主治】胆绞痛。

【出处】温木生主编.《穴位注射疗法治百病》. 北京：人民军医出版社，2004：341-342.

········ 方3 ········

【药物组成】蒸馏水。

【取穴】右胁压痛点。

【用法】在右侧期门、日月、巨阙三点连线区域内寻找压痛点最明显处。以消毒的 1ml 注射器套上 5 号针头，吸取消毒蒸馏水适量，在痛点行常规消毒后，皮内注入一侧穴区域内 0.3~0.4ml，使局部呈 1~2cm 的橘皮样圆形隆起。

【主治】胆绞痛。

【出处】温木生主编.《穴位注射疗法治百病》. 北京：人民军医出版社，2004：342.

········ 方4 ········

【药物组成】盐酸山莨菪碱注射液。

【取穴】耳穴阳性反应点。

【用法】先用探查棒在两侧耳穴部如肝、胆、胰、胃、十二指肠、神门、交感、皮质下及耳郭背面穴位探测出阳性反应点，如色素斑、凹凸征、触痛等。用 1ml 注射器套上 5.5 号针头，抽取盐酸山莨菪碱 0.5ml，吸注射用水至 1ml 混合，每次选 2~3 穴，以右耳为主，每穴内注入药液 0.1ml。注射时可穿破耳软骨，但以不透过对侧皮肤为度。使穴区凸起一小皮丘。急性发作期 1 天可注射 2 或 3 次；疼痛缓解后，改 1 天注射 1 次或隔日 1 次，10 天为 1 个疗程。

【主治】胆绞痛。

【出处】温木生主编.《穴位注射疗法治百病》. 北京：人民

军医出版社，2004：342.

········· 方 5 ·········

【药物组成】维生素 K_1 注射液。

【取穴】足三里（右）穴。

【用法】用维生素 K_1 20ml 分 2 次缓慢注入足三里穴位深 2.5cm 及 1.5cm 处。

【主治】胆绞痛。

【出处】苗彦霞，邢玉瑞，邢芳瑞.《水针疗法治百病》. 北京：人民军医出版社，2005：193.

········· 方 6 ·········

【药物组成】维生素 K_3 注射液。

【取穴】胆囊穴或阳陵泉穴。

【用法】用维生素 K_3 注射液在双侧胆囊穴每穴注入 2ml，边推药液边退至皮下，将药液均匀地注入；或用维生素 K_3 2ml 分别注入双侧阳陵泉穴。

【主治】胆绞痛。

【出处】苗彦霞，邢玉瑞，邢芳瑞.《水针疗法治百病》. 北京：人民军医出版社，2005：193.

········· 方 7 ·········

【药物组成】0.5%~1% 盐酸普鲁卡因注射液或哌替啶注射液。

【取穴】梁门、期门、内关、足三里。

【用法】用 0.5%~1% 的盐酸普鲁卡因 5ml，取局部（右侧梁门或期门）与远隔穴（内关或足三里）各 1 穴，每穴注入 2.5ml；或哌替啶 10mg 左右加注射用水 2ml，分注于两侧足三里穴。

【主治】胆绞痛。

【出处】苗彦霞，邢玉瑞，邢芳瑞.《水针疗法治百病》. 北京：人民军医出版社，2005：193.

.... 方8 ....

【药物组成】0.5% 的普鲁卡因或维生素 K_3 注射液。

【取穴】耳迷根穴（将耳轮向前外侧方向稍提起，耳郭背与乳突连接部正中隆起外）。

【用法】用 0.5% 的普鲁卡因或维生素 K_3 注射液，每穴注入0.3ml，双侧同时注射。

【主治】胆绞痛。

【出处】苗彦霞，邢玉瑞，邢芳瑞.《水针疗法治百病》. 北京：人民军医出版社，2005：194.

.... 方9 ....

【药物组成】0.5% 普鲁卡因 6ml 加阿托品 0.25mg。

【取穴】胆囊区、太冲。

【用法】每穴注入普鲁卡因和阿托品混合液量 2ml，临时用1~2 次。

【主治】胆绞痛。

【出处】李慧英等.《穴位注射疗法》. 北京：中国中医药出版社，2001：118.

四、注意事项

水针疗法治疗本病效果较好，但须明确诊断，病情重者须采取综合治疗措施。患者注意饮食清淡，忌食肥甘厚味及辛辣刺激食物。

五、医案分析

曾某某，女，44 岁，工人，1996 年 6 月 2 日就诊。主诉：右上腹部剧痛，间歇发作 3 天。伴恶心呕吐，呈痛苦表情，辗转不安，大汗淋漓，疼痛向右肩背放射，曾在外院肌内注射庆大霉素、阿托品，口服消炎利胆片。查体：体温 38.9℃，右上腹压痛，拒按，墨菲氏征阳性；白细胞 8.7×10^9/L，中性 81%，淋巴 18%，单核 1%。B 超检查：胆囊 8.1cm×3.5cm，胆囊壁毛糙。诊断：急性胆囊炎、胆绞痛。治疗：抽取维生素 K44mg，庆大霉素 8 万 U 混合。取右胆囊穴、左胆俞，用 5 号注射器分别刺入 2 穴，提插得气后，注入上药各一半。2 分钟后疼痛缓解，4 分钟后疼痛消失，嘱其口服消炎利胆片 1 周。3 天后复查，各种症状体征消失，白细胞 6.0×10^9/L，中性 70%，淋巴 30%。B 超复查：胆囊 7.2cm×2.5cm。2 个月后复查：胆囊 6.5cm×2.5cm，壁光滑。随访 2 年未复发。[张仲前，孙霞. 穴位注射治疗胆囊炎胆绞痛疗效观察［J］. 中国针灸，2002，22（5）]

第三节　泌尿系绞痛

泌尿系绞痛属于中医学"腰痛""石淋""砂淋""血淋"的范围，是由泌尿系结石引发的剧痛症，以阵发性剧烈腰部或侧腹部绞痛并沿输尿管向下或向上放射，伴程度不同的尿痛、尿血为主要特征的一种病症。本病多发生于青少年，多数患者在 20~50 岁之间，男多女少。西医学中泌尿系结石，包括肾结石、输尿管结石、膀胱结石和尿路结石等，凡符合泌尿系绞痛症候特征者均可参考本节辨证论治。

一、病因病机

病因：饮食不节、下焦湿热、肾阳不足。

病机：结石刺激脏腑组织。

病位：肾、膀胱。

病性：实证。

二、辨证论治

表 11-3 泌尿系绞痛证型

证型		下焦湿热	肾气不足
症状	主症	小便黄赤浑浊或尿血或有砂石排出，淋漓不畅	排尿乏力，小便断续，甚则点滴而下
	兼症		少气，神疲
	舌脉	舌红，苔黄或黄腻，脉弦紧或弦数	舌质淡，苔薄白或薄黄，脉弦紧
治法	治则	清热利湿、通淋止痛	补益肾气、利尿排石
	取经	足少阴肾经、足太阳膀胱经	足少阴肾经、足太阳膀胱经

中医从下焦有湿热或肾气不足来分析泌尿系绞痛。西医学对泌尿系绞痛的病因与发生机制尚未充分认识，尚待进一步完善。一般认为尿中晶体过多，或晶体聚会抑制物质减少，以及成核基质的存在是形成结石的三个主要因素，并从其形成原因将其分为代谢性结石、继发性结石以及感染性结石。

三、穴位注射疗法

········ 方1 ········

【药物组成】10% 葡萄糖注射液。

【取穴】主穴：肾俞、关元、阴陵泉穴。

配穴：肾虚加交信穴；气血郁结加阳陵泉、环跳（泻法）穴；湿热型加三阴交穴；脾虚加足三里穴；绕脐腹痛或少腹牵引痛加腹结、大横穴；尿流中断、小腹胀满、结石在膀胱加中极穴。

【用法】每穴注射 10% 葡萄糖注射液 2~8ml，每日或隔日 1次，30 次为 1 个疗程。

【主治】泌尿系绞痛。

【出处】苗彦霞主编.《水针疗法治百病》. 人民军医出版社，2005.

.... 方 2 ....

【药物组成】黄体酮注射液。

【取穴】承山穴。

【用法】用黄体酮注射液 20mg，患侧承山穴注射。

【主治】泌尿系绞痛。

【出处】苗彦霞主编.《水针疗法治百病》. 人民军医出版社，2005.

.... 方 3 ....

【药物组成】醋酸曲安奈德混悬液、2% 利多卡因注射液。

【取穴】肾俞、膀胱俞、阿是穴。

【用法】用醋酸曲安奈德混悬液 2.5ml，2% 利多卡因注射液 2.5ml 混匀，每穴注入 1ml，注射后多饮水，多做跳跃运动。

【主治】泌尿系绞痛。

【出处】苗彦霞主编.《水针疗法治百病》. 人民军医出版社，2005.

········· 方4 ·········

【药物组成】山莨菪碱注射液。

【取穴】足三里穴。

【用法】用山莨菪碱注射液5ml，1天1次。

【主治】泌尿系绞痛。

【出处】苗彦霞主编.《水针疗法治百病》. 人民军医出版社，2005.

········· 方5 ·········

【药物组成】盐酸山莨菪碱注射液。

【取穴】用耳穴探测仪在两侧耳部穴位如肾、输尿管、肝、脾、交感、三焦、内分泌、耳尖、皮质下等穴位处检查找准阳性反应点。

【用法】用盐酸山莨菪碱注射液0.1ml加注射用水至1ml，每次选用阳性耳穴点3~5个，每穴皮内注射0.1ml，两耳交替，间隔3日注射1次，10次为1个疗程。

【主治】泌尿系绞痛。

【出处】苗彦霞主编.《水针疗法治百病》. 人民军医出版社，2005.

········· 方6 ·········

【药物组成】复方麝香注射液。

【取穴】患侧肾俞、中极、阳陵泉、三阴交、天枢。

【方法】取疼痛一侧穴位，用5ml注射器，配6号针头，针刺肾俞（直刺入2.5~3cm）、中极（直刺入2.0~2.5cm）、阳陵泉（直刺入2.5~3cm）、三阴交（直刺入2.5~3cm）、天枢（直刺入

2.5~3cm），得气后每穴注射复方麝香注射液 1ml。

【主治】泌尿系绞痛。

【出处】黎忠于，唐晓波，汤胜华等．复方麝香注射液穴位注射对泌尿系结石肾绞痛的镇痛作用观察．中国中医急症，2011，20（2）：179-180．

.... 方7 ....

【药物组成】维生素 K_3 注射液。

【取穴】双侧三阴交。

【用法】取患者双侧三阴交穴位。用维生素 K_3 注射液两支，每侧穴位注射 1 支。1 天 1 次，3 次为 1 个疗程。治疗后多喝水。

【主治】泌尿系绞痛。

【出处】廖信祥，黎展文，梁一新等．穴位注射治疗泌尿系结石 102 例．内蒙古中医药，2013，（7）：82．

.... 方8 ....

【药物组成】654-2 注射液。

【取穴】阿是穴。

【用法】取阿是穴，用 654-2 注射液 10mg 穴位注射，得气后回抽无回血即注入药物。

【主治】泌尿系绞痛。

【出处】刘杏仙，金英，梅怡明．穴位注射治疗泌尿系结石绞痛 58 例观察．实用中医药杂志，2006，22（6）：346-347．

四、注意事项

水针疗法治疗本病疗效确切，但须明确病因，结石较大者须作外科处理。患者应多饮水，多做跑跳运动以利于结石排出。

五、医案分析

李某某，男，43 岁。2004 年 12 月 17 日诊。患者左侧肾区小腹呈刀割样疼痛 1 天，呈痛苦面容，频繁呻吟，及强迫体位，疼痛程度为重度。查体：左肾区叩击痛，小腹压痛明显，无肌紧张及反跳痛。尿常规化验：白细胞 4~6/HP，红细胞 +++。腹部 B 超示左输尿管上段结石并伴有轻度肾积水。经穴位注射双侧委中穴，30 分钟后，疼痛基本消失，肾绞痛缓解。[高红. 穴位注射委中治疗急性肾绞痛 30 例［J］. 浙江中医杂志，2005，40（9）]

第四节　痔疮

痔是肛门直肠下段静脉曲张而形成的静脉团，由于痔静脉回流障碍而引起的以便血、脱出、肛门坠胀、疼痛为特征的一种病症。中医学认为过食辛辣、饮酒过量、负重远行等诱因均可引起风燥湿热内生，气血不调，以致经络阻滞，瘀血浊气下注肛门，形成本病。西医学中的内痔、外痔和混合痔等，凡符合痔疮证候特征者均可参考本节辨证论治。

一、病因病机

病因：脏腑本虚，兼久坐久立，负重远行；或饮食失调，嗜食辛辣肥甘；或长期便秘、泻痢；或劳倦、胎产等。

病机：肛肠气血不调，络脉瘀滞，蕴生湿热而成痔疾。

病位：肛门

病性：虚实夹杂，热证多见。

二、辨证论治

表 11-4　痔疮证型

证型		气滞血瘀	湿热瘀滞	脾虚气陷
症状	主症	肛内有肿物脱出，肛管紧缩，坠胀疼痛，甚或嵌顿	便血鲜红，便时肛内有肿物脱出，可自行还纳	便时肛内有肿物脱出，不能自行还纳，便血色淡，肛门下坠
	兼症	肛缘水肿，触痛明显，大便带血	肛门坠胀或灼热疼痛，腹胀纳呆	少气懒言，面色少华，纳少便溏
	舌脉	舌暗红、苔白或黄，脉弦细涩	舌红、苔黄腻，脉滑数	舌淡、苔白，脉细弱
治法	治则	行气活血	清热利湿	健脾益气、升阳举陷
	取经	督脉、足太阳膀胱经、足厥阴肝经	督脉、足太阳膀胱经、足太阴脾经	督脉、足太阳膀胱经、足阳明胃经、任脉

中医学从经络阻滞，瘀血浊气下注肛门等因素来分析痔疮。西医学目前对痔疮的发生机制尚未认识清楚，多由局部感染、损伤等因素导致肛缘皮肤结缔组织增生肥大，或由各种原因导致痔下静脉丛迂曲扩张所形成，可分为内痔、外痔和混合痔。

三、穴位注射疗法

…………方1…………

【药物组成】维生素 B_1 200mg/4ml。

【取穴】体穴：长强、白环俞（双）、承山（双）。耳穴：直肠下段、脾、肾上腺。

【用法】耳穴每穴注入维生素 B_1 0.1ml，体穴每穴注 0.5ml，1 天 1 次，10 天为 1 个疗程。

【主治】痔疮。

【出处】李慧英主编《穴位注射疗法》. 中国中医药出版社，2001.

<hr>

······· **方 2** ·······

【药物组成】复方丹参注射液、山莨菪碱注射液。

【取穴】痔疮穴，即在双上肢尺泽与太渊穴的连线上，用拇指交替按压，力量均匀，发现有变色（白色或暗红色）或者轻度凹陷的点。或直接取痔疮阿是 1 穴（尺泽下 3 寸）、痔疮阿是 2 穴（太渊上 3 寸）。

【用法】用复方丹参注射液或山莨菪碱注射液，每穴注入 0.5ml，双侧交替，1 天 1 次，5 次为 1 个疗程。

【主治】痔疮之气滞血瘀证型。

【出处】苗彦霞主编.《水针疗法治百病》. 人民军医出版社，2005.

······· **方 3** ·······

【药物组成】5% 当归注射液。

【取穴】龈交穴。

【用法】用 5% 当归注射液 0.5~1ml 于上唇系带黏膜下注射，隔日 1 次，3 次为 1 个疗程。

【主治】痔疮之气滞血瘀、湿热瘀滞证型。

【出处】苗彦霞主编.《水针疗法治百病》. 人民军医出版社，2005.

······· **方 4** ·······

【药物组成】2% 普鲁卡因注射液 6ml。

【取穴】二白、长强。

【用法】先取双侧二白穴。常规消毒后，用 6 号肌肉注射针，找准穴位，垂直进针，刺入 1~1.5cm，有得气感后，各注

入 2ml 药液。然后取长强穴，同样注入 2ml 药液。隔日 1 次，7
天为 1 个疗程。

【主治】痔疮。

【出处】温木生主编.《穴位注射疗法治百病》. 人民军医出
版社，2004.

········· 方5 ·········

【药物组成】3%~5% 红花注射液、10% 当归注射液、
维生素 B$_1$ 注射液。

【取穴】大肠俞、关元俞、次髎、二白。

【用法】每次选上穴中的 2 或 3 穴。穴位皮肤常规消毒。用
注射器吸入上述药液中的 1 种，快速刺入穴内，稍作提插得气，
回抽无血，注入药液。每穴位注射 0.5~1ml，每日注射 1 次。

【主治】痔疮之气滞血瘀证型。

【出处】温木生主编.《穴位注射疗法治百病》. 人民军医出
版社，2004.

四、注意事项

水针疗法治疗痔疮对缓解症状有较好的效果。平时养成良
好的排便习惯，如厕不宜过久。不宜久坐，多吃水果和蔬菜，
保持大便通畅。

第五节　脱肛

脱肛是指因中气不足、气虚下陷所致的以肛门、直肠甚至
乙状结肠部分或全部向下移位为特征的一种病症。任何年龄均

可发病，常见于老人、儿童、体弱者及妇女生育过多者。西医学中的完全脱肛、不完全脱肛（直肠黏膜脱垂）等，凡符合脱肛症状特征者均可参考本节辨证论治。

一、病因病机

病因：虚证多因小儿气血未充，老人气血衰弱，多产妇耗精伤血或久泄、久痢、久咳；实证多因湿热蕴结，下注大肠。

病机：肾气不足、脾气亏虚、中气下陷或络脉瘀滞。

病位：大肠。

病性：虚证为主。

二、辨证论治

表 11-5　脱肛证型

证型		脾虚气陷	肾气不固	湿热下注
症状	主症	脱肛遇劳即发，便时肛内肿物脱出，色淡红	脱肛每遇劳累即发或加重，肛内肿物脱出，肛门坠胀，肛门松弛	肛门肿物脱出，色紫暗或深红
	兼症	有肛门坠胀、神疲乏力、食欲不振、面色萎黄、头晕心悸	腰膝酸软，头晕耳鸣	肛门红肿痛痒，大便时肛门灼热、坠痛
	舌脉	舌淡、苔薄白，脉细弱	舌淡、苔薄白，脉沉细	舌红、苔黄腻，脉弦数
治法	治则	补中益气	培元固本	清利湿热、提托止痛
	取经	督脉、足太阳膀胱经、足太阴脾经、足阳明胃经	督脉、足太阳膀胱经、足少阴肾经、任脉	督脉、足太阳膀胱经、足太阴脾经

中医学从中气不足、气虚下陷等因素分析脱肛。西医学把脱肛的发病机制归纳为肠套叠学说和滑动疝学说两种学说。脱肛的常见类型包括：完全脱肛、不完全脱肛。

三、穴位注射疗法

········ 方 1 ········

【药物组成】维生素 B_1 注射液。

【取穴】长强穴。

【用法】患者左卧位，常规 1∶1000 苯扎溴铵消毒肛周和骶骨部，用 5ml 注射器套 6 号针头，吸取维生素 B_{12} 5~100mg（剂量根据患儿大小决定）。在长强穴进针向尾骨方向快速斜刺入 2~3cm 深，患者感到肛门有酸、麻、胀、重感时，回抽无血后快速推药，使之成强刺激，退针后以拇指点压按摩注射局部，外盖无菌敷料覆盖。2 日 1 次，3 次为 1 个疗程。

【主治】脱肛。

【出处】温木生主编.《穴位注射疗法治百病》. 人民军医出版社，2004.

········ 方 2 ········

【药物组成】补中益气注射液。

【取穴】距肛门 2cm 的 2、4、8、10 点。

【用法】先行清洁灌肠，取膝胸卧位，对肛周进行消毒。用注射器及 5 号针头吸入药液 8~10ml，小儿酌减，直刺入各点注入药液，隔 5 日 1 次，针后用中药离子导入机，负极置前阴一侧，正极置肛门一侧倒入。

【主治】脱肛。

【出处】温木生主编.《穴位注射疗法治百病》. 人民军医出版社，2004.

········ 方 3 ········

【药物组成】96% 乙醇、2% 普鲁卡因。

【取穴】肛门两侧及后方（即肛门至坐骨结界连线中点与尾骨连线中点）。

【用法】常规消毒肛周皮肤，用 5ml 注射器 7 号针头抽吸上述两药各 2.5ml，在肛门两侧及后方针向上侧入 5~7cm，注射时左示指深入直肠内作为注射针刺入的引导，注射到骶骨前及直肠左右的间隙。

【主治】脱肛。

【出处】温木生主编.《穴位注射疗法治百病》.人民军医出版社，2004.

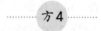

方 4

【药物组成】用生理盐水注射液 5ml，或维生素 B_1 注射液 100mg，或维生素 B_{12} 注射液 500μg。脾肺气虚可选用生脉注射液或参芪注射液 2~4ml。

【取穴】百会、长强、大肠俞。脾肺气虚：足三里、气海、太溪。湿热下注：阴陵泉、承山、天枢。

【用法】每次选穴 3~4 个，每次每穴注射 0.5~1.0ml，1 天 1 次，每 10 次为 1 个疗程。

【主治】脱肛之脾虚气陷、湿热下注证型。

【出处】刘颖、张学丽、朴联友主编.《水针疗法》.人民卫生出版社，2003.

四、注意事项

水针疗法治疗轻度直肠脱垂效果较好，应积极治疗原发病，重度脱垂须采取综合治疗措施。配合腹肌功能锻炼，做提肛练习有助于病情恢复，饮食宜清淡。

五、医案分析

王某，女，3个月。病史：腹泻20天后引起脱肛，肛门不能自行回缩，托入后稍用力直肠即脱出。体格检查：见肛门脱出一皮球样肿物长约4cm、横径约3cm，质软，表面有环状黏膜皱襞，呈暗红色。用穴位注射及针刺法治疗，取百会、足三里（双）、承山（双）、长强。百会用28号1.5寸毫针针刺，手法用补法，留针30分钟。穴位注射足三里、承山、长强。用维生素B_1注射液4ml、维生素B_{12}注射液2ml，用5号针头，快速刺入皮下，然后缓慢进行，得气后回抽无血，即可将药液注入足三里、承山，每穴各1ml，长强穴2ml。1天1次。经上法治疗1次，症状大减，治疗2次后痊愈。[刘超，王报春.穴位注射及针刺治疗小儿脱肛54例［J］.陕西中医，2000，21（12）：564-565.]

第十二章　妇科疾病

第一节　月经不调

月经不调是指脏腑功能失调引起的以月经周期或月经量异常为特征的一种病症，是一种常见的妇科疾病。西医学中多见于卵巢功能失调，器质性病变如子宫肌瘤、子宫内膜息肉、宫颈息肉等引起的月经失调均可参考本节辨证论治。

一、病因病机

病因：实证：感受寒、热等外邪，肝郁气滞，肝郁化火。虚证：素体阳虚，阴虚内热，忧思伤脾，久病大病，多产房劳。

病机：实证：邪阻胞宫、冲任经气阻滞、外感热邪等致血性不畅，或迫血妄行。虚证：肝、脾、肾三脏功能失调，冲任受损，血海空虚，冲任不足。

病位：胞宫。

病性：分寒、热、虚、实四证，亦有虚实夹杂证。

二、辨证论治

表 12-1　月经不调证型

证型		寒证		热证		虚证			实证	
		实寒证	虚寒证	实热证	虚热证	气虚型	血虚型	肝肾亏虚型	气滞型	血瘀型
症状	主症	月经后期,量少,色暗,质稠或有血块,经行不畅	月经后期,量少,色淡,质稀	月经先期,色鲜红或暗红,质稠	月经先期,量少质稠或经期延长,淋漓不断,色红	月经先期或经期延长,量多或经期延长,不断,色淡	月经先期,量少,点净,即净,色淡红,质稀薄	月经先期,不定期,量或多或少,色淡质稀薄	月经后期,或先后不定期,量少色暗红,有块,经行不畅	月经后期,量少,色紫黑,有血块
	兼症	面青肢冷,小腹冷痛拒按,得热则舒	小腹冷痛,喜温喜按,腰酸无力,便溏尿清	面赤,口干喜冷饮,或鼻出血,心烦易怒,便干尿黄	两颧潮红,五心烦热,唇红,色红	小腹空痛,头晕眼花,心悸,形瘦	面色萎黄,小腹空痛,头晕眼花,心悸,形瘦	头晕耳鸣,腰痛如折,小腹空痛,外阴干燥,便溏,尿清长	小腹胀甚,干连胸胁,胸闷不舒,及乳房胀痛,易怒,叹息	小腹刺痛,拒按,血块排出痛减
舌脉		舌质浓暗,苔薄白,脉沉弦紧或沉紧	舌质浓暗,苔白,脉沉迟无力	舌质红,苔薄黄,脉数有力	舌红,少苔或无苔,脉细数	舌质淡,苔薄白,脉弱无力	舌质淡白,少苔,脉弱	舌质淡润,苔薄白,脉沉弱	舌质暗红,脉细弦或细涩	舌质紫暗,有瘀点、瘀斑
治则		温经散寒,活血调经	温阳散寒,活血补血,调经	清热凉血,调经	养阴清热,养血调经	补气摄血,升阳举陷调经	补血益气,调经	调补肝肾,养肝血,调冲任	疏肝理气,活血调经	活血化瘀,理气调经
治疗	取经	以足太阴脾经,足少阴肾经及足厥阴肝经为主,配合局部取穴								

中医学从寒热虚实四大因素分析月经不调，西医学认为引起月经不调的原因繁多，发生机制也非常复杂，从月经不调发生机制来看，分为两种：一种是神经内分泌功能失调引起：主要是下丘脑，脑垂体肿瘤或病变，各种原因引起的卵巢排卵异常或排卵障碍；二是器质病变或药物等引起，如生殖器官局部的炎症、发育异常等等。

三、穴位注射疗法

·········· 方1 ··········

【药物组成】复方当归注射液，柴胡注射液（两种药物制剂交替使用）。

【取穴】腹部穴位：关元、子宫、归来、水道；背部穴位：肝俞、肾俞、膈俞、次髎；肢体穴位：血海、阳陵泉、三阴交，除关元外，以上穴位均取双侧。

【用法】每穴 0.5~1ml，每日 2 次，经期停止治疗，共治疗 3 个月经周期。

【主治】月经后期。

【出处】刘媛媛，邹婷. 穴位注射治疗月经后期临床观察. 新中医，2012（5）：84-85.

·········· 方2 ··········

【药物组成】抗菌Ⅰ号注射液 4ml，当归红花注射液 4ml。

【取穴】前组：关元、地机、气海、卵巢（耳穴）；后组：三阴交、肾俞、内分泌（耳穴）。

【用法】每次 1 组穴位，前组后组交替治疗，耳穴每穴 0.2ml，注入皮下与软骨之间，剩余药液等份注入其他四个穴位，1天1次，15次为1个疗程，共治疗3个疗程。

【主治】卵巢囊肿术后月经不调。

【出处】马越华. 穴位注射治疗卵巢囊肿术后月经不调. 中医药导报，1996（1）：49-49.

四、注意事项

月经不调的病因颇多，经过规律的治疗，可改善月经不调情况。对多次治疗不效或逐渐加重的月经不调，要查明病因，积极治疗原发病，以免贻误病情。由于本病病因病机复杂，治疗过程长，应在治疗过程中常常安抚和鼓励患者，避免患者产生消极、悲观、焦虑、恐惧情绪。经期忌食生冷，避风寒，注意保暖。

五、医案分析

郭某，女性，22岁，工人，未婚。初诊日期：1994年8月17日。病史：患者1994年1月，经B超检查发现双侧卵巢囊肿，1个月后行右侧卵巢囊肿摘除术，术后月经10余日一行，或2个月不行，经量少，经期2~3天，色暗，伴少腹胀痛，烦躁，经服中西药物治疗，无明显疗效。经穴位注射治疗3个疗程，月经5~6/30~35天，经量经色正常，伴随症状消失。B超复查左侧卵巢囊肿亦缩小。电话随访6个月未复发。[马越华. 穴位注射治疗卵巢囊肿术后月经不调[J]. 中医药导报，1996（1）：49.]

第二节　痛经

痛经又称"经行腹痛"，是由于妇人气虚血瘀，"不通"或

"不荣"所引起的，以经行小腹疼痛，伴随月经周期而发作为主要特征的一种病症，以青年女性较为多见，疼痛可引及全腹或腰骶部，或外阴、肛门坠痛。西医学将其分为原发性和继发性两种。原发性系指生殖器官无明显异常者；后者多继发于生殖器官的某些器质性病变，如子宫内膜异位症、慢性盆腔炎等。

一、病因病机

病因：实证：气滞、寒凝、血瘀、湿热。虚证：气血虚、肝肾亏虚。

病机：实证：邪气内伏，经期冲任、胞宫气血运行不畅，不通则痛。虚证：精血素亏，经期冲任、胞宫失于濡养，不荣而痛。

病位：在冲、任、胞宫。

病性：以寒湿凝滞，气滞血瘀为主。

二、辨证论治

表 12-2 痛经证型

证型		实证痛经			虚证痛经	
		寒凝血瘀	气滞血瘀	湿热蕴结	气血虚弱	肾气虚损
症状	主症	经前或经期小腹冷痛，得热则舒，经血量少，色紫暗有块	经前或经期小腹胀痛拒按，经行不畅，经色紫暗、有血块	经前或经期小腹灼痛，拒按，经量多或经期长，经色紫红，质稠，带下臭秽	经期或经后小腹隐痛喜按，且有空坠不适之感，月经量少，色淡、质清稀	经期或经后小腹隐隐作痛，喜按，月经量少，色淡质稀
	兼症	形寒肢冷，小便清长	胸胁、乳房胀痛	低热，小便黄赤	神疲乏力，头晕眼花，心悸气短	头晕耳鸣，小便清长
	舌脉	苔白，脉细或沉紧	舌紫暗或有瘀斑，脉沉弦或涩	舌红，苔黄腻，脉滑数或濡数	舌淡、苔薄，脉细弱	舌淡苔薄，脉沉细

证型		实证痛经			虚证痛经	
		寒凝血瘀	气滞血瘀	湿热蕴结	气血虚弱	肾气虚损
治疗	治则	温经散寒，祛瘀止痛	行气活血，祛瘀止痛	清热除湿，化瘀止痛	补气养血，和中止痛	补肾填精，养血止痛
	取经	足太阴脾经、任脉，配合循经远端取穴				

中医学从病性的虚实分析痛经，西医学目前认为引发痛经的原因有很多种，病机复杂，常见的引起痛经的原因有以下几种：子宫颈管狭窄；子宫发育不良；子宫位置异常；精神、神经因素，部分女性对疼痛过分敏感；遗传因素；内分泌因素；妇科疾病；经期或者产后冒雨、涉水、过食寒凉等等，这些原因均可导致子宫异常收缩。

三、穴位注射疗法

（一）实证痛经

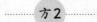

……… 方1 ………

【药物组成】复方当归注射液。

【取穴】双侧肾俞，次髎。

【用法】每穴注射2ml，1天1次，5次为1个疗程。

【主治】寒凝血瘀型痛经。

【出处】胡天敏，蔡金，熊芳丽，等．穴位注射配合艾灸治疗寒湿凝滞型原发性痛经30例疗效观察．云南中医中药杂志，2014，35（10）：58-59．

……… 方2 ………

【药物组成】维生素 K_3 4mg。

【取穴】三阴交。

【用法】双三阴交各2ml，疼痛当时治疗1次，1个月经周期为个疗程。

【主治】气滞血瘀型、寒凝血瘀型痛经。

【出处】陆金霞，陆文彬，柯忠妹. 维生素K_3三阴交穴位注射治疗原发性痛经疗效观察. 浙江中西医结合杂志，2011，21（2）：103-104.

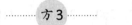

方3

【药物组成】山莨菪碱。

【取穴】子宫、血海、次髎、三阴交、肾关。气滞血瘀型加太冲，寒凝血瘀型加阴陵泉、足三里。

【用法】每穴注射1ml，1天1次，每次左右对称选一组主穴和一组配穴交替注射，6天1个疗程，治疗3个月经周期。

【主治】气滞血瘀型、寒凝血瘀型痛经。

【出处】冉文淑. 穴位注射结合热敏化灸法治疗原发性痛经的临床研究. 中医临床研究，2013（2）：49-50.

方4

【药物组成】红花注射液。

【取穴】关元、中极、地机。

【用法】每穴注射1ml，1天1次，10次为1个疗程，重复治疗3个月经周期。

【主治】气滞血瘀型、寒凝血瘀型痛经。

【出处】张利梅，翁双燕. 红花注射液穴位注射治疗原发性痛经50例. 中国中医急症，2011，20（8）：1332-1332.

·········· 方5 ··········

【药物组成】延胡索乙素注射液。

【取穴】次髎。

【用法】每穴注射 1ml，1 天 1 次，经前 5~7 天开始至月经周期第 3 天为 1 个疗程，重复治疗 3 个月经周期。

【主治】气滞血瘀型痛经。

【出处】李种泰．穴位贴敷合穴位注射治疗原发性痛经 40 例．辽宁中医杂志，2005，32（11）：1187-1187．

（二）虚证痛经

·········· 方1 ··········

【药物组成】ATP 注射液。

【取穴】五脏俞和膈俞穴。

【用法】每穴注射 1.0ml，每次取穴 4 个，交替取穴，每日或隔日 1 次，5 次为 1 个疗程。

【主治】由于气血虚弱、肾气亏损型痛经。

【出处】张敏．ATP 穴位注射加艾灸治疗经行身痛 30 例．现代中西医结合杂志，2005，14（18）：2443．

·········· 方2 ··········

【药物组成】复方丹参注射液。

【取穴】十七椎下、关元。

【用法】每穴注射 1.0ml，穴位交替使用，1 周 3 次，3 次 1 个疗程，共治疗 2 个疗程。

【主治】肾气亏损型痛经。

【出处】沈红云，张文兵．穴位注射配合辨证针灸治疗原发性痛经 30 例. 辽宁中医药大学学报，2005，7（1）：59-59.

········ 方3 ·········

【药物组成】黄芪注射液。

【取穴】脾俞、关元、气海、足三里、三阴交。

【用法】每穴注射 1.0ml，发作期 1 天 1 次，间歇期每周 3 次，连续治疗 3 个月经周期。

【主治】气血虚弱型痛经。

【出处】黄颂敏，冯鑫鑫，陈雷，等. 针刺联合穴位注射治疗气血亏虚型原发性痛经自身对照研究. 浙江中西医结合杂志，2015（6）：576-577.

········ 方4 ·········

【药物组成】2% 盐酸利多卡因 10ml、氢溴酸山莨菪碱注射液 10mg。

【取穴】肾俞。

【用法】每侧注射 3~5ml，连续治疗 3 个月经周期。

【主治】肾气亏损型痛经。

【出处】孙东云，赵志国，徐晶. 肾俞穴位注射治疗原发性痛经 60 例. 中国针灸，2009，29（8）：666-666.

（三）其他痛经

········ 方1 ·········

【药物组成】香丹注射剂 2ml。

【取穴】关元、归来、三阴交、十七椎。

【用法】每穴注射 0.5ml 药物，各穴依次进针，月经来潮前注射，隔日 1 次，每月治疗 2~5 次，治疗 3 个月经周期。

【主治】原发性痛经。

【出处】刘乃明，叶淑芬．香丹注射液穴位注射治疗痛经
114 例．亚太传统医药，2006（11）：76-76．

············ 方 2 ············

【药物组成】维生素 B$_1$ 注射液 4ml。

【取穴】地机。

【用法】每穴 2ml，经前 7 天开始，1 天 1 次，连续治疗 3
个月经周期。

【主治】顽固性痛经。

【出处】刘兴东．头针配合穴位注射治疗顽固性痛经 50 例．
上海针灸杂志，2010，29（8）：516-516．

············ 方 3 ············

【药物】地佐辛注射液 1ml，0.9% 氯化钠注射液 3ml。

【取穴】三阴交。

【用法】每穴 2ml，1 天 1 次，连续注射 5 次为 1 个疗程，
连续治疗 3 个月经周期。

【主治】原发性痛经。

【出处】杨海霞，韩丽，杜静静，等．地佐辛穴位注射超
前镇痛治疗原发性痛经效果观察．现代中西医结合杂志，2015，
24（29）：3216-3218．

············ 方 4 ············

【药物】地西泮注射液。

【取穴】足三里。

【用法】每穴 1ml，疼痛时注射。

【主治】原发性痛经。

【出处】张萍，李玉霞. 复方氨林巴比妥穴位注射治疗原发性痛经 40 例. 中国社区医师：医学专业半月刊，2008（11）：82-82.

四、注意事项

痛经的病因颇多，水针疗法利用穴位、药物、针刺的多重作用，通过经络感传和神经传递作用，解除子宫平滑肌痉挛，治疗原发性痛经，疗效显著，操作简便，不良反应少，值得临床推广应用。治疗一般在经期或月经来潮前 4 天连续治疗几次，每 3 个经期为 1 个疗程。对于继发性痛经，须积极治疗原发病。经期忌食生冷，避风寒，注意保暖。避免精神紧张，畅达情志。

五、医案分析

陈某，女，21 岁，2005 年 5 月 30 日就诊。16 岁初潮即出现痛经，以月经第 1 天最剧，每次均需服止痛片。面色苍白，恶心，四肢冷，蜷卧，经血量少、色暗有块，舌暗苔白，脉沉紧。肛诊示子宫前位、常大、触之不适，双附件无异常。B 超提示子宫附件正常。取穴三阴交，用当归注射液各 1ml 注射，加被取暖，半小时后腹痛缓解，恶心消失，四肢转暖，行动自如。经净后用中药当归、山茱萸、牛膝、川芎、山药各 10g，艾叶、白芍、党参、黄芪各 15g，肉桂、延胡索、半夏、陈皮、生甘草各 6g。10 剂，每日 1 剂，分 2 次服，1 个月后痛经症状明显缓解，于下 1 个月经周期重复治疗，共治疗 3 个月经周期，诸症消失，随访 2 年未再复发。［童桔英. 中药配合穴位注射治疗原发性痛经 75 例［J］. 实用中医药杂志，2008，24（6）：361.］

第三节　闭经

闭经，是临床常见病，属难治之症，病程较长，多由于血海空虚，或冲任受阻所致以经血不得下，以月经不来潮为特征，女子年逾 16 周岁，月经尚未来潮，或已行经而又中断 6 个月以上者即为"闭经"，西医学将前者称"原发性闭经"，后者称"继发性闭经"，西医学的闭经、多囊卵巢综合征引起的闭经可参照本病辨证治疗。

一、病因病机

病因：实证：七情所伤或经行之际，感受寒邪。虚证：素体气血不足或思虑、饮食损伤脾胃；早婚多产，或房事不节伤肾，或产后大出血、久病大病。

病机：实证：邪气阻隔，冲任受阻，脉道不通，经血不得下。虚证：精血不足，冲任不充，血海空虚，无血可下。

病位：主要在肝，与脾、肾也有关联。

病性：以肝肾不足，气滞血瘀为主。

二、辨证论治

中医学根据发病原因、妇科证候、全身症状，并结合月经史及胎产史等辨别病证虚实。西医学认为正常月经周期的建立有赖于下丘脑 – 垂体 – 卵巢轴之间的神经内分泌调节，以及子宫内膜对性腺激素变化的周期反应，而发育、遗传、内分泌、免疫、精神异常或肿瘤、创伤以及药物等因素均可引起以上环节发生紊乱，而无论上述哪一个环节发生变化都可导致闭经。

表 12-3　闭经证型

证型		实证闭经		虚证闭经	
		气滞血瘀	寒湿凝滞	肝肾亏虚	气血不足
症状	主症	月经数月不行，小腹胀痛拒按	月经数月不行，小腹冷痛拒按，得热则减	月经超龄未至，或由月经后期、量少逐渐至闭经	月经周期逐渐后延，经量少而色淡，继而闭经
	兼症	精神抑郁，烦躁易怒，胸胁胀满	形寒肢冷，面色青白	头晕耳鸣，腰膝酸软	面色无华，头晕目眩，心悸气短、神疲肢倦，食欲不振
	舌脉	舌质紫暗或有瘀斑，脉沉弦或涩而有力	舌紫暗、苔白，脉沉迟	舌红、少苔，脉沉弱或细涩	舌淡苔白，脉沉缓或细而无力
治疗	治则	活血化瘀	温经散寒	补益肝肾	益气养血
	取经	足少阴肾经、足厥阴肝经、任脉	足太阴脾经、足阳明胃经	足厥阴肝经、任脉	足太阴脾经、任脉

三、穴位注射疗法

（一）实证闭经

········· 方1 ·········

【药物组成】复方当归注射液。

【取穴】合谷、三阴交、足三里、肝俞、肾俞。

【用法】每穴注射 0.5ml，隔日 1 次，10 天为 1 个疗程，治疗 3 个疗程。

【主治】气滞血瘀型、寒湿凝滞型闭经。

【出处】张春，林寒梅．穴位注射结合中药治疗继发性闭经 60 例．现代中西医结合杂志，2008，17（26）：4139-4140．

········· 方2 ·········

【药物组成】苯甲酸雌二醇 0.2mg，孕酮 2.5mg。

【取穴】中极、地机、血海。

【用法】每穴注射 1ml，1 天 1 次，5 次为 1 个疗程，治疗 3 个疗程。

【主治】气滞血瘀型、寒湿凝滞型闭经。

【出处】金问淇，任启琨，杨秀森，等．小剂量激素注射治疗继发性闭经的疗效观察．华中科技大学学报（医学版），1963（s1）.

（二）虚证闭经

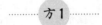

方 1

【药物组成】鹿茸精注射液。

【取穴】关元，中极，归来，合谷，足三里，三阴交，太冲，肾俞，三焦俞，次髎、志室。

【用法】以上穴位交替使用，每穴 2ml，10 次为 1 个疗程，治疗 3 个疗程。

【主治】肾气不足型闭经。

【出处】段颖华．体针加穴位注射治疗继发性闭经 50 例．江西中医药，2007，38（11）：47-48.

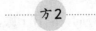

方 2

【药物组成】丹参注射液。

【取穴】肝俞、膈俞。

【用法】每穴注射 1ml，隔日 1 次，10 次为 1 个疗程，治疗 3 个疗程。

【主治】气血不足型闭经。

【出处】高洪生．补益通经汤配合丹参穴位注射治疗继发性闭经疗效观察．辽宁中医药大学学报，2008，10（6）：115-116.

········· 方3 ·········

【药物组成】复方丹参液 2ml。

【取穴】血海、三阴交。

【用法】每穴注射 1ml，双下肢交替注射，每 10 天 1 个疗程，治疗 3 个疗程。

【主治】气血不足型闭经。

【出处】孙淑贤，杨军，刘燕. 服用自拟柴仙汤加穴位注射治疗继发性闭经的临床观察. 实用临床医学：湖北，2003（4）：27-28.

········· 方4 ·········

【药物组成】当归注射液 4ml。

【取穴】三阴交。

【用法】每穴注射 4ml，双侧交替应用，每 2 天 1 次，共注射 5 次。

【主治】肾气不足型闭经。

【出处】刘世学，刘敏，王兰英. 穴位注射配合中药治疗口服避孕药物引起闭经 17 例. 实用中医药杂志，1993（2）.

（三）其他闭经

········· 方1 ·········

【药物组成】丹参注射液 2ml。

【取穴】中极、关元、子宫（双）、三阴交（双）、气海。

【用法】每穴注射 0.5ml，每隔 1 日选 2~3 个穴位注射，月经周期第 5 天开始，每月经周期 3~4 次为 1 个疗程，治疗 3 个疗程。

【主治】多囊卵巢综合征。

【出处】倪晓容．穴位注射结合中成药治疗多囊卵巢综合征32 例．航空航天医学杂志，2014（11）：1558-1559．

···········方 2 ···········

【药物组成】尿促性素（HMG）75U、生理盐水 2ml。

【取穴】中极、关元、子宫（双）、三阴交（双）、气海。

【用法】月经周期第 4 天开始治疗，每穴注射 1ml，每日选 2 个穴位注射，月经第 10 天开始监测卵泡，根据卵泡发育情况调整剂量，每月经周期 3~4 次为 1 个疗程，治疗 3 个月经周期。

【主治】多囊卵巢综合征。

【出处】赵彦．穴位注射治疗多囊卵巢综合征不孕不育患者临床观察．辽宁中医杂志，2006，33（1）：101-102．

···········方 2 ···········

【药物组成】尿促性素（HMG）75U、生理盐水 2ml。

【取穴】中极、关元、子宫（双）、三阴交（双）、气海。

【用法】月经周期第 4 天开始治疗，每穴注射 1ml，每日选 2 个穴位注射，月经第 10 天开始监测卵泡，根据卵泡发育情况调整剂量，每月经周期 3~4 次为 1 个疗程，治疗 3 个月经周期。

【主治】多囊卵巢综合征。

【出处】赵彦．穴位注射治疗多囊卵巢综合征不孕不育患者临床观察．辽宁中医杂志，2006，33（1）：101-102．

四、注意事项

水针疗法对本病有一定的疗效，但治疗过程中仍须明确病因，积极治疗原发病，排除器质性损伤引起者。经期忌食生冷，避风寒，注意保暖。畅达情志，避免精神紧张。

五、医案分析

黄某，女，33 岁。2005 年 9 月 3 日就诊。自诉近 3 年来月经周期无规律，短则 40 余天，长则 60 余天才行，且月经量少，色黑如豆汁，点滴而下，10 余日方净。自 2004 年 11 月起，连续 3 个月闭经，经注射黄体酮 60mg 后月经来潮，但经量少，色暗红。以后每月若停用黄体酮则无自然来潮。伴倦怠少气，纳食不香，虚烦不寐。症见形体消瘦，面色萎黄，舌质淡，边尖红，脉沉涩。妇检：乳房松弛，外阴弹性度差，黏膜较薄有萎缩倾向，B 超检查子宫附件无特殊异常。诊断：继发性闭经。证属冲任亏损，气虚血瘀。治以补气活血，调冲通经。方选自拟补益通经汤加减治疗，并配合丹参穴位注射疗法。经治 2 个疗程，临床症状明显减轻，纳食转佳，基础体温呈双向型，月经于 11 月 9 日来潮，经量多，经色由黑转红。继续巩固治疗 1 个疗程，随访 1 年，月经周期正常。附：补益通经汤方：黄芪 30g，党参 15g，茯苓 15g，山药 20g，白术 10g，内金 15g，熟地 15g，川芎 10g，白芍 15g，当归 20g，香附 30g，益母草 30g，甘草 10g。［高洪生. 补益通经汤配合丹参穴位注射治疗继发性闭经疗效观察［J］. 辽宁中医药大学学报，2008，10（6）：115-116.］

第四节　崩漏

崩漏是由于冲任损伤，不能制约经血，以无周期性的阴道出血为主要表现的一种病症。西医学的无排卵型功能失调性子宫出血病，盆腔炎性疾病及其后遗症和某些生殖器良性肿瘤（如子宫肌瘤）引起的非经期不规则阴道出血均可参照本病辨证治疗。

一、病因病机

病因：实证：素体阳盛；情志不遂；过食辛辣，火热内盛；经期产后，余血未尽；过食生冷，或感受寒、热之邪，炼血成瘀。

虚证：先天肾气不足；早婚多产；房事不节；素体脾虚；忧思劳倦过度。

病机：实证崩漏：热伤冲任，迫血妄行，瘀阻冲任，血不循经，非时而下。

虚证崩漏：气血不足，血失统摄，冲任不固，经血非时而下。

病位：病变涉及冲、任二脉及肝、脾、肾三脏。

病性：以血热内扰、气滞血瘀为主。

二、辨证论治

表 12-4　崩漏证型

证型		实证崩漏		虚证崩漏	
		血热内扰	气滞血瘀	肾阳亏虚	气血不足
症状	主症	经血量多或淋漓不净，血色深红或紫红，质稠，夹有少量血块	月经漏下淋漓不绝或骤然暴出，色暗或黑	经血量多或淋漓不净，色淡质稀	经血量少，淋漓不净，色淡质稀
	兼症	面赤头晕，烦躁易怒，渴喜冷饮，便秘尿赤	小腹疼痛，血下痛减	精神不振，面色晦暗，畏寒肢冷，腰膝酸软，小便清长	神疲懒言，面色萎黄，动则气短，头晕心悸，纳呆便溏

证型		实证崩漏		虚证崩漏	
		血热内扰	气滞血瘀	肾阳亏虚	气血不足
症状	舌脉	舌红、苔黄，脉弦数或滑数	舌质紫暗或瘀斑，脉沉涩或弦紧	舌淡、苔薄，脉沉细无力	舌胖淡或边有齿痕、苔薄白，脉细无力
治疗	治则	清热凉血	行气化瘀	温肾助阳	补气摄血
	取经	足太阴脾经、足厥阴肝经	足太阴脾经、足厥阴肝经	足太阴脾经、足少阴肾经	足太阴脾经、足阳明胃经

中医学从实证与虚证两大因素分析崩漏，西医学中认为崩漏病因病机非常复杂，主要原因是调节生殖的神经内分泌机制失调，从崩漏的发生比例来看，分为两种：一是无排卵型功能失调性子宫出血（较多），二是其他原因引起的子宫出血。

三、穴位注射疗法

（一）实证崩漏

方1

【药物组成】复方黄连素 2ml。

【取穴】关元、水道、归来、子宫穴。

【用法】每次 3~7 穴，每穴注射 0.5~1ml，10 天为 1 个疗程。

【主治】血热内扰型崩漏。

【出处】王婕. 电针加穴位注射治疗功能性子宫出血 2000 例. 中国实用医药，2012，7（23）：57-57.

方2

【药物组成】酚磺乙胺注射液 4ml、参麦注射液 4ml。

【取穴】关元、肾俞（双）、三阴交、内分泌（耳穴）、子宫穴（耳穴）、血海、水泉。

【用法】内分泌、子宫穴分别注射0.1ml，三阴交注射0.3ml，关元穴注射1ml，肾俞（双）各注射3ml，1天1次，15次为1个疗程，共治疗4个疗程。

【主治】血热内扰型崩漏。

【出处】伊春花. 穴位注射治疗崩漏临床观察. 辽宁中医杂志，2007，34（7）：986-986.

（二）虚证崩漏

方1

【药物组成】黄芪注射液4ml。

【取穴】关元、三阴交、肾俞、足三里。

【用法】每穴注射1~1.5ml，1天1次，两组穴位交替，5天为1个疗程。

【主治】气血不足型崩漏。

【出处】徐强华. 黄芪穴位注射治疗功能性子宫出血38例. 上海针灸杂志，1996（s1）：282-283.

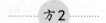
方2

【药物组成】酚磺乙胺2ml。

【取穴】三阴交。

【用法】1天1次，双侧穴位交替，3天为1个疗程。

【主治】气血不足型崩漏。

【出处】刘爱芹，刘明. 三阴交穴位注射治疗崩漏68例. 上海针灸杂志，2006，25（12）：8-8.

（三）其他崩漏

·········· 方 1 ··········

【药物组成】人胎盘组织液 4ml。

【取穴】关元、中极、子宫、归来、地机、三阴交。

【用法】每次 4~6 穴，每穴 0.5~1ml，1 天 1 次，10 天为 1 个疗程。

【主治】无排卵型功能失调性子宫出血。

【出处】蒋晓娟，鲁晓红，周英波，等．电针疗法加穴位注射治疗功能性子宫出血的临床分析．中国妇幼保健，2008，23（30）：4372~4372．

·········· 方 2 ··········

【药物组成】5% 葡萄糖注射液 5ml。

【取穴】中极、关元、三阴交。

【用法】中极或关元穴交替注射，1 天 1 次，每次 5ml，三阴交穴左右交替注射，每次 5ml，1 天 1 次，5~7 天为 1 个疗程。

【主治】功能失调性子宫出血。

【出处】卢桂善，陈黎明，胡云．穴位注射治疗"崩漏" 106 例效果观察．黑龙江医药科学，1989（4）．

四、注意事项

水针疗法对本病有一定的疗效，绝经期妇女反复多次出血，须明确病因，排除肿瘤。避风寒，注意保暖，避免过度疲劳。避免精神紧张，保持心情愉快。

五、医案分析

李某，女，34 岁，阴道流血 8 年超月经量，病理报告，子宫内膜腺囊性增生。曾吃过汤药、中成药、西药，还刮宫多次，花钱上万，都未治好。2009 年 3 月 12 日，来我院理疗针灸科治疗。用上述治疗方法，对其进行电针加穴位注射。针刺的穴位有：主穴为关元、中极、百会，配穴为水道、归来、子宫穴、血海、三阴交、地机、隐白等。方法是：每次取 1~2 主穴加 2~3 配穴，1 天 1 次，穴位注射关元、肾俞、水道、归来、子宫等。每次 4~5 穴，每穴不超过 1ml。第一次治疗后，血略多，第二次治疗后血量减少，第三次治疗后血止，1 年未复发。[王婕.电针加穴位注射治疗功能性子宫出血 2000 例［J］.中国实用医药，2012，7（23）：57.]

第五节　带下

带下是由于湿邪为患，或阴精不足，以带下过多并见色、质、气味异常或阴道分泌物极少，阴道干涩主要表现的一种病症。带下过多常见于西医学的阴道炎、子宫颈或盆腔炎症、内分泌失调、宫颈及宫体肿瘤等疾病引起的白带增多症。带下过少则见于西医学的卵巢早衰、围绝经期综合征引起的阴道分泌物减少。

一、病因病机

病因：带下过多：外感湿热、湿毒，饮食不节，劳倦过度，素禀肾虚。带下过少：房事过度，年老体弱，大病久病，瘀血内阻。

病机：带下过多：脾肾功能失常，感受湿热、湿毒损伤任脉，带脉失约。带下过少：阴精不足，不能润泽阴户。

病位：病变主要在前阴、胞宫。

病性：以脾虚湿困、肾阳不足为主。

二、辨证论治

表 12-5 带下证型

证型		带下过多				带下过少	
		湿热下注	脾虚湿困	肾阴亏虚	肾阳不足	肾阴亏损	血瘀津亏
症状	主症	带下量多、色黄、黏稠，有臭气	带下量多，色白或淡黄，质稀薄，无臭气，绵绵不断	带下量多，色黄或赤白相兼，质稠或有臭气，阴部干涩不适或有灼热感	带下量多，淋漓不断，色白清冷，稀薄如水	带下量少，甚至全无，阴道干涩	带下量少，阴道干涩
	兼症	伴阴部瘙痒、胸闷心烦、口苦咽干、纳差、少腹或小腹作痛、小便短赤	神疲倦怠，四肢不温，纳少便溏	腰膝酸软，头晕耳鸣，颧赤唇红，五心烦热，失眠多梦	头晕耳鸣，腰痛如折，畏寒肢冷，小腹冷感，小便频数，夜间尤甚，大便溏薄	头晕耳鸣，性交涩痛，腰腿酸软，手足心热，烘热汗出，口燥咽干	性交涩痛，烦躁抑郁，少腹疼痛拒按，胸胁乳房胀痛，经量少或闭经
	舌脉	舌红、苔黄腻，脉濡数	舌淡、苔白或腻，脉缓弱	舌红、苔少或黄腻，脉细数	舌质淡，苔薄白，脉沉细而迟	舌红苔少，脉细数	舌紫暗，或舌边瘀斑，脉弦涩
治疗	治则	清热利湿	健脾祛湿	养阴清热	温补肾阳	补肾益阴	活血化瘀滋阴
	取经	足太阴脾经、任脉	足太阴脾经、任脉	足太阴脾经、足少阴肾经	足太阴脾经、足少阴肾经	足太阴脾经、足少阴肾经	足少阴肾经、足厥阴肝经

中医学从带下过多和带下过少两种主要表现来分析带下，西医学对带下的发生机制尚未认识清楚，目前认为带下增多主要由阴道、子宫颈或盆腔炎症、内分泌失调、宫颈及宫体肿瘤

引起，其中以盆腔炎最为多见。而卵巢早衰、围绝经期综合征为主的则引起带下减少。

三、穴位注射疗法

············ 方1 ············

【药物组成】丹参注射液 10ml，生理盐水 10ml。

【取穴】①关元、中极、双侧维胞、子宫、三阴交；②组：双侧肾俞、次髎、下髎、足三里。

【用法】每穴注射 3ml，两组穴位隔日交替使用。1 天 1 次，10 次为 1 个疗程，连续治疗 3 个疗程。

【主治】慢性盆腔炎。

【出处】姜守信．穴位注射治疗女性慢性盆腔炎 86 例．针灸临床杂志，2010，26（5）：20-21．

············ 方2 ············

【药物组成】鱼金注射液 6ml、生理盐水 8ml、2% 利多卡因 1ml。

【取穴】子宫穴。

【用法】每次注射药液 15ml，1 天 1 次，两侧穴位交替注射，5 次为 1 个疗程。

【主治】慢性盆腔炎。

【出处】李光荣．穴位注射治疗慢性盆腔炎 54 例．中国针灸，2006，26（10）：724．

············ 方3 ············

【药物组成】当归注射液，鱼腥草注射液。

【取穴】主穴：中极、三阴交。配穴：地机、次髎。

【用法】每穴 2ml，术后休息 30 分钟，1 天 1 次，7 次为 1 个疗程。

【主治】慢性盆腔炎。

【出处】郭国田，张华．穴位注射治疗慢性盆腔炎 56 例疗效观察．吉林中医药，2005，25（8）：34．

············ 方 4 ············

【药物组成】丹红注射液 10ml。

【取穴】单侧水道、归来、次髎、中髎穴。

【用法】每穴 2.5ml，双侧穴位交替使用，每月月经干净后第 3 天治疗，1 天 1 次，10 天为 1 个疗程，连续治疗 3 个疗程。

【主治】慢性盆腔炎。

【出处】胡文慧，胡小荣．丹红注射液穴位注射合中药灌肠治疗慢性盆腔炎疗效观察．广西中医药，2014（5）：38-39．

············ 方 5 ············

【药物组成】人胎盘组织液 2ml。

【取穴】足三里。

【用法】双侧穴位交替使用，1 天 1 次，10 天为 1 个疗程，连续治疗 4 个疗程。

【主治】慢性盆腔炎。

【出处】李秀珍，肖宝玲，张菊玲．局部围刺法配合穴位注射治疗盆腔炎性包块临床分析．新中医，2013（6）：129-130．

四、注意事项

水针疗法治疗带下病有较好的疗效。注意阴部卫生，节制房事。饮食宜清淡，少食肥甘厚味。劳逸结合，增强体质。

五、医案分析

赵某，女，32 岁，主诉：下腹坠胀及腰酸痛反复发作 5 年，腰腹痛加剧，伴带下黄色 1 周。诊断为慢性盆腔炎。治疗方法：用当归注射液，取 L_4 夹脊穴、承扶及次髎、殷门两组穴位。每次选穴 1 组共 2 穴，每穴注射 2ml，隔日注射 1 次，5 次为 1 个疗程。经第一次注射后，当时虽感病情缓解，但不久病情如前。继续治疗 20 天后，患者自述大腿股内侧和后侧疼痛消失，其他症状减轻，已能下床活动，故改下肢穴位为任脉穴位。遂选中极或关元分别配 L_4 夹脊或次髎为 1 组。每次使用 1 组，仍交替使用当归注射液，又治疗 2 个月，腰腿疼痛基本消失。追踪观察 1 年，未见复发。[周均，吴杰凤. 药物注射治疗慢性盆腔炎腰腹痛的经验 [J]. 成都中医药大学学报，2002，25（2）：54.]

第六节　外阴瘙痒

阴痒是指妇女外阴部或阴道内瘙痒，又称"阴门瘙痒"。以围绝经期妇女较多见。主要由各种阴道炎所致，也有因精神因素引起者。常见于西医学的外阴瘙痒症、外阴炎、滴虫性阴道炎、霉菌性阴道炎、老年性阴道炎、外阴白斑和外阴营养不良等。

一、病因病机

病因：肝肾阴虚、肝经湿热、湿虫渍生。

病机：肝脉过阴器，肾司二阴，肝肾阴虚，经血亏少，冲任血虚，阴部肌肤失养，阴虚生风化燥，风动则痒，发为阴痒；郁怒伤肝，肝郁化热，肝气犯脾，脾虚湿盛，以致湿热互结，损伤任带，带下量多，湿浊浸淫，而发痒痛；素体脾虚湿盛，积久化热，流注下焦，损伤韧带，湿热蕴积生虫，或外阴不洁，或久居阴湿之地，湿虫滋生，虫蚀阴中，均可导致阴痒。

病位：病变主要在肝、脾、肾三脏。

病性：因肝肾阴虚、经血亏损、外阴失养而致阴痒者，属虚证；因肝经湿热下注，带下浸渍阴部，或湿热生虫，虫蚀阴中以致阴痒者，为实证。

二、辨证论治

表 12-6　外阴瘙痒证型

证型		肝肾阴虚	肝经湿热	湿虫滋生
症状	主症	阴部干涩，奇痒难忍，或阴部皮肤变白、增厚或萎缩，皲裂破溃	阴部瘙痒灼痛，带下量多，色黄，呈泡沫状，或色白如豆渣状，臭秽，心烦少寐，胸闷呃逆，口苦咽干	阴部瘙痒，如虫行状，甚则奇痒难忍，灼热疼痛，带下量多，色黄，呈泡沫状，或色白如豆腐状，臭秽
	兼症	五心烦热，头晕目眩，时有烘热汗出，腰酸腿软	小便黄赤，舌红，苔黄腻，脉滑数	心烦少寐，胸闷呃逆，口苦咽干，小便黄赤
	舌脉	舌红苔少，脉弦细而弱	舌红，苔滑腻，脉滑数	舌红，苔滑腻，脉滑数
治疗	治则	调补肝肾，滋阴降火	清热利湿，解毒杀虫	清热利湿，解毒杀虫
	取经	足厥阴肝经、足太阴脾经，足少阴肾经		

西医学认为外阴瘙痒、外阴炎、阴道炎及外阴色素减退性疾病等出现阴痒症状者，均可参照本病辨证治疗。

三、穴位注射疗法

（一）肝肾阴虚

········· 方1 ·········

【药物组成】维生素 B_1 注射液、维生素 B_{12} 注射液、黄连素注射液或 0.25%~0.5% 普鲁卡因。

【取穴】蠡沟、曲骨、三阴交、太溪、阴陵泉。

【用法】每穴注射 0.5~1ml（耳穴注药 0.1ml）。隔日 1 次，5次为 1 个疗程。

【主治】肝肾阴虚型外阴瘙痒。

【出处】艾坤主编.《水针疗法》. 中国医药科技出版社，2012.

（二）肝经湿热

········· 方1 ·········

【药物组成】维生素 B_1 注射液、维生素 B_{12} 注射液、黄连素注射液或 0.25%~0.5% 普鲁卡因。

【取穴】蠡沟、曲骨、三阴交、中极、行间。

【用法】每穴注射 0.5~1ml（耳穴注药 0.1ml）。隔日 1 次，5次为 1 个疗程。

【主治】肝肾阴虚型外阴瘙痒。

【出处】艾坤主编.《水针疗法》. 中国医药科技出版社，2012.

（三）其他阴痒

············ 方1 ············

【药物组成】醋酸确炎舒松–A注射液，维生素 B_{12} 注射液，0.2%利多卡因注射液。

【取穴】单纯阴唇瘙痒取会阴穴，伴肛周瘙痒加注长强穴，伴阴阜瘙痒加曲骨穴。

【用法】每穴注射2~4ml。15~20天1次，2次为1个疗程。

【主治】外阴瘙痒。

【出处】徐永平，王英高. 穴位注射治疗顽固性外阴瘙痒症22例. 浙江中西医结合杂志，2005，15（2）：119-120.

············ 方2 ············

【药物组成】维生素 B_{12} 注射液100μg、盐酸异丙嗪25mg。

【取穴】长强穴。

【用法】每穴注射2~4ml。15~20天1次，2次为1个疗程。

【主治】外阴瘙痒。

【出处】张家珠. 维生素 B_{12} 与盐酸异丙嗪穴位注射治疗顽固性外阴瘙痒27例. 南通医学院学报，1995，03：453.

············ 方3 ············

【药物组成】维生素 B_{12} 注射液，0.2%利多卡因注射液。

【取穴】曲骨、阴陵泉（双侧）、三阴交（双侧）。

【用法】每穴注射1ml。每日1次，10次为1个疗程。

【主治】外阴瘙痒。

【出处】应雪琴. 穴位注射配耳穴压丸治疗外阴瘙痒80例. 长春中医学院学报，2001，04：24.

四、注意事项

外阴瘙痒病因复杂，顽固性病例治疗后易复发，瘙痒剧烈，较为棘手，一般治疗手段疗效不明显。经穴封闭注射治疗，通过药物对腧穴的局部刺激，对其周围组织产生一定的压力，使感受器因刺激而产生持久的"酸、胀、麻、痛"等得气样针感；其针感通过经络系统产生调和阴阳、扶正祛邪、疏通经络等一系列效应。该法疗效满意，方法简便，价格低廉，是治疗外阴瘙痒症的可选方法，可配合局部外用止痒药。忌食辛辣刺激食物，避免搔抓过度，以防皮肤破损。

第七节　盆腔炎

慢性盆腔炎属于中医学里"带下"、"腹痛"、"痛经"、"癥瘕"的范畴。多因先天禀赋不足，平时养护不慎，阴户不洁或劳倦过度所致。西医学上盆腔炎是指女性上生殖道及其周围组织的炎症，主要包括子宫内膜炎、输卵管炎、输卵管卵巢脓肿、盆腔腹膜炎。根据临床表现和 B 超、腹腔镜等检查可诊断。

一、病因病机

病因：多因先天禀赋不足，平时养护不慎，阴户不洁或劳倦过度所致。

病机：瘀、热、湿三者蓄积胞宫，导致冲任气血运行不畅。妇女在月经期、产褥期或流产后，正气亏损、病邪乘虚而袭，气机经络受损所致。湿浊热毒蓄积于下焦，或客于胞宫及经脉，邪与气血相搏，导致气机不畅，壅遏不行。气为血之帅，最终瘀邪凝于胞宫。

病位：肝、脾、肾。

病性：常见寒热错综、虚实夹杂。

二、辨证论治

表 12-7 盆腔炎证型

证型		湿热夹瘀	气滞夹瘀	气虚血瘀
症状	主症	下腹部疼痛，拒按，腰骶酸痛，带下黄白	少腹隐痛，尤以经前经后期加重，月经不调，带下黄白	少腹胀痛或隐痛、月经不调，有时带下稀白增多
	兼症	发热，或伴有恶寒，	时常伴有低热，	全身伴有胸闷、两胁胀痛及乳房胀痛
	舌脉	舌红，苔黄或黄腻，脉弦数	苔白或黄，脉弦细或细数	舌苔白，脉弦细弱或弦细涩
治疗	治则	清热解毒、活血化瘀	理气止痛化瘀	疏肝活络化瘀
	取经	足厥阴肝经、足太阴脾经，足少阴肾经		

盆腔炎是妇科临床中常见病，并且是迁延难治的疾病之一，往往会严重影响妇女的生育能力及正常生活。盆腔炎如在急性发作期未予及时彻底的治疗，必然会迁延日久则演变成慢性。但亦有部分患者急性发作期临床表现并不典型，逐渐进入慢性期。盆腔炎按其发病过程，可分为急性、亚急性、慢性三个阶段。

三、穴位注射疗法

········ 方1 ········

【药物组成】林可霉素注射液 4ml、灭菌注射用水 10ml 及

2% 盐酸利多卡因 1ml。

【取穴】大赫。

【用法】每穴注射 15ml，1 天 1 次，双侧穴位交替进行，5 次为 1 个疗程。每疗程均自月经来潮的第 1 天开始。

【主治】盆腔炎。

【出处】刘晓辉．林可霉素穴位注射治疗慢性盆腔炎．中国针灸，2008，28（10）：776．

········· 方2 ·········

【药物组成】妥布霉素注射液 4ml、生理盐水 10ml、2% 盐酸利多卡因注射液 2.5ml。

【取穴】子宫穴。

【用法】每次注射药液 16.5ml。1 天 1 次，两侧子宫穴位交替注射，6 天为 1 个疗程。

【主治】盆腔炎。

【出处】林玲玲，徐玉倩．妥布霉素穴位注射治疗慢性盆腔炎临床观察．中国误诊学杂志，2007，7（19）：4513-4514．

········· 方3 ·········

【药物组成】鱼金注射液 6ml、生理盐水 8ml、2% 利多卡因 1ml。

【取穴】子宫穴。

【用法】每次注射药液 15ml。1 天 1 次，两侧穴位交替注射，5 次为 1 个疗程。

【主治】盆腔炎。

【出处】李光荣．穴位注射治疗慢性盆腔炎 54 例．中国针灸，2006，26（10）：724．

·········· 方4 ··········

【药物组成】当归注射液或鱼腥草注射液6ml。

【取穴】主穴：中极、三阴交。配穴：地机、次髎。

【用法】每次每穴注射药液2ml。1天1次，7次为1个疗程。

【主治】盆腔炎。

【出处】郭国田，张华．穴位注射治疗慢性盆腔炎56例疗效观察．吉林中医药，2005，25（8）：34．

·········· 方5 ··········

【药物组成】丹参注射液10ml配合生理盐水10ml。

【取穴】1组：关元、中极、双侧维胞、子宫、三阴交；2组：双侧肾俞、次髎、下髎、足三里。两组穴位隔日交替使用。

【用法】每穴注射2ml，1天1次，10次为1个疗程，月经期间停止治疗。

【主治】盆腔炎。

【出处】陈粉扣，徐秀华，陈海林，王全权．穴位注射配合超短波治疗慢性盆腔炎的疗效观察．针灸临床杂志，2011，08：14-15．

·········· 方6 ··········

【药物组成】胎盘组织液2ml。

【取穴】双侧维胞穴，维胞穴位位于左（右）髂前上棘内2.5cm处。

【用法】1天1次，7天至14天1个疗程，月经期停用。

【主治】盆腔炎。

【出处】詹凤玲．胎盘组织液穴位注射配合庆大霉素等灌肠用于治疗慢性盆腔炎．包头医学院学报，2016，01：55-56．

·········方 7·········

【药物组成】庆大霉素针 16 万 U、地塞米松针 5mg、糜蛋白酶针 4000 单位、利多卡因针 2ml。

【取穴】双侧次髎穴。

【用法】每穴 2.5ml，隔日 1 次，5 次为 1 个疗程。同时联合静脉滴注抗生素药物 1 周，病情严重者可连续用 2~3 疗程。

【主治】盆腔炎。

【出处】尹金芬．穴位注射治疗女性盆腔炎症的疗效观察．当代医学，2010，03：81．

四、注意事项

西医学认为，慢性盆腔炎常为急性盆腔炎未能彻底治疗或患者体质较差，病程迁延所致而引起的慢性输卵管炎与（或）输卵管积水、输卵管卵巢炎及（或）输卵管卵巢囊肿、慢性盆腔结缔组织炎。患者平时应注意个人卫生，增加营养，注意劳逸结合，锻炼身体，增强体质，提高身体抵抗力，及时彻底治疗急性盆腔炎。

第八节 妊娠呕吐

妊娠呕吐又称"孕吐"，是妊娠早期（6~12 周）的常见病症，属于中医学"妊娠恶阻"范畴。以反复出现恶心、呕吐、厌食甚至闻食即呕、食入即吐、不能进食和饮水为特征。

一、病因病机

病因：体弱者多脾虚胃弱；体盛之人多脾不运湿；情志不畅或精神紧张。

病机：胃失和降。

病位：病变主要在肝、脾、肾三脏。

病性：以脾虚胃弱为主。

二、辨证论治

表 12-8　妊娠呕吐证型

证型		胃虚证	肝热证	痰滞证
症状	主症	妊娠早期，恶心呕吐，甚则食入即吐，脘腹胀闷，不思饮食	妊娠早期，呕吐酸水或苦水，胸胁满闷，嗳气叹息	妊娠早期，呕吐痰涎，胸膈满闷，不思饮食，口中淡腻
	兼症	头晕体倦，怠惰思睡	头晕目眩，口苦咽干，渴喜冷饮，便秘溲赤	头晕目眩，心悸气短
	舌脉	舌淡、苔白，脉缓滑无力	舌红，苔薄燥，脉弦滑	舌淡胖，苔白腻，脉滑
治法	治则	健胃和中，降逆止呕	清肝和胃，降逆止呕	化痰除湿，降逆止呕
	取经	足太阴脾经、足阳明胃经	足太阴脾经、足阳明胃经、足厥阴肝经	足太阴脾经、足阳明胃经

本病是妊娠早期常见的病症之一，以恶心呕吐、头重眩晕，厌食为特点。治疗及时，护理得法，多数患者可迅速恢复，预后大多良好。若仅见恶心择食，偶有吐涎等不作病论。

三、穴位注射疗法

（一）胃虚型妊娠呕吐

············ 方1 ············

【药物组成】维生素 B_6 注射液。

【取穴】双耳穴神门、双侧足三里穴。

【用法】耳穴神门用5号针尖行皮下注射维生素 B_6，每穴0.1~0.2ml，足三里用7号针尖直刺得气，回抽无血后注射维生素 B_6，每穴1.8ml。一次注射后仍有呕吐或复发者，3天后行第2次注射，本组疗程最长者共注射3次。

【主治】胃虚型妊娠呕吐。

【出处】曹正祥，杨艳，安美珍. 耳穴神门穴位注射治疗妊娠恶阻40例临床观察. 黑龙江医学，2013，（11）：1072.

（二）肝热型妊娠呕吐

············ 方1 ············

【药物组成】维生素 B_6 注射液。

【取穴】双耳穴神门、双侧丰隆穴。

【用法】耳穴神门用5号针尖行皮下注射维生素 B_6，每穴0.1~0.2ml，丰隆用7号针尖直刺得气，回抽无血后注射维生素 B_6，每穴1.8ml。一次注射后仍有呕吐或复发者，3天后行第2次注射，本组疗程最长者共注射3次。

【主治】肝热型妊娠呕吐。

【出处】曹正祥，杨艳，安美珍. 耳穴神门穴位注射治疗妊娠恶阻40例临床观察. 黑龙江医学，2013，（11）：1072.

（三）痰滞型妊娠呕吐

········· 方1 ·········

【药物组成】维生素 B_6 注射液。

【取穴】双耳穴神门、双侧丰隆穴。

【用法】耳穴神门用 5 号针尖行皮下注射维生素 B_6，每穴 0.1~0.2ml，丰隆用 7 号针尖直刺得气，回抽无血后注射维生素 B_6，每穴 1.8ml。一次注射后仍有呕吐或复发者，3 天后行第 2 次注射，本组疗程最长者共注射 3 次。

【主治】痰滞型妊娠呕吐。

【出处】曹正祥，杨艳，安美珍．耳穴神门穴位注射治疗妊娠恶阻 40 例临床观察．黑龙江医学，2013，（11）：1072．

（四）其他妊娠呕吐

········· 方1 ·········

【药物组成】维生素 B_1 注射液。

【取穴】双内关穴。

【用法】取穴后直刺约 0.5 寸，待有针感后回抽无血，即注入药液各 1ml，1 天 1 次。

【主治】妊娠呕吐。

【出处】陈善茹．维生素 B_1 双内关穴位注射治疗妊娠恶阻 38 例．新中医，2006，38（2）：78-79．

········· 方2 ·········

【药物组成】维生素 B_6 注射液 1ml。

【取穴】足三里。

【用法】抽取 1ml 的维生素 B_6 注射液，常规穴位消毒，快速扎入针头，得气后再慢慢推入药水，一边推药水一边观察患者的表情，除了局部的酸麻胀感外，还可以使针感向下传导，直到足背，则效最佳，注射后麻胀可持续 3~5 小时，完毕观察 5~10 分钟即可离开。嘱第 2 天再注射另一侧足三里穴，2 次为 1 个疗程。

【主治】妊娠呕吐。

【出处】谢玉红，凌翠，林玲莉. 穴位注射治疗妊娠恶阻 300 例. 中医外治杂志，2013，22（6）：29.

.... 方 3 ....

【药物组成】维生素 B_1 注射液，维生素 B_6 注射液。

【取穴】双侧内关穴。

【用法】取穴后直刺约 0.5~1 寸，待有针感后回抽无血，即注入药液各 1ml，1 天 1 次。

【主治】妊娠呕吐。

【出处】邓华. 穴位注射治疗妊娠恶阻的疗效观察. 光明中医，2012，27（9）：1831-1832.

.... 方 4 ....

【药物组成】维生素 B_1 注射液，维生素 B_6 注射液 0.75ml。

【取穴】足三里。

【用法】每穴注射 0.75ml。脾胃虚弱者缓慢进针、推注，肝胃不和者快速进针、推注，拔针后进行穴位按摩 10 分钟，1 天 1 次，两侧交替进行，5 天 1 个疗程，必要时隔 3 天后，酌情作下 1 个疗程治疗。

【主治】妊娠呕吐。

【出处】关晓玲. 足三里穴位注射治疗妊娠恶阻 36 例. 中

国社区医师·医学专业，2011，13（288）：180-181.

四、注意事项

穴位注射治疗妊娠呕吐效果明显，但是取穴宜少，手法宜轻，以免动胎气。饮食宜清淡易于消化，少吃多餐。适当户外运动，畅达情志。

五、医案分析

杨某，女，25岁。初次妊娠9周，恶心、频繁呕吐2周，不能进食，常规补液，并应用维生素 B_6、氯丙嗪等止呕镇静治疗，呕吐未见缓解。检查脉搏、血压、肝功能、肾功能均正常，尿酮体阳性，血钾 3.3mmol/L，血氯 199mmol/L，血钠 133mmol/L，二氧化碳结合力 18mmol/L，尿素氮 5.1mmol/L。请针灸科会诊，给予针刺加穴位注射治疗1次后。患者当日下午停止呕吐并可进食少许。第2天停止针刺，给用维生素 B_1 100mg 穴位注射内关穴，次日清晨恶心消失，继续穴位注射2次，呕吐未复发，饮食基本正常。查尿酮体阴性，二氧化碳结合力为 24mmol/L，症状好转出院。［针刺加穴位注射治疗妊娠剧吐30例．秦云．吉林中医药，2004年3月第24卷第3期］

第九节 围绝经期综合征

围绝经期综合征指妇女绝经前后出现性激素波动或减少所致的一系列以自主神经系统功能紊乱为主，伴有神经心理症状的一组症候群。

一、病因病机

病因：肾精亏虚，冲、任二脉亏少，天癸将竭，精气、精血不足。

病机：肾虚（肾阴虚、肾阳虚），肝肾阴虚，脾肾阳虚，心肾不交。

病位：病变主要在肝、脾、肾三脏。

病性：虚证多见，且以肾阴虚居多，也有实证，是本虚标实。

二、辨证论治

西医学认为：妇女进入围绝经期，由于卵巢功能减退，雌激素分泌减少，垂体反馈性地分泌多量激素，引起甲状腺及肾上腺功能亢进，内分泌失调，以自主神经紊乱而产生各种临床症状。其病情的严重程度可因人而异，轻者经几个月机体的自我调节，形成新的内分泌环境，严重者可影响正常生活和工作，给患者的身心造成很大痛苦。

表 12-9　围绝经期综合征证型

证型		心肾不交	肝肾阴虚	脾肾阳虚
症状	主症	心悸怔忡	头晕目眩	头昏脑涨
	兼症	失眠多梦，潮热汗出，五心烦热，情绪不稳，易喜易忧，腰膝酸软，头晕耳鸣	心烦易怒，潮热汗出，五心烦热，胸闷胁胀，腰膝酸软，口干舌燥，尿少，便秘	忧郁善忘，脘腹满闷，暖气吞酸，呕恶食少，神疲倦怠，腰酸肢冷，肢体浮肿，大便稀溏
	舌脉	舌红、少苔，脉沉细而数	舌红、少苔，脉沉弦细	舌胖大、苔白滑，脉沉细弱
治法	治则	益肾宁心	疏肝健脾、畅达情志	调和冲任
	取经	督脉、足太阳、足太阴、足少阴、手少阴、手厥阴经穴为主	督脉、足太阳、足太阴、足少阴、手厥阴、足少阳经穴为主	督脉、足太阳、足太阴、足少阴、足阳明、任脉穴为主

三、穴位注射疗法

（一）心肾不交型围绝经期综合征

.... 方1 ....

【药物组成】维生素 B$_1$ 注射液、维生素 B$_{12}$ 注射液、胎盘组织液、地西泮注射液或黄芪、丹参、当归注射液。

【取穴】肾俞、血海、关元、心俞、内关。

【用法】每次选穴 2~4 个，每穴注射 0.5~1ml（耳穴注药 0.1ml）。1 天 1 次或隔日 1 次，10 次为 1 个疗程。

【主治】心肾不交型围绝经期综合征。

【出处】艾坤主编.《水针疗法》. 中国医药科技出版社，2012.

（二）肝肾阴虚型围绝经期综合征

.... 方1 ....

【药物组成】维生素 B$_1$ 注射液、维生素 B$_{12}$ 注射液、胎盘组织液、地西泮注射液或黄芪、丹参、当归注射液。

【取穴】肾俞、血海、关元、肝俞、太溪。

【用法】每次选穴 2~4 个，每穴注射 0.5~1ml（耳穴注药 0.1ml）。1 天 1 次或隔日 1 次，10 次为 1 个疗程。

【主治】肝肾阴虚型围绝经期综合征。

【出处】艾坤主编.《水针疗法》. 中国医药科技出版社，2012.

（三）脾肾阳虚型围绝经期综合征

.... 方1 ....

【药物组成】维生素 B$_1$ 注射液、维生素 B$_{12}$ 注射液、胎盘组织液、地西泮注射液或黄芪、丹参、当归注射液。

【取穴】肾俞、血海、关元、脾俞、命门、足三里。

【用法】每次选穴 2~4 个，每穴注射 0.5~1ml（耳穴注药 0.1ml）。1 天 1 次或隔日 1 次，10 次为 1 个疗程。

【主治】脾肾阳虚型围绝经期综合征。

【出处】艾坤主编.《水针疗法》.中国医药科技出版社，2012.

（四）其他围绝经期综合征

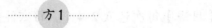

【药物组成】复方当归注射液。

【取穴】肾俞、肝俞、脾俞、心俞、三阴交、足三里、太溪、中极。

【用法】深度在 0.3~1cm 不等，待出现酸、麻、胀感以后抽取无回血再缓慢将药液 0.5~2ml 推入穴位深部，拔出针后用酒精棉球压迫针口 1~2 分钟。每次取 2 对穴位，一对背俞穴配一对体穴，交替配穴，隔日 1 次，10 次为 1 个疗程。

【主治】围绝经期综合征。

【出处】符少杨，陈洁.穴位注射配合耳穴贴压治疗妇女围绝经期综合征临床研究.中医药学刊，2006，24（6）：1147-1148.

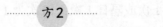

【药物组成】10% 当归注射液和 10% 五味子注射液各 3ml。

【取穴】肝俞、肾俞、足三里、三阴交。

【用法】1.5ml 推入穴位深部，出针后用酒精棉球压迫针孔。以上穴位交替使用，每次取 2 对穴位，背俞穴和体穴各 1 对，1 天 1 次，6 次为 1 个疗程。连续观察 1~3 个疗程。

【主治】围绝经期综合征。

【出处】曾振秀，罗惠萍．穴位注射治疗妇女围绝经期综合征 38 例观察．中医药学刊，2001，05：524．

四、注意事项

穴位注射疗法治疗围绝经期综合征有较好的疗效。患者须劳逸结合，保持充足的睡眠，适当体育锻炼，饮食宜清淡，避免焦虑情绪，畅达情志。

五、医案分析

夏某，48 岁，2001 年 5 月 23 日初诊。既往身体健康。月经紊乱 1 年多，量少、色暗夹瘀块，近 2 个月月经未至，时有面色潮红、潮热、汗出，乳房胀痛，烦躁，寐差，舌暗红有齿印、苔薄白，脉弦细。西医诊断为围绝经期综合征。中医诊为绝经前后诸症。证属肝郁肾虚兼血瘀。针刺太溪、足三里、三阴交、神门、太冲、间使；人胎盘组织注射液 2ml 穴位注射肾俞、足三里等。治疗 3 次，月经来潮，诸症减轻。继续治疗 2 个疗程，诸症消失。随访 2 年后收经，无明显不适。[针刺与穴位注射并用治疗围绝经期综合征 35 例疗效观察．龚东方，杨海燕，李月梅．新中医，2004，36（6）]

第十节　不孕症

不孕症系指育龄妇女在与配偶同居 2 年以上、配偶生殖功能正常、未采取避孕措施的情况下而未受孕；或曾有孕育史，又连续 2 年以上未再受孕者。前者称"原发性不孕症"，后者称"继发性不孕症"。中医学称为"绝嗣""绝嗣不生"。

一、病因病机

病因：肾精亏虚，天癸、冲任、胞宫的功能失调，脏腑气血不和。

病机：肾虚、血虚、肝郁、痰湿、湿热、血瘀。

病位：以肾为重，与肝、脾相关。

病性：虚实夹杂，本虚标实。

二、辨证论治

目前认为阻碍受孕的因素包括女方、男方或男女双方。本节重点讨论女方相对性不孕症的诊断及治疗。但治疗前应对男女双方同时进行检查。

表 12-10　不孕症证型

证型		实证		虚证	
		气滞血瘀	痰湿阻滞	肾虚胞寒	冲任血虚
症状	主症	月经推后，量少		月经不调，量少	
	兼症	月经先后不定期，量少、色紫有血块，经前乳房及胸胁胀痛，腰膝疼痛拒按	月经量少、色淡，白带量多、质稠，形体肥胖，面色㿠白，口腻纳呆，大便不爽或稀溏	月经色淡，腰酸腹冷，带下清稀，性欲淡漠	月经推后，色淡或经闭，面黄体弱，疲倦乏力，头昏心悸
	舌脉	舌紫暗或有瘀斑，脉弦涩	舌胖色淡、舌边有齿痕、苔白腻，脉滑	舌淡、苔薄白，脉沉细而弱	舌淡、少苔，脉沉细
治法	治则	行气活血	化痰导滞	益肾暖宫	调和冲任
	取经	足太阴、足厥阴、足太阳经穴为主	足太阴、足阳明经穴为主	足太阴、足少阴经穴为主	足太阴、任脉、足少阴经穴为主

三、穴位注射疗法

（一）实证不孕症

···········方 1···········

【药物组成】维生素 B_1 注射液、维生素 B_{12} 注射液、胎盘组织液、地西泮注射液或丹参、川芎、当归、红花注射液。

【取穴】肾俞、子宫、三阴交、关元、膈俞、次髎。

【用法】每次选穴 2~4 个，每穴注射 0.5~1ml（耳穴注药 0.1ml）。隔日 1 次，10 次为 1 个疗程。

【主治】气滞血瘀型不孕症。

【出处】艾坤主编.《水针疗法》. 中国医药科技出版社，2012.

···········方 2···········

【药物组成】维生素 B_1 注射液、维生素 B_{12} 注射液、胎盘组织液、地西泮注射液或丹参、川芎、当归、红花注射液。

【取穴】肾俞、子宫、三阴交、关元、丰隆、阴陵泉。

【用法】每次选穴 2~4 个，每穴注射 0.5~1ml（耳穴注药 0.1ml）。隔日 1 次，10 次为 1 个疗程。

【主治】痰湿阻滞型不孕症。

【出处】艾坤主编.《水针疗法》. 中国医药科技出版社，2012.

（二）虚证不孕症

···········方 1···········

【药物组成】维生素 B_1 注射液、维生素 B_{12} 注射液、胎盘组织液、地西泮注射液或丹参、川芎、当归、红花注射液。

【取穴】肾俞、子宫、三阴交、关元、命门。

【用法】每次选穴 2~4 个，每穴注射 0.5~1ml（耳穴注药 0.1ml）。隔日 1 次，10 次为 1 个疗程。

【主治】肾虚胞寒型不孕症。

【出处】艾坤主编.《水针疗法》. 中国医药科技出版社，2012.

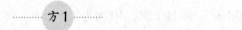

方2

【药物组成】维生素 B_1 注射液、维生素 B_{12} 注射液、胎盘组织液、地西泮注射液或丹参、川芎、当归、红花注射液。

【取穴】肾俞、子宫、三阴交、关元、血海、气海、足三里。

【用法】每次选穴 2~4 个，每穴注射 0.5~1ml（耳穴注药 0.1ml）。隔日 1 次，10 次为 1 个疗程。

【主治】肾虚胞寒型不孕症。

【出处】艾坤主编.《水针疗法》. 中国医药科技出版社，2012.

（三）其他不孕症

方1

【药物组成】丹参注射液 5ml，硫酸阿托品注射液。

【取穴】双侧子宫穴、双侧三阴交穴、关元穴。

【用法】每穴 1ml，月经干净后第一天开始，3 天 1 次，1 个月经周期为 1 个疗程，经期继续使用。严格无菌操作，避免误入血管。

【主治】不孕症。

【出处】王青. 穴位注射配合补肾化瘀法治疗输卵管性不孕

的临床观察. 2011.

········ 方2 ········

【药物组成】维生素 B_1 注射液和维生素 B_{12} 注射液各 1ml。

【取穴】足三里、三阴交、中极、关元、血海。

【用法】每次选取四个穴位，每穴注射 0.5ml，1 天 1 次，连续注射 1~2 次，若第二日 B 超监测卵泡未破，还须注射，直至卵泡破，并指导患者同房。

【主治】不孕症。

【出处】边庆华，但小强，张红梅. 中药联合穴位注射治疗排卵障碍性不孕 50 例. 中国中医药现代远程教育，2013，11（24）：71.

········ 方3 ········

【药物组成】75U 尿促性腺激素用生理盐水稀释至 2ml。

【取穴】中极、关元、子宫（双）、三阴交（双）、气海等。

【用法】从月经周期第 4 天始每日选择 2 个穴位治疗，每个穴位注射 1ml。从月经周期第 10 天开始 B 超监测卵泡。根据卵泡发育情况，调整剂量，直至单个或少个优势卵泡发育成熟（直径≥18mm），肌内注射人绒毛膜促性腺激素促排卵。

【主治】不孕症。

【出处】赵彦，王彦平，丁秋蕾，等. 穴位注射尿促性腺激素治疗多囊卵巢综合征孕不育患者的临床研究. 中国综合临床，2006，22（8）：748-749.

········ 方4 ········

【药物组成】自体静脉血。

【取穴】血海、三阴交、足三里、肝俞、肾俞。

【用法】每穴位各 2ml，每次选用 2 个穴位，1 天 1 次，自血穴位注射每月月经干净 3 天开始注射，每隔 3 天一次，连续 5 次。治疗期间同时加服维生素 C 片 300mg/ 天、维生素 E 丸 100mg/ 天，使用避孕套（夫妇同房时男方用避孕套），杜绝精液接触女性生殖道。治疗 1 个月经周期为 1 个疗程，3 个疗程后停药。

【主治】不孕症。

【出处】洪壁芬，蔡洁武．自血穴位注射治疗女性免疫性不孕疗效分析．吉林医学，2014，35（4）：687-688．

四、注意事项

水针疗法对不孕症有一定疗效，但须明确诊断，排除男方或自身生理因素造成的不孕。治疗本病难度较大，病程较长，须树立信心，坚持治疗。切忌焦虑，保持情志畅达，加强体育锻炼，增强体质、节欲、蓄精，掌握排卵日期利于受精。

五、医案分析

刘某某，女，29 岁。首诊时间：2001 年 4 月 27 日。主诉：继发不孕 2 年。曾有 2 次妊娠史，首次 1994 年 11 月妊 49 天药物流产，第二次 1997 年 1 月妊 70 天因发现葡萄胎而行多次清官术，术后避孕 2 年，4 年后欲妊未果而求治。曾在 1999 年 8 月 31 日做子宫输卵管造影提示：双子宫，双阴道，双侧输卵管通而不畅。治疗年余，又于 2001 年 4 月 17 日再查造影提示：双阴道，左侧子宫充盈尚可，左侧输卵管间质部不显影；右侧子宫显影不完全，右侧输卵管不显影。临床所见：痛经，月经量少，经前乳房胀痛，经净后小腹隐隐作痛，白带量多。妇科检查：双阴道，阴道分泌物色黄，腥臭，两侧子宫压痛明显。舌质暗红有瘀斑，脉滑而有力。诊断：①继发性不孕症输卵管阻塞；②宫腔粘连；③月经量少。中医诊断：不孕症（湿热血瘀型）。治疗方案：四七疗法。阴道超导＋鱼腥草注射液穴位注射＋静脉点滴复方丹参注射液，10 天为 1 个疗程。二诊：前法治疗后，白带量少，腹痛明显缓解，今日月经来潮，痛经轻微发作，继用清宫口服液 500ml，3 瓶，嘱经净后第五天，重复前法治疗，加消癥液保留灌肠，至经前 2 天停药。三诊：痛经消失，经后消癥液口服＋灌肠（因患者害怕而拒绝宫腔用药），嘱患者测 BBT。四诊：月经：2001 年 7 月 26 日，行经 6 天，量多，血块少，无腹痛，考虑促孕：八珍汤＋益气养血调冲促孕之品。患者于 8 月 27 日来诊，月经未潮，查尿 HCG（＋），血 HCG：9.64ng/ml，鉴于阴道少量棕色分泌物，可用安胎饮保胎，监测 BBT。2001 年 9 月 10 日：妊 45 天，B 超提示：左侧子宫官腔内可探及一 2.5cm×1.6cm 的妊囊回声，壁毛糙，其内可见点状胚芽，未见原始心管搏动，继续保胎。2001 年 9 月 30 日，B 超提示：左侧宫腔妊囊 5.4cm×1.6cm，随访：连续用中药保胎至 7 个月，于 2002 年 3 月顺产一男婴，4.8 斤。送锦旗一面。附：消癥液由穿山甲、土茯苓、夏枯草、水蛭、三棱、莪术、延胡、丹参组成。［鲁献斌，赵芳，王臻，陈何红，杨德凤，王停，李萍，秦月好. 中西医结合治疗输卵管阻塞性不孕症临床经验. 中国医药学报，2002．17（10）.］

第十一节　产后缺乳

产后缺乳是指以产妇在哺乳期内，乳汁甚少或全无为主要特征的一种病症，中医又称"产后缺汁不行""产后无汁""乳汁不足"。本病以产后开始哺乳时即觉乳房不胀，乳汁稀少，以后量虽有所增加，但仍不足，或产后开始即乳汁全无，或产后开始哺乳正常，后因高热、七情内伤等因素，乳汁骤减，不足以哺乳为特征。除先天发育不良及乳房疾患引起的缺乳外，一般经及时治护，疗效较好。西医学中的产后缺乳，可参考本节辨证论治。

一、病因病机

病因：产后复伤气血，产后抑郁，素体肥胖或产后膏粱厚味。

病机：乳汁化生乏源，乳脉不通。

病位：胃，与肝、脾相关。

病性：虚实参半。

二、辨证论治

表 12-11   产后缺乳证型

证型		实证	虚证
		肝郁气滞	气血亏虚
症状	主症	产后乳少	
	兼症	乳少而浓稠或乳汁不通，乳房胀满而痛，时有嗳气，善太息	乳汁清稀，乳房柔软无胀感，面色无华，头晕目眩，心悸怔忡，神疲食少
	舌脉	舌苔薄黄，脉弦细	舌淡、少苔，脉细弱
治法	治则	疏肝解郁、通络下乳	补益气血
	取经	足阳明经、足厥阴肝经穴为主	足阳明经、足太阴、任脉穴为主

中医学认为气血虚弱，乳汁生化无源或者肝郁、痰滞致乳

络不畅而致少乳或无乳。西医学则认为乳腺发育不全、营养不良、精神因素以及内分泌代谢异常、哺乳方法不正确等都可能导致产后缺乳。

三、穴位注射疗法

方1

【药物组成】维生素 B_1 注射液 100mg。气血不足者可选用生脉注射液或参芪注射液 2~4ml；肝郁气滞者可选用香丹注射液或当归注射液 2~4ml。

【取穴】主穴：膻中乳根。随证配穴：气血亏虚：脾俞、胃俞、足三里、三阴交。肝郁气滞：太冲、合谷、阳陵泉。

【用法】每次取穴 2~3 个，每穴 0.5ml，每日或隔日 1 次，10 次为 1 个疗程。在胸背部腧穴注射时应注意进针的角度和深度，避免造成内脏的损伤。

【主治】产后缺乳。

【出处】刘颖，张学丽，朴联友等.《水针疗法》. 北京：人民卫生出版社，2003.

方2

【药物组成】当归、黄芪、胎盘等注射液每次 4~8ml；或用维生素 B_1 100mg 加 0.5%普鲁卡因 2ml 注射液。

【取穴】膻中、乳根、肝俞、脾俞、足三里。

【用法】可选用当归、黄芪、胎盘等注射液每次 4~8ml，每穴注 1~2ml；或用维生素 B_1 100mg 加 0.5%普鲁卡因 2ml 注射液每穴注射 0.5~1ml，1 天 1 次。

【主治】产后缺乳。

【出处】苗彦霞，邢玉瑞，邢芳瑞.《水针疗法治百病》. 北京：人民军医出版社，2005：317.

四、注意事项

水针疗法对产后缺乳疗效较好。产妇应加强营养，适度休息，调摄精神，纠正不正确的哺乳方法。对因乳汁排除不畅而有乳房胀满者应促其挤压排乳，以免罹患乳腺炎。

第十二节　子宫脱垂

子宫脱垂，中医学称之为"阴挺"，是指子宫从正常位置沿阴道下降，宫颈外口达坐骨棘水平以下，甚至子宫全部脱出于阴道口以外的以小腹重坠、腰膝酸软为特征的一种病症，本病常发于劳动妇女，以产后损伤为多见。西医学中子宫脱垂，子宫下垂等，凡符合子宫脱垂证候特征者均可参考本节辨证论治。

一、病因病机

病因：产伤处理不当、产后劳损。
病机：冲任不固，提摄无力。
病位：子宫，与冲任、脾、肾相关。
病性：虚实兼有，虚实夹杂。

二、辨证论治

中医学认为子宫脱垂与分娩损伤、中气不足或肾气不固，带脉失约有关。西医学目前对子宫脱垂与分娩损伤、长期负压增加以及盆底组织发育不良或退行性病变相关，妇科检查时根据患者平卧用力向下屏气时子宫下降的程度，将子宫脱垂分为Ⅰ、Ⅱ、Ⅲ度。

表 12-12　子宫脱垂证型

证型		湿热下注	脾肾气虚
症状	主症	子宫下垂	
	兼症	子宫脱出日久，黏膜表面糜烂、黄水淋漓，外阴肿胀灼痛，小便黄赤，口干口苦	子宫下垂，小腹及会阴部有下坠感，过劳则加剧，平卧则减轻伴四肢乏力、少气懒言、带下色白、量多质稀、腰酸腿软、头晕耳鸣、小便频数、色清
	舌脉	舌红、苔黄腻，脉滑数	舌淡、苔白滑，脉沉细弱
治法	治则	清利湿热、举陷固胞	补益脾肾、升阳固脱
	取经	督脉、任脉、足太阴经穴为主	督脉、任脉、足太阴、足少阴、足阳明经穴为主

三、穴位注射疗法

·········· 方1 ··········

【药物组成】红花、当归、川芎注射液，或 10% 葡萄糖注射液。

【取穴】维胞、子宫、关元、三阴交、足三里、八髎穴。

【用法】每次选 3~4 穴，腹部、骶部腧穴进针后要求会阴部有酸胀感，每穴注射药液 2ml，隔日 1 次，10 次为 1 个疗程。

【主治】子宫脱垂。

【出处】苗彦霞主编.《水针疗法治百病》. 人民军医出版社，2005.

·········· 方2 ··········

【药物组成】维生素 B_1 注射液 100mg。脾虚者选用参芪注

射液，生脉注射液或参脉注射液 2~4ml，肾虚可用胎盘注射液
2ml。

【取穴】百会、维道、子宫。脾虚：足三里、三阴交。肾
虚：太溪、肾俞。

【用法】每次选穴 2~3 个，每穴注射 0.5~1ml，隔日 1 次，
每 10 次为 1 个疗程。

【主治】子宫脱垂。

【出处】刘颖、张雪丽、朴联友主编．《水针疗法》．人民卫
生出版社，2003．

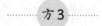

方 3

【药物组成】复方黄芪注射液。

【取穴】主穴：维胞、子宫。配穴：足三里、三阴交、曲
骨、中级、次髎。

【用法】主穴和配穴每次各选一对，交替注射（腹部穴只选
一个）。先注射主穴，后注射配穴，针刺维胞和子宫时，垂直刺
于皮下，再倾斜注射器，沿腹股沟方向刺入约 2~3cm，以获得
针感为度。曲骨穴垂直进针，然后向两侧斜刺。下肢穴位垂直
进针，深度视人体胖瘦而定，一般为 1.5~2cm，待有针感（即
酸、麻、胀、沉）抽吸无回血时即可按规定量注入药液。主穴
每穴每次 2ml，配穴每穴每次 1ml，每日注射 1 次，7 日为 1 个
疗程。每疗程间隔 3~5 天。痊愈后，每周可注射 1 次，坚持 1
个月，以巩固疗效。

【主治】子宫脱垂。

【出处】傅强．复方黄芪注射液穴位注射治疗子宫脱垂 82
例．河南中医，2001，21（4）：53-54．

········· 方4 ·········

【药物组成】三七注射液。

【取穴】三阴交、足三里。

【主治】子宫脱垂。

【用法】患者仰卧位，用5ml一次性注射器抽取上述药液。作皮肤常规消毒后，快速刺入上述穴位0.5~1寸，如回抽无血便可注射。每穴3ml，1天1次。10天为1个疗程。

【出处】王全权、陈海林．电针配合穴位注射治疗子宫脱垂84例．上海中医药大学学报，2004，18（1）：29-30．

四、注意事项

穴位注射对轻度子宫脱垂疗效明显，对于重度子宫脱垂须采用综合治疗措施，积极治疗引起腹压增高的病变，如习惯性便秘、慢性支气管炎。患者须配合做提肛练习，注意休息，避免过度劳累，如厕不宜久蹲。

第十三节　乳腺炎

乳腺炎属于中医学"乳痈"的范畴，是热毒入侵乳房所引起的以乳房结块、红肿热痛为特征的一种病症。常见于哺乳期妇女，尤其是初产妇。发于哺乳期的称为"外吹乳痈"，占到全部病例的90%左右。发于妊娠期的称为"内吹乳痈"，临床上较少见。不论男女老少，在非哺乳期和妊娠期发生的称为"不乳儿乳痈"则更少见。西医学中急性乳腺炎等，凡符合乳腺炎证候特征者均可参考本节辨证论治。

一、病因病机

病因：忧思恼怒，恣食辛辣厚味，乳房不洁。

病机：毒邪下注。

病位：足阳明胃经和足厥阴肝经。

病性：病变初期为实热证，后期转为虚证。

二、辨证论治

表 12-13   乳腺炎证型

证型		气滞热壅（初期）	热毒炽盛（成脓期）	正虚邪恋（溃脓期）
症状	主症	患侧乳汁瘀积，乳房局部皮肤微红，肿胀热痛，触之有肿块	乳房内肿块逐渐增大，皮肤灼热掀红，触痛明显，持续性、波动性疼痛加剧	约经 10 天左右，脓肿形成，触之有波动感，经切开或自行破溃出脓后寒热渐退，肿消痛减，疮口渐愈合；如脓肿破溃后形成瘘管，或脓流不畅，肿势和疼痛不减，病灶可能波及其他经络，形成"传囊乳痈"
	兼症	发热、口渴、纳差	高热、口渴、小便短赤、大便秘结	全身乏力、面色少华、纳差
	舌脉	苔黄，脉数	舌红、苔黄腻，脉洪数	舌淡、苔薄，脉弱无力
治法	治则	清热散结、通乳消肿	泻热解毒、通乳透脓	补益气血、调和营卫
	取经	足阳明胃经、足厥阴肝经、手阳明大肠经	足阳明胃经、足厥阴肝经、督脉	足阳明胃经、足厥阴肝经、足太阴脾经

中医学从外邪入侵、乳汁过多、情志内伤、饮食不节等因素分析乳腺炎。西医学认为本病的发病原因主要有乳汁淤积和细菌入侵两个方面，根据其病位和病变过程，分为急性炎性期、脓肿形成期和溃疡后期三个阶段。

三、穴位注射疗法

········· 方1 ·········

【药物组成】气滞热壅或热毒炽盛者选用香丹注射液、鱼腥草注射液或清开灵注射液 2~4ml。正虚邪恋者，处方穴可选用鱼腥草注射液、清开灵注射液或香丹注射液。配穴选用参芪注射液或生脉注射液 2~4ml（不要同时使用两种中药制剂）。

【取穴】肩井、膻中、太冲、内庭。肝郁：期门、行间。胃热：大椎、梁丘。正虚者：足三里、气海。

【用法】每次选穴 2~3 个，每穴注射 0.5~1.0ml，1 天 1 次，10 次为 1 个疗程。

【主治】乳腺炎。

【出处】刘颖、张学丽、朴联友主编.《水针疗法》. 人民卫生出版社，2003.

········· 方2 ·········

【药物组成】维生素 $B_1$50mg/2ml，加维生素 $B_6$50mg/2ml。

【取穴】气户、乳根。

【用法】将维生素 B_1、B_6 分别注入患侧穴位，每穴 2ml，1 天 1 次，5 天为 1 个疗程。

【主治】乳腺炎。

【出处】李慧英主编.《穴位注射疗法》. 中国中医药出版社，2001.

········· 方3 ·········

【药物组成】鱼腥草注射液。

【取穴】郄上（腕横纹与肘横纹连线上中上 1/3 交界处两

筋间）。

【用法】穴位皮肤常规消毒。用 5~10ml 注射器抽取药液 4~6ml，迅速垂直刺入约 1.5~2.5cm，行雀啄法强刺激，使针感向上臂传导后，快速推完药液。隔日 1 次。

【主治】乳腺炎。

【出处】温木生主编.《穴位注射疗法治百病》. 人民军医出版社，2004.

·········· 方4 ··········

【药物组成】柴胡注射液。

【取穴】肩井。

【用法】患者端坐，两手自然下垂，取患侧肩井穴局部常规消毒后，用 5ml 注射器抽取药液 2ml，快速刺入皮下，然后缓慢进针或轻度上下提插，得气后回抽无血即可注入药液。1 天 1 次。可同时用芒硝 60g 热敷患乳。

【主治】乳腺炎。

【出处】温木生主编.《穴位注射疗法治百病》. 人民军医出版社，2004.

·········· 方5 ··········

【药物组成】鱼腥草注射液。

【取穴】膻中、内关、曲池、大椎。

【用法】穴位皮肤常规消毒，用 6 号针头吸取鱼腥草注射液 2ml，左手固定穴位，右手持针刺入穴位（膻中穴应平刺，谨防伤及内脏），产生针感回抽无血时，缓慢推注药液，每穴 0.5ml。1 天 1 次。

【主治】乳腺炎。

【出处】温木生主编.《穴位注射疗法治百病》. 人民军医出版社，2004.

·········· 方6 ··········

【药物组成】复方丹参注射液4ml。

【取穴】内关、足三里。

【用法】取患侧穴位。穴位皮肤常规消毒。用5ml注射器及5号牙科针头吸入药液，快速至针进穴位皮下，得后回抽无血，缓慢推入药液，每穴2ml，隔日1次。

【主治】乳腺炎。

【出处】温木生主编.《穴位注射疗法治百病》. 人民军医出版社，2004.

四、注意事项

水针疗法治疗本病早期效果较好。如发现乳房肿块，应及早就医，以免延误病情。如乳房溃脓，应做外科排脓。注意乳房的清洁卫生，尤其是产妇哺乳期，应将多余乳汁排尽，以免乳汁瘀积而引发炎症。饮食宜清淡，畅达情志。

五、医案分析

郑某，女，27岁，工人，1991年8月15日来院初诊。患者主诉右侧乳房肿痛4天，并伴有头痛恶寒及周身不适，曾用"青霉素"肌内注射治疗症状无好转。查：体温39℃，右侧乳房外上部明显红肿，可扪及直径约7cm的肿块，疼痛拒按，无波动感，化验白细胞计16.5×10^9/L，嗜中性白细胞81%，淋巴细胞19%，诊断为急性乳腺炎。治疗取患乳同侧内关、足三里各注入复方丹参注射液2ml。注射后第二天来院复诊，体温

36.7℃，肿块基本消失，已无痛感。化验白细胞 9.1×10^9/L，中性 76%，淋巴 24%，为巩固疗效又按上述方法注射 1 次痊愈。

［王淑珍．内关、足三里穴位注射治疗急性乳腺炎 86 例，针灸临床杂志，1994，10（5）］

第十四节　乳腺增生病

乳腺增生病属中医"乳癖"范畴，是乳腺组织的既非炎症也非肿瘤的良性增生性疾病，以乳房胀痛、乳房肿块及乳头溢液为特征的一种病症。本病是妇女的常见病之一，多发生于 30~50 岁妇女。西医学中单纯性乳腺增生症、乳腺腺病、囊性增生病等，凡符合乳腺增生病证候特征者均可参考本节辨证论治。

一、病因病机

病因：情志不遂，冲任失调。

病机：气滞痰瘀凝结而成。

病位：足阳明胃经和足厥阴肝经。

病性：实证。

二、辨证论治

表 12-14　乳腺增生病证型

证型		肝郁气滞	痰湿阻络	冲任失调
症状	主症	乳房肿块和疼痛随喜怒长	乳房肿块坚实	乳房肿块和疼痛在月前加重，经后缓解
	兼症	急躁易怒、胸闷胁胀、心烦、口苦、喜叹息、经行不畅	胸闷不舒，恶心欲呕，头重身重	腰酸乏力、神疲倦怠、月经失调、色淡量少
	舌脉	苔薄黄，脉弦滑	苔腻，脉滑	舌淡，脉沉细

续 表

证型		肝郁气滞	痰湿阻络	冲任失调
治法	治则	疏肝理气	化痰散结	调理冲任、软坚散结
	取经	足阳明胃经、足厥阴肝经	足阳明胃经、足厥阴肝经、手厥阴心包经、任脉	足阳明胃经、足厥阴肝经、足太阴脾经、任脉

中医学认为乳腺增生与肝、肾及冲任二脉关系密切，尤以肝气不舒最为重要。西医学对乳腺增生病的发生机制尚不明确，多认为其发病与卵巢功能失调有关。乳腺增生病的常见类型包括：单纯性乳腺增生症、腺性小叶增生症、囊性小叶增生症。

三、穴位注射疗法

········· 方1 ·········

【药物组成】当归注射液 0.2ml/穴位/次。

【取穴】主穴：肾俞、乳根、足三里、膻中。配穴：肾阳虚者加腰阳关，痰凝者加丰隆，性情急躁、失眠、月经不调者加三阴交，胸闷不适、胸肋胀痛者加期门或太冲。

【用法】先用 5ml 注射器配 6 号针头，吸取当归注射液 2ml。然后将所取穴位周围的皮肤用 3% 碘酊和 75% 酒精棉球消毒，右手持注射器垂直或斜刺穴位，深度在 5 至 20mm 不等，待出现酸、麻、胀感以后抽取无回血，再缓缓将药液 0.2ml 推入穴位深部。拔出针尖后用酒精棉球压迫针孔 1~2 分钟。每次选主穴 1~2 个，配穴 1~2 个。左右交替选穴。每周注射 2 次，以 10 次为 1 个疗程。

【主治】乳腺增生之肝郁气滞证型。

【出处】谈坚明、冯燕萍.穴位注射治疗乳腺增生 96 例分析．中国针灸，1996，22（7）：27-28．

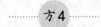
方2

【药物组成】香丹注射液或丹参注射液2~4ml。或维生素B_{12}
注射液 500μg，或维生素 B_1 注射液 100mg。

【取穴】乳根、膻中、丰隆。肝郁气滞：太冲、阳陵泉。痰
气互阻：行间、中脘。

【用法】每次选穴 3~4 个，每次每穴注射 0.5~1.0ml，2 日 1
次，10 次为 1 个疗程。

【主治】乳腺增生之痰湿阻络、肝郁气滞证型。

【出处】刘颖、张雪丽、朴联友主编．《水针疗法》．人民卫
生出版社，2003．

方3

【药物组成】丹参注射液、维生素 B_{12}。

【取穴】足三里、曲泉、阴谷、阴陵泉、少海、曲泽穴。

【用法】用丹参注射液与维生素 B_{12} 注射液 1∶1 混合，每穴
注射 1ml，隔日 1 次，5 次为 1 个疗程。

【主治】乳腺增生。

【出处】苗彦霞主编．《水针疗法治百病》．人民军医出版社，
2005．

方4

【药物组成】丹参注射液。

【取穴】肝俞、膈俞。

【用法】患者取俯卧位，肝俞与膈俞交替取穴。穴位常规
消毒后，用 7 号注射针抽取丹参注射液，快速刺入穴内，向脊

柱方向斜刺 0.5~0.8 寸，每穴注入 2ml。隔日治疗 1 次，10 次为 1 个疗程，于每次月经干净后开始治疗，月经来潮时暂停治疗。

【主治】乳腺增生之肝郁气滞证型。

【出处】温木生主编.《穴位注射疗法治百病》. 人民军医出版社，2004.

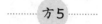

方 5

【药物组成】20% 川芎注射液。

【取穴】期门、气海、三阴交、肝俞。

【用法】穴位皮肤常规消毒。用注射器套 5 号半针头吸入药液，刺入穴内，期门、肝俞斜刺，余穴直刺，每穴推入药液 0.5ml。于月经周期第 7、15、23 日各注射 1 次，9 次为 1 个疗程。

【主治】乳腺增生之肝郁气滞证型。

【出处】温木生主编.《穴位注射疗法治百病》. 人民军医出版社，2004.

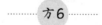

方 6

【药物组成】复方丹参注射液加柴胡注射液等量混匀，每穴注入 2ml。

【取穴】胸穴组：膻中、屋翳、足三里。背穴组：肩井、天宗、肝俞。

【用法】2 组穴位交替使用，隔日 1 次，每次选 2~3 穴。

【主治】乳腺增生。

【出处】姜瑞芹. 穴位注射加中药外敷治疗乳腺增生病 43 例. 现代中西医结合杂志. 2004，13（17）：2290-2291.

四、注意事项

水针疗法治疗乳腺增生有较好的疗效。本病有癌变的可能，如发现乳房肿块质硬，应及早就医，以免延误病情。积极治疗月经失调及子宫、附件炎症。饮食宜清淡，少食肥甘厚味，畅达情志。

第十三章　儿科疾病

第一节　小儿上呼吸道感染

小儿上呼吸道感染系由各种病原引起的上呼吸道炎症，简称上感，俗称"感冒"，是小儿最常见的疾病，是感受外邪引起的一种常见的外感疾病，临床以发热、鼻塞流涕、喷嚏、咳嗽为主要表现。

一、病因病机

病因：感受风邪为主，常兼杂寒、热、暑、湿、燥等，亦有感受时邪疫毒所致者。

病机：卫表失和，肺气失宣。

病位：主要在肺，可累及肝、脾。

病性：属表属实，亦有虚实夹杂证。

二、辨证论治

表 13-1　小儿呼吸道感染证型

证型		风寒感冒	风热感冒	暑邪感冒	时邪感冒	兼证（夹痰）	兼证（夹滞）	兼证（夹惊）
症状	主症	恶寒、发热、身痛、头痛、无汗	发热、恶风、头痛、有汗或少汗	发热、无汗或汗出热不解、头晕、头痛、身重困倦	起病急骤、高热、恶寒、或汗出热不解、头痛	兼见咳嗽较剧，痰多，喉间痰鸣	兼见脘腹胀满，不思饮食，呕吐酸腐，口气秽浊，大便秘结，小便短黄，苔黄厚腻，脉短滑，指纹紫滞	兼见惊惕，哭闹不安，齘齿，睡卧不宁，甚至骤然抽搐，舌质红，脉浮弦，指纹青紫
	兼症	鼻流清涕、咳嗽、口不渴、咽无红肿及疼痛	鼻塞流浊涕、咳嗽、痰稠色白或黄、咽红肿痛、口干渴	鼻塞、胸闷、恶心、口渴心烦、食欲不振、或有呕吐、泄泻、小便短黄	心烦、目赤咽红、肌肉酸痛、腹痛、或有恶心呕吐、大便稀薄		兼见脘腹胀满，不思饮食，呕吐酸腐，口气秽浊，大便秘结，小便短黄，苔黄厚腻，脉短滑，指纹紫滞	兼见惊惕，哭闹不安，齘齿，睡卧不宁，甚至骤然抽搐，舌质红，脉浮弦，指纹青紫
	舌脉	舌淡红、苔薄白、脉浮紧或指纹浮红	舌质红、苔薄黄、脉浮数或指纹浮紫	舌质红、苔黄腻、脉濡数或指纹紫滞	舌质红、苔黄、脉数、纹紫	舌苔、舌黄或指		
治疗	治则	辛温解表散寒	辛凉解表清热	清暑解表化湿	解表清盈解毒	辛温解表、清肺化痰、化痰	解表兼以消食导滞	解表兼以清热镇惊
	取经	手太阴肺经、足太阴脾经，足太阳膀胱经，手阳明大肠经、足阳明胃经						

三、穴位注射疗法

·········· 方1 ··········

【药物组成】穴位注射用卡介菌多糖核酸。

【取穴】双侧足三里穴。

【用法】注射 1ml，1 天 1 次，两侧穴位交替进行。18 天为 1 个疗程，一般只需治疗 1 个疗程；病情重、病程长者可治 2 个疗程。

【主治】风寒感冒。

【出处】姜英，罗庆道. 中药穴位敷贴加穴位注射治疗小儿反复呼吸道感染 38 例. 安徽中医学院学报，2000，（03）：33-34.

·········· 方2 ··········

【药物组成】喜炎平注射液 1ml。

【取穴】天突穴。

【用法】每穴注射 0.3~0.5ml，1 天 1 次，3 次为 1 个疗程。

【主治】风热感冒。

【出处】胡洁华，张海龙，张啸乾，火英明. 喜炎平注射液治疗急性上呼吸道感染外感风热证临床观察. 中国妇幼健康研究，2016，（S1）：199-200.

·········· 方3 ··········

【药物组成】复方毛冬青注射液。

【取穴】大椎、曲池（双）穴。

【用法】每穴各注射 1ml，1 天 1 次，1 周为 1 个疗程。

【主治】时疫感冒。

【出处】朱南方．中药加穴位注射治疗儿童流行性感冒 50 例．新中医，2000，（01）：24．

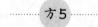
方 4

【药物组成】维生素 K，维儿果糖酸钙，654-2 和丁胺卡那霉素。

【取穴】肺俞穴。

【用法】0.1~0.2ml，1 天 1 次，单侧穴注，2 天为 1 个疗程。

【主治】暑邪感冒。

【出处】黄丽云，周经兴，陈梅．肺俞穴位注射治疗小儿上呼吸道感染的临床应用．实用医技杂志，2007，（25）：3497-3498．

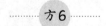
方 5

【药物组成】维 D_2 果糖酸钙注射液。

【取穴】丰隆穴。

【用法】维 D_2 果糖酸钙注射液 0.5ml，每次选取双侧穴位注射。1 天 1 次，连续 2 天。

【主治】感冒夹痰。

【出处】魏小红．穴位注射维 D_2 果糖酸钙治疗小儿咳嗽的疗效观察．护理学杂志，2006，21（3）：39-40．

方 6

【药物组成】胸腺五肽注射液。

【取穴】双侧足三里。

【用法】胸腺五肽注射液 1ml，每次每穴 0.5ml，3~4 天注射 1 次，每周 2 次。

【主治】反复感冒。

【出处】张春红，卢焯明．胸腺五肽穴位注射治疗小儿反复呼吸道感染的疗效观察．中医儿科杂志，2012，8（6）：41-43．

四、注意事项

穴位注射治疗本病疗效明显，但若出现高热持续不退、咳嗽加剧、咳吐血痰等症时，宜尽快采取综合治疗措施。本病须与流脑、乙脑、流行性腮腺炎等传染病的前驱症状作鉴别诊断。患病期间注意保暖，避风寒，饮食宜清淡。感冒流行期间应保持居室内空气流通，少去公共场所。维生素 B_1 注射液 100mg 注射足三里穴，可预防流感。

五、医案分析

张某，男，14 岁，学生，1996 年 4 月 2 日初诊。主诉：高热 2 天，伴头痛，四肢痛，畏寒，疲乏，咽痛。体温 39.9℃，咽喉肿痛，烦躁，口渴，口臭，3 天未解大便，尿黄短。舌红、苔黄干，脉滑数有力。曾有流感接触史。诊断：流感（热毒炽盛型）。治以清热解毒，泻火通便。处方：金银花、连翘、桔梗各 12g，玄参、大青叶各 15g，板蓝根 30g，蒲公英、紫花地丁、射干、青天葵各 10g，甘草 3g，首剂加大黄（后下）12g，芒硝（冲服）12g，生石膏（先煎）30g，羚羊角（先煎）2g。另予复方毛冬青注射液注射大椎、曲池（双）穴，每穴各注射 1ml 药液。服首剂药约 4 小时后，先后排出黄烂大便 3 次。第 2 天体温降至正常，症状减轻。守上方去大黄、芒硝、生石膏、羚羊角，调治而愈。［朱南方．中药加穴位注射治疗儿童流行性感冒 50 例［J］．新中医，2000，（01）：24．］

第二节 小儿哮喘

支气管哮喘简称为哮喘，是一种表现反复发作性咳嗽，喘鸣和呼吸困难，并伴有气道高反应性的可逆性、梗阻性呼吸道疾病，哮喘是一种严重危害儿童身体健康的常见慢性呼吸道疾病。

一、病因病机

病因：外因：感受外邪，接触异物、异味，嗜食咸酸等。
内因：素体肺、脾、肾三脏功能不足，痰饮留伏于肺。

病机：外因引动伏痰，肺失肃降，肺气上逆。

病位：肺，与脾、肾关系密切。

病性：发作期实证为主，迁延期为虚实夹杂，缓解期以正虚为主。

二、辨证论治

表 13-2 小儿哮喘证型

证型		发作期			缓解期		
		寒性哮喘	热性哮喘	虚实夹杂	肺气虚弱	脾气虚弱	肾气虚弱
症状	主症	遇寒触发，咳嗽气喘，呼吸急促，喉中痰鸣，咯痰稀白多泡沫	喘急胸闷，喉中痰吼哮鸣，声高息涌，痰黄稠	咳喘持续不已，动则喘甚，喘促胸满或喉中痰多痰鸣	面色少华，气短懒言，咳嗽无力	面色萎黄，晨起咳嗽，时有痰鸣	面色淡白无华，动则气短微喘
	兼症	恶寒无汗，形寒肢冷，流清涕，喉痒，面淡白	身热，面红，口干咽红，尿黄便秘	面色少华，神疲乏力	易出汗，易感冒，神疲乏力	虚浮少华，倦怠无力，食少便溏	畏寒肢冷，神疲乏力，大便清稀，遗尿或夜尿增多

续　表

证型		发作期			缓解期		
		寒性哮喘	热性哮喘	虚实夹杂	肺气虚弱	脾气虚弱	肾气虚弱
症状	舌脉	舌质淡红，苔白滑，脉浮滑或指纹红	舌质红，苔黄，脉滑数或指纹紫	舌淡红，苔薄腻，脉细	舌质淡，苔薄白，脉无力	舌质淡，苔白腻，脉细缓	舌质淡，苔薄，脉沉细
治法	治则	温肺散寒，化痰定喘	清肺涤痰，平喘止咳	化痰降气，纳气平喘	补肺固表	健脾化痰	补肾固本
	取经	手太阴肺经及其俞募穴、足太阳膀胱经	手太阴肺经及其俞募穴、手阳明大肠经，足阳明经胃经	手太阴肺经及其俞募穴、足太阳膀胱经、足少阴肾经	手太阴肺经及其俞募穴、足太阴脾经、足太阳膀胱经	手太阴肺经及其俞募穴、足太阴脾经	手太阴肺经及其俞募穴、足少阴肾经、任脉

三、穴位注射疗法

（一）发作期

·········方1·········

【药物组成】鱼腥草注射液。

【取穴】天突穴。

【用法】鱼腥草注射液 2ml，1 天 1 次，3 次为 1 个疗程。

【主治】寒性哮喘。

【出处】徐建勇，高洪英. 天突穴位注射治疗小儿支气管哮喘 72 例. 中国针灸，2005，25（6）：416.

·········方2·········

【药物组成】痰热清注射液。

【取穴】天突、定喘穴。

【用法】痰热清注射液 4ml，天突穴 2ml 及每侧定喘穴各推入 1ml 药液。1 天 1 次，3 次为 1 个疗程。

【主治】热性哮喘。

【出处】高洪英，徐建勇.痰热清穴位注射治疗小儿支气管哮喘 52 例.时珍国医国药，2006，17（9）：1754-1755.

·········· 方 3 ··········

【药物组成】喘可治注射液。

【取穴】肺俞穴、足三里。

【用法】喘可治 2ml，1 天 1 次，左右穴位交替注射。连续治疗 7 天为 1 个疗程。

【主治】虚实夹杂。

【出处】高洪英，徐建勇.痰热清穴位注射治疗小儿支气管哮喘 52 例.时珍国医国药，2006，17（9）：1754-1755.

·········· 方 4 ··········

【药物组成】氨茶碱注射液。

【取穴】宁喘穴。

【用法】0.25% 氨茶碱 0.1ml 用水 0.9ml 稀释成 1ml，1 天 1 次，7 天为疗程。

【主治】小儿哮喘发作期。

【出处】周博文.针刺加穴位注射治疗小儿哮喘 524 例.中国中医药信息杂志，2002，（12）：50-51.

（二）迁延期

·········· 方 1 ··········

【药物组成】胡椒、白芥子、细辛、白芷、半枫荷。

【取穴】大椎、肾俞（双侧）、肺俞（双侧）、脾俞（双侧）。

【用法】每日或隔日 1 次，1 个月为 1 个疗程。

【主治】肺气虚、脾气虚、肾气虚之哮喘。

【出处】李春阳. 穴位注射治疗支气管哮喘疗效观察. 中国民康医学，2012，（16）：1976-2037.

··········方 2··········

【药物组成】维丁胶性钙 0.5~1ml、维生素 B_{12} 0.25ml。

【取穴】足三里。

【用法】隔 5~7 天注射 1 次，3 个月为 1 个疗程，急性发作期暂停。

【主治】肺气虚、脾气虚、肾气虚之哮喘。

【出处】莫珊，邓丽莎，曾莺，李伟元. 足三里穴位注射治疗儿童哮喘的疗效观察. 中医药学刊，2005，23（3）：537，550.

四、注意事项

穴位注射治疗哮喘有较好的效果。哮喘发作持续 24 小时以上，或经针灸治疗 12 小时以上仍未能控制者宜采取综合治疗措施。注意天气变化及饮食起居，加强身体锻炼，提高抗病能力。

五、医案分析

陈某，3 岁，发热、咳嗽、气喘 3 日于 1994 年 10 月 22 日入院治疗。查：体温 37.8℃，呼吸 38 次 / 分钟，心率 132 次 / 分钟，发育营养较差。双肺可闻弥漫性哮鸣音及干性啰音。有类似发作史。血常规：血红蛋白 120g/L，红细胞 4.5×10^{12}/L，白细胞 9.0×10^9/L，嗜中性粒细胞 4.8%，淋巴细胞 3%，嗜酸性粒细胞 2.2%，尿、大便常规正常。X 线胸透为肺气肿征。拟诊为小儿支气管哮喘，入院时立即进行氨茶碱注射液宁喘穴注射，然后用针刺轻度刺激手三穴合谷、列缺、太渊（双穴）及背三穴大椎、大杼、肺俞（双穴）。15分钟后喘息减轻，2h后喘息基本控制，治疗3d痊愈出院。追踪观察3年，未见喘息发作。［周博文．针刺加穴位注射治疗小儿哮喘524例［J］．中国中医药信息杂志，2002，（12）：50-51．］

第三节　小儿厌食

厌食系指小儿较长时间的食欲不振。属于中医学"恶食""不嗜食"的范畴。

一、病因病机

病因：脏腑娇嫩，饮食不调，病后失养，惊恐过度。
病机：脾胃功能受损，导致受纳运化功能失常。
病位：脾、胃。
病性：区别以运化功能改变为主，还是以脾胃气阴不足之象已现为主。

二、辨证论治

表 13-3　小儿厌食证型

证型		脾运失健	脾胃气虚	脾胃阴虚
症状	主症	长期不思进食，厌恶摄食，食量显著少于同龄正常儿童		
	兼症	厌恶进食，饮食乏味，食量减少，或有胸脘痞闷、嗳气泛恶，偶尔多食后脘腹饱胀，大便不调，精神如常	不思进食，食不知味，食量减少，形体偏瘦，面色少华，精神欠振，或有大便溏薄夹不消化物	不思进食，食少饮多，口舌干燥，大便偏干，小便色黄，面黄少华，皮肤失润

续 表

证型		脾运失健	脾胃气虚	脾胃阴虚
症状	舌脉	舌苔薄白或白腻，脉濡	舌质淡，苔薄白，脉弱无力	舌红少津，苔少或花剥，脉细数
治法	治则	调和脾胃、运脾开胃	健脾益气、佐以助运	滋脾养胃、佐以助运
	取经	足阳明胃经、足太阴脾经、任脉	足阳明胃经、足太阴脾经、任脉	足阳明胃经、足太阴脾经、任脉

三、穴位注射疗法

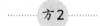

方1

【**药物组成**】维生素 B_1 注射液、维生素 B_{12} 注射液。

【**取穴**】足三里、中脘、建里、脾俞、内关。

【**用法**】每次选穴 1~3 个，每穴注射 0.2~0.3ml（耳穴注药 0.1ml）。3 日 1 次，5 次为 1 个疗程。

【**主治**】脾运失健之小儿厌食。

【**出处**】艾坤主编.《水针疗法》. 中国医药科技出版社, 2012.

方2

【**药物组成**】维生素 D_3。

【**取穴**】足三里穴。

【**用法**】注射婴幼儿用液 30 万 U，6 岁以上用 40~60 万 U。每次选取一侧穴位，每周注射 1 次，两侧穴位交替使用，4 次为 1 个疗程。

【**主治**】脾胃气虚之小儿厌食。

【**出处**】钟郁鸿. 药物穴位注射治疗小儿脾虚型厌食症 48 例. 实用中医药杂志，2014，（08）：750.

········ 方 3 ········

【药物组成】维生素 B_1 注射液、维生素 B_{12} 注射液。

【取穴】足三里、中脘、建里、脾俞、胃俞、气海。

【用法】每次选穴 1~3 个，每穴注射 0.2~0.3ml（耳穴注药 0.1ml）。3 日 1 次，5 次为 1 个疗程。

【主治】脾胃气虚之小儿厌食。

【出处】艾坤主编.《水针疗法》. 中国医药科技出版社，2012.

········ 方 4 ········

【药物组成】维丁胶性钙注射液或盐酸甲氧氯普胺注射液。

【取穴】足三里、中脘、建里、脾俞、胃俞、三阴交。

【用法】每次选穴 1~3 个，每穴注射 0.2~0.3ml（耳穴注药 0.1ml）。3 日 1 次，5 次为 1 个疗程。

【主治】脾胃阴虚之厌食。

【出处】艾坤主编.《水针疗法》. 中国医药科技出版社，2012.

四、注意事项

穴位注射对小儿厌食有较好的疗效，但须查明原因，积极治疗。调整小儿饮食结构，增加营养，纠正偏食。

五、医案分析

陈某，男，11 个月。1998 年 6 月初诊。代诉：患儿出生 9 个月断乳后厌食，精神萎靡，烦躁不安。查体：体重 6kg，发育迟缓，营养极度不良，面色苍白，皮下脂肪缺乏，发稀枯

黄，颈软，苔厚。治疗：每次取 1 穴，用盐酸呋喃硫胺 5mg+
维生素 B_{12} 0.125mg（共 0.75ml）依次注入左内关穴、右内关
穴、左足三里、右足三里，共 4 次，3 日 1 次；同时每次针刺
四缝穴，放出黄色液体；辅以健胃消食片，每次 1 片，1 日 3
次；维生素 C0.05g，1 日 3 次。经治 1 个疗程后，患儿食欲正
常，腹胀消失，面色转红润，体重增加 1kg；2 疗程后，诸症消
失。随访 2 年，未见复发。[郑爱茹.穴注配合刺血治疗小儿厌
食 382 例.江苏中医，2001 年第 22 卷第 10 期]

第四节　小儿疳积

疳证是由于喂养不当，或因多种疾病的影响，致使脾胃受
损，影响小儿生长发育的慢性疾病。相当于西医学的小儿营养
不良及部分寄生虫病。

一、病因病机

病因：喂养不当，疾病影响，先天禀赋不足。

病机：脾胃虚损，津液消亡。

病位：脾、胃。

病性：以虚为本。

二、辨证论治

表 13-4　小儿疳积证型

证型		疳气	疳积	干疳
症状	主症	面黄肌瘦、头大颈细、头发稀疏、精神不振、饮食异常、腹胀如鼓或腹凹如舟、青筋暴露		
	兼症	形体略消瘦，面色萎黄少华，毛发稀疏，食欲不振，或能食善饥，大便干稀不调，精神欠佳，易发脾气	形体明显消瘦，面色萎黄无华，肚腹膨胀，甚则青筋暴露，毛发稀疏如穗，精神不振或易烦躁激动，睡眠不宁，或喜揉眉挖鼻，咬指磨牙，动作异常，食欲减退或善食易饥，或嗜食生米、泥土等异物，大便下虫	极度消瘦，呈老人貌，皮肤干瘪起皱，皮包骨头，精神萎靡，啼哭无力且无泪，毛发干枯，腹凹如舟，或见肢体浮肿，或有紫癜、鼻衄、齿龈等，大便稀溏或便秘，时有低热，口唇干燥
	舌脉	舌淡红，苔薄微腻，脉细滑	舌淡，苔薄腻，脉沉细	舌淡或光红少津，脉沉细弱
治法	治则	和脾健运	消积理脾	补益气血
	取经	足阳明胃经、足太阴脾经	足阳明胃经、足太阴脾经	足阳明胃经、足太阴脾经、足厥阴肝经

三、穴位注射疗法

·········· 方1 ··········

【药物组成】维生素 B_1 注射液、维生素 B_6 注射液、维生素 B_{12} 注射液。

【取穴】足三里、中脘、四缝、脾俞、章门。

【用法】每次选穴 1~3 个，每穴注射 0.2~0.3ml，隔日 1 次，3 次为 1 个疗程。

【主治】疳气之小儿疳积。

【出处】艾坤主编.《水针疗法》. 中国医药科技出版社，2012.

方2

【药物组成】维生素B$_1$注射液、维生素B$_6$注射液、维生素B$_{12}$注射液。

【取穴】足三里、中脘、四缝、建里、三阴交。

【用法】每次选穴1~3个，每穴注射0.2~0.3ml，隔日1次，3次为1个疗程。

【主治】小儿疳积。

【出处】艾坤主编.《水针疗法》. 中国医药科技出版社，2012.

方3

【药物组成】维生素B$_1$注射液、维生素B$_6$注射液、维生素B$_{12}$注射液。

【取穴】足三里、中脘、四缝、膈俞、肝俞。

【用法】每次选穴1~3个，每穴注射0.2~0.3ml，隔日1次，3次为1个疗程。

【主治】干疳之小儿疳积。

【出处】艾坤主编.《水针疗法》. 中国医药科技出版社，2012.

方4

【药物组成】维生素B$_1$注射液、维生素B$_6$注射液、维生素B$_{12}$注射液。

【取穴】足三里、中脘、四缝、气海、三阴交。

【用法】每次选穴1~3个，每穴注射0.2~0.3ml，隔日1次，3次为1个疗程。

【主治】脾虚之小儿疳积。

【出处】艾坤主编.《水针疗法》. 中国医药科技出版社，2012.

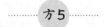

········· 方 5 ·········

【药物组成】注射液用水。

【取穴】足三里、中脘、四缝、百虫窝。

【用法】每次选穴 1~3 个，每穴注射 0.2~0.3ml，隔日 1 次，3 次为 1 个疗程。

【主治】虫积之小儿疳积。

【出处】艾坤主编.《水针疗法》. 中国医药科技出版社，2012.

四、注意事项

穴位注射治疗本病有较好的疗效。婴儿应尽可能母乳喂养，不要过早断乳，逐渐增加辅食，给予易消化而富有营养的食物，少食多餐。锻炼身体，增强体质。

五、医案分析

患儿，男，2 岁。2003 年 12 月就诊。面色萎黄，形体消瘦，食而不化，大便不调，肌肤甲错，毛发稀疏，啼哭泪少，舌苔黄腻，脉象弦细，指纹淡紫。曾在 3 个月前住院静滴治疗未见好转。诊断：小儿疳积。采用捏脊疗法、足三里穴注 654-2 维生素 B_{12}，隔日 1 次，两种药物交替使用，共治 2 个疗程，诸证消失。[王香菊. 捏脊疗法配合穴位注射治疗小儿疳积 60 例. 陕西中医，2005 年第 26 卷第 5 期]

第五节 小儿腹泻

小儿腹泻是以大便次数增多、便质清稀甚至如水样为主要特征的病症。本病多见于 2 岁以下的婴幼儿，而且年龄愈小，发病率愈高，发病无明显季节性，但以夏秋季多见，常见于西医学的急、慢性肠炎、肠结核、肠道激惹综合征、慢性非特异性溃疡性结肠炎等疾病中。

一、病因病机

病因：感受外邪、内伤饮食、情志不调、禀赋不足。
病机：脾失健运，湿邪困脾。
病位：主要责于脾胃，与肝、肾关系密切。
病性：早期以实证为主，日久则以虚实夹杂证多见。

二、辨证论治

表 13-5　小儿腹泻证型

证型		暴泻			久泄		
		寒湿内盛	湿热伤中	食滞肠胃	脾胃虚弱	肾阳虚衰	肝气乘脾
症状	主症	泄泻清稀，甚则如水样，脘闷食少，腹痛肠鸣	泄泻腹痛，泻下急迫，或泄而不爽	腹痛肠鸣，泻下粪便臭如败卵，泻后痛减	大便时溏时泻，迁延反复	黎明前脐腹作痛，肠鸣即泻，完谷不化	泄泻肠鸣，腹痛攻窜，矢气频作
	兼症	或兼外感风寒，则恶寒，发热，头痛，肢体酸痛	粪色黄褐，气味臭秽，肛门灼热，烦热口渴，小便短黄	脘腹胀满，嗳腐酸臭，不思饮食	食少，食后脘闷不舒，稍进油腻则大便次数增加，面色萎黄，神疲倦怠	腹部喜暖，泻后则安，形寒肢冷，腰膝酸软	胸胁胀闷，嗳气食少，每因抑郁恼怒，或情绪紧张而发

证型		暴泻			久泄		
		寒湿内盛	湿热伤中	食滞肠胃	脾胃虚弱	肾阳虚衰	肝气乘脾
症状	舌脉	舌苔白或白腻，脉濡缓	舌质红，苔黄腻，脉滑数或濡数	舌苔垢浊或厚腻，脉滑	舌质淡，苔白，脉细弱	舌淡苔白，脉沉细	舌淡红，脉弦
治法	治则	芳香化湿、解表散寒	清热燥湿、分利止泻	消食导滞、和中止泻	健脾益气、化湿止泻	温肾健脾、固涩止泻	抑肝扶脾
	取经	足太阴、手足阳明经穴为主	手足阳明经穴为主	足太阴、手足阳明经穴为主	足太阴、手足阳明、足太阳经穴为主	足太阴、手足阳明、足太阳、任脉经穴为主	足太阴、手足阳明、足厥阴经穴为主

三、穴位注射疗法

·········· 方 1 ··········

【药物组成】654-2 注射液。

【取穴】双侧足三里穴。

【用法】注射用水配制 1ml，1 天 1 次，双侧交替使用或每穴 0.5ml，3 天为 1 个疗程。

【主治】小儿腹泻。

【出处】钱红，蔡杏琼，李润华，等. 山莨菪碱穴位注射治疗小儿腹泻的护理观察. 当代护士，2010，（12）：60-61. 马敬彦. 足三里穴位注射 654-2 治疗小儿腹泻. 中国乡村医生杂志，2006，13（3）：46.

·········· 方 2 ··········

【药物组成】维生素 B_1 注射液。

【取穴】止泻穴（同身寸法患儿脐下 2.5 寸）、一侧足三里穴。

【用法】维生素 B_1 注射液 1ml，每穴注入 0.5ml，1 天 1 次，连用 1~3 天。

【主治】小儿腹泻。

【出处】钱燕玲. 维生素 B_1 穴位注射治疗小儿泄泻 182 例. 时珍国医国药, 2007, 18（10）: 2542.

.... 方3 ....

【药物组成】维生素 K_1 注射液。

【取穴】足三里穴。

【用法】维生素 K_1 注射液 5~10mg/ 天, 双侧足三里穴交替作穴位注射, 1 天 1 次, 直至大便成形。

【主治】小儿腹泻。

【出处】左军. 维生素 K_1 足三里穴位注射治疗小儿腹泻体会. 中国实用医药, 2011, 6（36）: 234.

.... 方4 ....

【药物组成】维生素 B_1 注射液加 654-2 注射液。

【取穴】双侧足三里穴、止泻穴（同身寸法患儿脐下 2.5 寸）。

【用法】注维生素 B_1 注射液加 654-2 注射液均匀混合 2.5ml, 两侧足三里各 1ml。后取止泻穴分别注药 0.5ml, 同法注射对侧止泻穴。1 天 1~2 次。

【主治】小儿秋季腹泻。

【出处】舒永霞, 李顺维. 穴位药物注射治疗小儿秋季腹泻的护理观察. 临床护理杂志, 2005, 4（3）: 33, 61.

.... 方5 ....

【药物组成】654-2 注射液加 2% 利多卡因注射液。

【取穴】双侧足三里穴。

【用法】654-2 注射液 10mg 加 2% 利多卡因注射液 1ml 再加上生理盐水稀释成 3ml 混合液，3 个月 ~1 岁取 0.6~1ml；1~2 岁取 1~1.4ml；2~3 岁取 1.4~1.8ml。双足三里各 1/2 注射，1 天 1 次，3 次为 1 个疗程。

【主治】小儿秋季腹泻。

【出处】罗海英. 穴位注射治疗小儿秋季腹泻的临床观察. 新疆中医药，2007，25（3）：45.

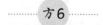

方 6

【药物组成】炎琥宁注射液。

【取穴】止泻穴（同身寸法患儿脐下 2.5 寸）。

【用法】炎琥宁冻干粉针 40mg 或 80mg（用量按每千克体重 5~10mg 计算），临用前每支 40mg 加利多卡因注射用水 2ml 使药溶解，1 天 1 次，3 天为 1 个疗程。

【主治】小儿秋冬季腹泻。

【出处】彭琼香，易小琴. 炎琥宁穴位注射治疗小儿秋冬季腹泻疗效观察. 湖北中医杂志，2006，28（9）：47.

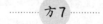

方 7

【药物组成】苦木注射液。

【取穴】双侧天枢穴、双侧足三里穴。

【用法】取苦木注射液 2ml，每穴 0.5ml，1 天 1 次，3~5 天为 1 个疗程。

【主治】小儿腹泻。

【出处】胡小平. 穴位注射苦木注射液治疗小儿腹泻 80 例临床观察. 医学信息（中旬刊），2011，（07）：3099-3100.

.........方 8.........

【药物组成】阿托品。

【取穴】双侧足三里穴。

【用法】阿托品用量按每千克体重 0.01mg 计算，加入 2ml 生理盐水稀释，两穴均注射一半，1 天 1 次，3 天为 1 个疗程。

【主治】小儿腹泻。

【出处】詹春梅．阿托品穴位注射治疗小儿腹泻病的护理．中华护理学会．中华护理学会全国中医、中西医结合护理学术交流暨专题讲座会议论文汇编［C］．中华护理学会，2009：2．

四、注意事项

运用穴位注射疗法治疗泄泻效果显著。治疗期间饮食宜清淡，注意保暖。平时注意饮食卫生，加强体育锻炼，增强抵抗力。

五、医案分析

霍某，男，1 岁 8 个月，1999 年 12 月初诊。主诉：反复腹泻 2 个月，伴纳呆、烦躁易怒。该患儿 2 个月前无明显诱因出现发热、呕吐、腹泻，于外院诊为秋季腹泻，予退热、补液、抗病毒和对症治疗 1 周后，发热退，呕吐症状消失．但腹泻、纳呆症状反复出现。外院大便镜检：脂肪球（＋），白细胞（－），红细胞（－），未见真菌孢子和菌丝。大便细菌培养：未见细菌繁殖。症见：大便每天 3~6 次，质稀薄，有时夹食物残渣。纳呆，神疲乏力，烦躁易怒，面色少华，舌淡嫩、苔薄腻，脉弱无力。证属脾胃虚弱，湿阻中焦，治以补气健脾，渗湿止泻。处方：党参、葛根各 15g，白术 8g，茯苓、炒白扁豆、山药各 20g，藿香 8g，象牙丝 10g，干姜、甘草、木香（后下）各 3g。水煎服，每天 1 剂，同时以维丁胶性钙 1ml 注射双足三里穴，隔3天注射1次。7天后再复诊：大便成形，1天1次，纳食可，面色红润，病愈。[莫珊，邓丽莎．七味白术散配合穴位注射治疗小儿脾虚型泄泻42例．新中医，2001，33（10）]

第六节　小儿遗尿

遗尿又称"尿床""夜尿症"。是指3岁以上的小儿睡眠中小便自遗、醒后方知的一种病证。以男孩多见，夜间遗尿者约有半数每晚尿床，甚至每晚遗尿2~3次，白天过度活动、兴奋、疲劳或躯体疾病后往往遗尿次数增多，日间遗尿较少见。遗尿患儿常常伴夜惊、梦游、多动或其他行为障碍。

一、病因病机

病因：肾气不足，脾肺两虚，下焦湿热。

病机：主要在膀胱约束无权，与肺、脾、肾功能失调，以及三焦气化失司都有关系。

病位：膀胱，与肺、脾、肾、三焦有关。

病性：病症属性有虚有实，以虚证居多。

二、辨证论治

表13-6　小儿遗尿证型

证型		肾气不足	脾肺两虚	下焦湿热
症状	主症	睡中尿床，数夜或每夜1次，甚至一夜数次		
	兼症	睡中经常遗尿，甚者一夜数次，尿清而长，醒后方觉，神疲乏力，面白肢冷，腰腿酸软，智力较差	睡中遗尿，少气懒言，神倦乏力，面色少华，常自汗出，食欲不振，大便溏薄	睡中遗尿，尿黄量少，尿味臊臭，性情急躁易怒，面赤唇红，口干，或夜间梦语磨牙

续表

证型		肾气不足	脾肺两虚	下焦湿热
症状	舌脉	舌质淡，苔薄白，脉沉细无力	舌淡，苔薄，脉细少力	舌红，苔黄或黄腻，脉弦数
治法	治则	温补肾阳，固涩小便	益气健脾，培元固涩	清热利湿，调理膀胱
	取经	足太阳膀胱经、足少阴肾经、任脉	足太阳膀胱经、足太阴脾经、任脉	足太阳膀胱经、足太阴脾经、任脉

三、穴位注射疗法

·········· 方 1 ··········

【药物组成】维生素 B_1 注射液加利多卡因注射液。

【取穴】耳穴 – 双侧屏间穴。

【用法】维生素 B_1 注射液 0.5ml 加 1% 利多卡因注射液 0.5ml 配成混合液，找准屏间穴皮下注射混合液 0.5ml，双侧屏间穴同时注射，1 周 1 次，1 周为 1 个疗程，一般治疗 1~4 疗程。

【主治】小儿遗尿。

【出处】刘来平，李金亮. 维生素 B_1、利多卡因穴位注射治疗小儿遗尿症. 中国民间疗法，2010，18（5）：19.

·········· 方 2 ··········

【药物组成】维生素 B_{12} 注射液。

【取穴】中极、三阴交、太溪。

【用法】每次用维生素 B_{12} 注射液 0.05mg（1ml）两支，中极、三阴交、太溪注射，每个穴位 0.6ml，隔日 1 次，连续治疗 5 次。

【主治】小儿遗尿。

【出处】程坤. 维生素 B_{12} 穴位注射治疗小儿遗尿. 光明中医，2008，23（10）：1552.

·········· 方3 ··········

【药物组成】维生素 B_1 注射液。

【取穴】肾气不足型：双侧肾俞、关元；肺脾气虚型：双侧肾俞、双阴陵泉；下焦湿热：双侧肾俞、双侧三阴交。

【用法】维生素 B_1 注射液 2ml（100mg），取穴，局部用碘酒常规消毒，给予穴位注射，一般每穴 0.5ml，较小儿量酌减，1 周 1 次，5 次 1 个疗程。

【主治】小儿遗尿。

【出处】孟庆萍. 穴位注射维生素 B_1 针治疗小儿神经性尿频 80 例. 光明中医，2009，24（9）：1740-1741.

·········· 方4 ··········

【药物组成】人胎盘组织液。

【取穴】双侧肾俞、双侧膀胱俞、双侧三阴交。

【用法】取 2ml 人胎盘组织液注射液每穴 1ml。每次选用 2 个穴位，选用的穴位交替使用。1 天 1 次，10 次为 1 个疗程。

【主治】小儿遗尿。

【出处】凌钦亮，陈秀玲. 穴位注射人胎盘组织液治疗小儿遗尿 30 例临床观察. 甘肃中医学院学报，2011，28（3）：54-56.

·········· 方5 ··········

【药物组成】维丁胶性钙注射液，维生素 B_1 注射液，维生素 B_{12} 注射液。

【取穴】关元穴、双侧阴陵泉、双侧三阴交。

【用法】维丁胶性钙 1ml 加维生素 B_1 注射液 2ml（100mg）加维生素 B_{12} 注射液 1ml（0.1mg）。每穴约注入 0.5~0.8ml 药液，

1天1次，7天为1个疗程。

【主治】小儿遗尿。

【出处】邹仕兵，冯江山．穴位注射药物治疗小儿遗尿症40例临床观察．实用医技杂志，2006，13（14）：2494．

········· 方6 ·········

【药物组成】喘可治注射液。

【取穴】关元、中极、足三里、肾俞、足三里、三阴交。

【用法】喘可治注射液1ml，每穴注射0.2ml，隔天1次，治疗3次为1个疗程。

【主治】肾气不足型小儿遗尿。

【出处】邢彦伟，王永梅．喘可治注射液穴位注射治疗小儿遗尿28例疗效观察．新中医，2015，（03）：218-219．

········· 方7 ·········

【药物组成】654-2注射液。

【取穴】双侧三阴交、关元。

【用法】654-2注射液按每1mg/kg·次（最大不超过15mg），用灭菌水3ml配液，每穴位1ml。1天1次，疗程2~3周。

【主治】小儿遗尿。

【出处】朱学礼，陆俊学，柳长青．穴位注射654-2治疗小儿遗尿的疗效观察．宁夏医学杂志，2003，（06）：372．

四、注意事项

水针疗法治疗小儿遗尿疗效较满意。督促患儿养成良好的排尿习惯，晚上限制进水量，睡前排空小便，夜间定时叫醒患儿排尿。勿使患儿过度疲劳，解除患儿心理负担，使其树立信心，避免产生恐惧、紧张和自卑感。

五、医案分析

马某，女，7岁，回族，2003年6月27日就诊。主诉：患儿遗尿1个月，每晚1~2次，遗尿后不醒。检查：发育正常，智商良好，小便化验正常。针刺取穴：百会、关元、中极、三阴交。采用平补平泻手法。取双侧三阴交常规消毒，用5ml一次性注射器吸取2%利多卡因4ml，进针得气后，回抽无血时，缓慢注入2ml。治疗3次而愈，至今未复发。[赵爱良．针刺配合水针治疗遗尿65例体会．甘肃中医，2007，20（11）.]

第七节　小儿脑瘫

小儿脑瘫是指脑损伤所致的非进行性中枢性运动功能障碍，属于中医学五迟、五软、五硬、痿证的范畴。主要表现为中枢性运动障碍、肌张力异常、姿势及反射异常。并可同时伴有癫痫，智力低下，语言障碍，视觉及听觉障碍等。

一、病因病机

病因：先天不足、肝肾亏损或后天失养、气血虚弱。

病机：主五脏不足，气血虚弱，精髓不充，导致生长发育障碍。

病位：肝、心、脾、肾。

病性：通常为虚证。

二、辨证论治

表 13-7　小儿脑瘫证型

证型		肝肾不足	心脾两虚
症状	主症	肢体运动功能障碍	
	兼症	筋骨萎弱，发育迟缓，智力低下，坐起、站立、行走、生齿等明显迟于正常同龄小儿，头项痿软，天柱骨倒，筋脉拘急，屈伸不利，急躁易怒或多动秽语	语言迟钝，精神呆滞，智力低下，头发生长迟缓，发稀萎黄，四肢痿软，肌肉松弛，口角流涎，咀嚼吮吸无力，或见弄舌，纳食欠佳，大便多秘结
	舌脉	舌淡苔少，脉弦细无力	舌淡苔少，脉沉细
治法	治则	补肾养肝	健脾养心，补益气血
	取经	督脉、足太阳膀胱经、足少阴肾经	督脉、足太阳膀胱经、足太阴脾经

三、穴位注射疗法

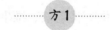
方 1

【药物组成】二丁酰环磷酰苷钙，维生素 B_{12}，生理盐水。

【取穴】腰部取穴：腰部夹脊穴、肝俞、脾俞、肾俞、膀胱俞；下肢取穴：髀关、伏兔、足三里、三阴交、梁丘、血海、阳陵泉、绝骨、委中。

【用法】以上穴位均给药 0.5ml，隔天注射 1 次，10 次为 1 个疗程。

【主治】小儿脑瘫。

【出处】王志如．局部穴位注射治疗小儿脑瘫肌力低下 56 例．湖南中医杂志，2008，24（6）：65-66．

方 2

【药物组成】单唾液酸四己糖神经节苷脂钠注射液。

【取穴】第1组：双侧完骨、筋缩、肾俞；第2组：左侧曲池、右侧外关，左侧足三里，右侧阳陵泉；第3组：双侧风池、肝俞、大肠俞；第4组：右侧曲池、左侧外关、右侧足三里、左侧阳陵泉；第5组：双侧肩髃、丰隆、解溪；第6组：双侧肾俞、脑清、合谷。

【用法】每次注射时以上腧穴交替使用，头部穴位与四肢穴位宜配合使用，一般每次选用4~6个穴位，以1ml注射器抽取神经节苷脂稀释液，头部每穴注射0.25~0.3ml，上肢每穴1ml，下肢每穴1ml，隔日1次，10次为个疗程。

【主治】小儿脑瘫。

【出处】杨杰，张燕君．神经节苷脂穴位注射对小儿脑瘫综合能力恢复的对照研究．中医儿科杂志，2012，8（5）：51-54．

········· 方3 ·········

【药物组成】维生素 B_1 注射液、维生素 B_{12} 注射液、654–2注射液。

【取穴】哑门、风池、百会透四神通、神庭，并选择相关的阿是穴；上肢瘫选合谷、曲池、外关，肩髃等；下肢瘫选足三里、伏兔、阳陵泉、悬钟、解溪等，较重者加大椎、命门及两侧的夹脊穴。

【用法】头面部及夹脊穴，每次每穴注入0.2ml；颈部及四肢穴，每次每穴注入0.5ml。

【主治】小儿脑瘫。

【出处】李俊才．穴位药物注射治疗小儿痉挛型脑瘫临床应用．中国现代医生，2008，46（3）：85-86．

方 4

【药物组成】仅有肢体运动障碍者：甲钴胺注射液或维生素 B_{12} 注射液，伴智力障碍者、语言障碍者：加用脑苷激肽注射液或脑蛋白水解物注射液；伴平衡感觉障碍者：加用脑蛋白水解物。

【取穴】肢体运动障碍者，上肢取肩髃、臂臑、曲池、手三里、外关、合谷；下肢选髀关、伏兔、血海、梁丘、足三里、丰隆、绝骨、阴陵泉、三阴交。每天选两穴、交替使用。伴智力障碍者、取头部穴位百会、神庭、四神聪、本神。每天选四穴，交替使用。伴语言障碍者，取头部穴位语言区，每天选四穴，交替使用。伴平衡感觉障碍者，取头部穴位平衡区。

【用法】将药物注入穴位，每穴 0.5ml，1 天 1 次，20 天为1 个疗程。

【主治】小儿脑瘫。

【出处】安美平，黄艳，马学军. 穴位注射疗法治疗小儿脑瘫疗效观察. 山东医药，2006，46（31）：14.

方 5

【药物组成】神经生长因子注射液，麝香注射液，丹参注射液，维生素 B_1 注射液，维生素 B_{12} 注射液。

【取穴】主穴：1 组：哑门、肾俞；2 组：风池、足三里；3组：大椎、内关。每次轮流选择 1 组穴位。双腿内收、内旋交叉，取后血海、解剪；尖足可加解溪，脑清（经外奇穴）；双肘屈曲选曲泽、尺泽、曲池等；智力低下加神门、通里；伴流涎、语言不利加廉泉（外金津、玉液）；行为异常、孤僻、刻板等可辨证取心俞、脾俞、肝俞、太冲、四关等穴。

【用法】头颈部穴位选用麝香注射液及神经生长因子等，每穴注入 1~2ml；四肢躯干穴位选用丹参注射液及维生素 B_1、维生素 B_{12} 等，每穴注入 0.5~1.0ml，每次取 3~6 穴，可配合体针、头针，隔天注射 1 次，10 次为 1 个小疗程，30 次为 1 个大疗程。

【主治】小儿脑瘫。

【出处】谭晓如．穴位注射治疗小儿脑病的临床应用．中医儿科杂志，2007，3（1）：39-41．

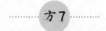

【药物组成】丹参注射液，维生素 B_{12} 注射液。

【取穴】双侧夹脊穴（腰段），肾俞。

【用法】丹参注射液、维生素 B_{12} 注射液各2ml（共4ml）配成溶液，每穴注入 0.5ml 药液，隔日 1 次，15 次为 1 个疗程。

【主治】小儿脑瘫。

【出处】师晓敏，张正兰．穴位注射治疗小儿脑瘫腰肌无力55 例．中国实用神经疾病杂志，2008，11（2）：144-145．

方7

【药物组成】脑蛋白水解物注射液，神经节苷脂注射液，神经生长因子注射液，醒脑静，胞二磷胆碱注射液。

【取穴】哑门、风池、大椎。

【用法】头部穴位采用脑蛋白水解物注射液加神经节苷脂注射液或神经生长因子注射液，每穴注入 1~2ml，四肢躯干穴位选用醒脑静或胞二磷胆碱注射液，每穴注入 0.5~1ml。隔天治疗1 次，1 周 3 次，10 次为 1 个疗程。

【主治】小儿脑瘫。

【**出处**】施炳培，李惠，卜怀娣，等．穴位注射治疗小儿脑性瘫痪精细运动功能障碍 57 例疗效观察．中国康复理论与实践，2006，12（2）：105~106．

四、注意事项

水针疗法对本病有一定的疗效，尤其对于 3 岁以下小儿，病程短者，疗效较好。治疗期间配合进行教育和功能训练，包括肢体活动、语言和智能训练，促进智能发展，预防肌肉萎缩。

五、医案分析

肖某，男，4 个月，G1P1 孕 35 周早产儿，母孕期反复上呼吸道感染。患儿出生时无窒息，4 个月时发现患儿不能抬头，四肢肌张力高，双眼无光感，无瞬目反射，看不到东西，不能逗笑，表情呆滞。头颅 CT 示脑萎缩，脑室扩大。确诊脑性瘫痪合并皮质盲，给予脑活素穴位注射，口服脑通。用药 9 个疗程，患儿视力逐渐恢复，肢体功能改善，坚持治疗两年半，视力恢复到 0.7，3 岁时能行走，智能达同龄儿水平。停药后坚持康复治疗，现已读小学四年级，成绩一般。[梁晓明，穴位注射脑活素治疗小儿脑性瘫痪临床观察．蚌埠医学院学报，2004，29（4）.]

第十四章　五官科疾病

第一节　目赤肿痛

目赤肿痛是以目赤而痛、羞明多泪为主症的急性常见眼科病症，又称"天行赤眼"，多发于春夏季，具有传染性和流行性。西医学的急性结膜炎、流行性角结膜炎、假膜性结膜炎等均属本病范畴。临床主要表现为目赤肿痛、畏光流泪和目涩眵多，可伴有头痛、发热、便秘等症状。

一、病因病机

病因：外感风热、肝胆火盛。

病机：外感风热：经脉闭塞，血壅气滞交攻于目。

肝胆火盛：火郁不宣，循经上扰，气血壅滞于目，使目睛肿痛。

病位：目，与肝、胆关系密切。

病性：初发多属实证，病久常见虚证，亦有虚实夹杂者。

二、辨证论治

目赤肿痛相当于西医学的急性结膜炎、假膜性结膜炎和流行性角结膜炎等。西医学认为由细菌或病毒感染，或过敏而成。

表 14-1 目赤肿痛证型

证型		实证		虚证
		风热外袭	热毒炽盛	阴虚火旺
症状	主症	白睛红赤，沙涩灼热，怕光流泪，分泌物多且清稀	白睛红赤，胞睑肿胀，怕光刺痛，热泪如汤，分泌物多且胶结重者白睛点状或片状溢血，黑睛生星翳	目锈磨痛，干燥瘙痒，怕光流泪
	兼症	发热，头痛，喷嚏，流涕，咽痒，咽痛	头痛心烦，口渴喜饮，小便黄大便干结	口干鼻燥，咽喉干痛，或舌鼻生疮
	舌脉	舌红、苔薄白或薄黄，脉浮数	舌红、苔黄，脉数	舌质红赤或绛，舌苔薄白，脉弦细数
治疗	治则	疏风解表清热	清热凉血解毒	滋阴清热
	取经	足太阳膀胱经，手阳明大肠经	督脉，足太阳膀胱经，足厥阴肝经	足太阳膀胱经，足少阴肾经

三、穴位注射疗法

（一）风热外袭

········· 方1 ·········

【药物组成】维生素 B_1 注射液 100mg，维生素 B_{12} 注射液 500μg。

【取穴】合谷、攒竹、瞳子髎。

【用法】每穴注射 0.3~0.5ml，1 天 1 次，5 次为 1 个疗程。

【主治】风热外袭型目赤肿痛。

【出处】艾坤主编.《水针疗法》. 中国医药科技出版社，2012.

········· 方2 ·········

【药物组成】银黄注射液 3ml。

【取穴】太阳、风池、合谷、攒竹。

【用法】每穴注射 0.3~0.5ml，1 天 1 次，5 次为 1 个疗程。

【主治】风热外袭型目赤肿痛。

【出处】艾坤主编.《水针疗法》. 中国医药科技出版社，2012.

（二）热毒炽盛

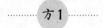
方1

【药物组成】板蓝根注射液 3ml。

【取穴】曲池、大椎、合谷、攒竹。

【用法】每穴注射 0.3~0.5ml，1 天 1 次，5 次为 1 个疗程。

【主治】热毒炽盛型目赤肿痛。

【出处】艾坤主编.《水针疗法》. 中国医药科技出版社，2012.

（三）阴虚火旺

方1

【药物组成】清开灵注射液或 0.25%~0.5% 盐酸普鲁卡因 3ml。

【取穴】曲池、大椎、合谷、攒竹。

【用法】每穴注射 0.3~0.5ml，1 天 1 次，5 次为 1 个疗程。

【主治】阴虚火旺型目赤肿痛。

【出处】艾坤主编.《水针疗法》. 中国医药科技出版社，2012.

四、注意事项

穴位注射疗法治疗目赤肿痛疗效满意。本病为急性传染病，注意隔离。注意眼部卫生，不要用手揉搓眼，保证睡眠充足，避免用眼过度。发病期间忌食辛辣刺激、海鲜等发物。

第二节　麦粒肿

麦粒肿又名"针眼""土疳",相当于西医学的外睑腺炎。多发于一只眼睛,且有惯发性,以青少年为多发人群。临床表现为胞睑边缘生小硬结,红肿疼痛,形似麦粒。

一、病因病机

病因:风热外袭、热毒炽盛、脾虚湿热。

病机:风热之邪客于胞睑,或脾虚湿热,上攻于目。

病位:目,与肝、脾关系密切。

病性:多属实证,亦有虚实夹杂者。

二、辨证论治

表 14-2　麦粒肿证型

证型		实证		虚证
		风热外袭	热毒炽盛	脾虚湿热
症状	主症	针眼初起,痒痛微作,局部硬结微红肿,触痛明显	胞睑红肿,硬结较大,灼热疼痛,有黄白色脓点,白睛壅肿	眼睑微红肿,硬结固定,疼痛不甚剧烈,常反复发作,多见于儿童
	兼症	恶寒,发热,头痛,咳嗽	心烦,口渴喜饮,小便短赤,大便干结	面色少华,气短懒言,偏食,腹胀便结
	舌脉	舌苔薄黄,脉浮数	舌红、苔黄或腻,脉数	舌红、苔薄黄,脉细数
治疗	治则	疏风清热、消肿止痛	清热凉血解毒	健脾利湿
	取经	足太阳膀胱经,足厥阴肝经,手、足阳明经	督脉,足太阳膀胱经,足厥阴肝经,手、足阳明经	足太阳膀胱经,足太阴脾经

麦粒肿又称"针眼"、"睑腺炎"，是睫毛毛囊附近的皮脂腺或睑板腺的急性化脓性炎症。眼睑有两种腺体，在睫毛根部的叫皮脂腺，其开口于毛囊；另一种靠近结合膜面埋在睑板里的叫睑板腺，开口于睑缘。麦粒肿就是这两种腺体的急性化脓性炎症。引起麦粒肿的细菌多为金黄色葡萄球菌，麦粒肿分为内麦粒肿和外麦粒肿两型。

三、穴位注射疗法

（一）风热外袭

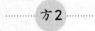

方1

【药物组成】维生素 B_1 注射液、维生素 B_{12} 注射液 3ml。

【取穴】攒竹、瞳子髎、四白、风池、太阳、合谷。

【用法】每穴注射 0.3~0.5ml，1 天 1 次或隔日 1 次，5 次为 1 个疗程。

【主治】风热外袭型麦粒肿。

【出处】艾坤主编.《水针疗法》. 中国医药科技出版社，2012.

方2

【药物组成】柴胡注射液 3ml。

【取穴】攒竹、瞳子髎、四白、风池、太阳、合谷。

【用法】每穴注射 0.3~0.5ml，1 天 1 次或隔日 1 次，5 次为 1 个疗程。

【主治】风热外袭型麦粒肿。

【出处】艾坤主编.《水针疗法》. 中国医药科技出版社，2012.

（二）热毒炽盛

方 1

【药物组成】银黄注射液 3ml。

【取穴】攒竹、瞳子髎、四白、曲池、大椎。

【用法】每穴注射 0.3~0.5ml，1 天 1 次或隔日 1 次，5 次为 1 个疗程。

【主治】热毒炽盛型麦粒肿。

【出处】艾坤主编.《水针疗法》. 中国医药科技出版社，2012.

（三）脾虚湿热

方 1

【药物组成】清开灵注射液 3ml。

【取穴】攒竹、瞳子髎、四白、曲池、大椎。

【用法】每穴注射 0.3~0.5ml，1 天 1 次或隔日 1 次，5 次为 1 个疗程。

【主治】脾虚湿热型麦粒肿。

【出处】艾坤主编.《水针疗法》. 中国医药科技出版社，2012.

方 2

【药物组成】庆大霉素注射液 3ml。

【取穴】攒竹、瞳子髎、四白、曲池、大椎。

【用法】每穴注射 0.3~0.5ml，1 天 1 次或隔日 1 次，5 次为 1 个疗程。

【主治】脾虚湿热型麦粒肿。

【出处】艾坤主编.《水针疗法》.中国医药科技出版社，2012.

四、注意事项

穴位注射疗法治疗本病早期疗效确切，对已成脓，须外科切开排脓。患部切忌挤压，以免炎症扩散。注意眼部卫生，不要用手揉搓眼。多吃水果蔬菜，忌食辛辣刺激或肥甘厚味食物。

五、医案分析

刘某，女，36岁，主诉右眼疼痛且红肿1天，诊断为右眼麦粒肿，曾用抗生素眼药水和眼膏无效，来门诊给予维生素 B_{12} 针剂1次，次日复诊，局部症状基本消失。[江华.耳穴穴位注射治疗麦粒肿.井冈山医专学报，2004，11（5）.]

崔某，男，5岁，双眼睑红肿硬结，拒按2天，用氯霉素滴眼液及局部热敷症状未见好转，诊断双眼麦粒肿，给予耳穴注射治疗1次，症状减轻，局部红肿基本消退。次日再注射1次，第3天症状消失，红肿消退。[江华.耳穴穴位注射治疗麦粒肿.井冈山医专学报，2004.11（5）.]

第三节　眼睑下垂

眼睑下垂古称"雎目"，又名"上胞下垂"，重者称"睑废"。是上睑抬举无力、不能抬起，以致睑裂变窄，甚至遮盖部分甚至全部瞳仁，影响视力的一种眼病。常见于西医学的重症肌无力眼肌型、眼外伤、动眼神经麻痹等疾病中。眼睑下垂可分为：完全性及部分性、单眼性或双眼性、先天性与后天性、真性与假性等不同类型。

一、病因病机

病因：先天禀赋不足、风邪客于胞睑、脾虚气弱。

病机：肝肾不足：先天禀赋不足，肝肾两虚。

风邪袭络：风邪客于胞睑，阻滞经络，气血不和。

脾虚气弱：脾虚气弱，中气不足，筋肉失养，以致胞睑松弛无力而下垂。

病位：目，与肝肾脾有关。

病性：虚实夹杂。

二、辨证论证

表 14-3 眼睑下垂证型

证型		肝肾不足	风邪袭络	脾虚气弱
症状	主症	自幼上睑下垂，不能抬举，眼无力睁开，眉毛高耸，额纹加深	上睑下垂，起病突然，重者目珠转动不灵，或外斜，后视一为二	起病缓慢，上睑抬举无力，朝轻暮重，休息后减轻，劳累后加重
	兼症	小儿伴有五迟、五软	眉额酸胀或其他肌肉麻痹症状	面色少华、眩晕、食欲不振、肢体乏力甚至吞咽困难等症
	舌脉	舌淡、苔白，脉弱	舌红、苔薄，脉弦	舌淡、苔薄，脉弱
治疗	治则	补益肝肾、益气养血	疏风通络、调和气血	健运脾胃、补气养血
	取经	手足少阳经、足太阳膀胱经、足太阴脾经、足少阴肾经	手足少阳经、足太阳膀胱经、足太阴脾经、手阳明大肠经	手足少阳经、足太阳膀胱经、足太阴脾经、足阳明胃经、督脉

西医学中，眼睑下垂可分为：完全性及部分性、单眼性或双眼性、先天性与后天性、真性与假性等不同类型。如自幼发生此症，长期遮住瞳孔，容易成废用性弱视。眼睑下垂是许多

疾病的早期症状，若对此症状掉以轻心，任其发展，不仅影响人面部的美观，有的病还会使人致残，甚至死亡。

三、穴位注射疗法

（一）肝肾不足

⋯⋯⋯ 方1 ⋯⋯⋯

【药物组成】维生素 B_1 注射液 10ml。

【取穴】阳白透鱼腰、攒竹、睛明、丝竹空。

【用法】每穴位注药 0.5~1ml，1 天 1 次，10 次 1 个疗程。

【主治】肝肾不足型眼睑下垂。

【出处】周曼奕，周道仁．针灸加穴位注射治疗眼肌型重症肌无力疗效观察．中国民间疗法，2014，（03）：29.

（二）风邪袭络

⋯⋯⋯ 方1 ⋯⋯⋯

【药物组成】维生素 B_1 注射液 10ml，地塞米松 2~5g。

【取穴】阳白透鱼腰、攒竹、睛明、丝竹空。

【用法】每穴位注药 0.5~1ml，1 天 1 次，10 次 1 个疗程。

【主治】肝肾不足型眼睑下垂。

【出处】周曼奕，周道仁．针灸加穴位注射治疗眼肌型重症肌无力疗效观察．中国民间疗法，2014，（03）：29.

（三）脾虚气弱

⋯⋯⋯ 方1 ⋯⋯⋯

【药物组成】维生素 B_{12} 注射液 250~500mg。

【取穴】阳白、鱼腰、攒竹、瞳子髎、申脉、后溪、双侧足三里为主穴，百会、丝竹空、风池、三阴交等为配穴。

【用法】每穴位注药 0.5~1ml，1 天 1 次，10 次 1 个疗程。

【主治】脾虚气弱型眼睑下垂。

【出处】李延华．电针加穴位注射治疗眼睑下垂 36 例．湖北中医杂志，2010，32（2）：70．

（四）其他证型眼睑下垂

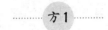

【药物组成】加兰他敏注射液，维生素 B_{12} 注射液 3ml。

【取穴】攒竹、阳白、丝竹空。

【用法】每穴位注药 0.3~0.7ml，隔日 1 次，5 次为 1 个疗程。

【主治】外伤后眼睑下垂。

【出处】李丽琼．针灸配合穴位注射治疗外伤后眼睑下垂 32 例．云南中医中药杂志，2007，28（3）：32-33．

四、注意事项

穴位注射疗法对本病有一定疗效，但需要查明原因，辨证治疗。对先天性重症患者可考虑手术治疗。

五、医案分析

患者，男，62 岁。5 天前无明显诱因出现左眼闭合无力，次日左眼睑下垂，未行任何治疗，近 2 天症状明显加重。现症见左上眼睑下垂，不能抬起，以致左眼视物困难，复视，觉眼中有异物感，伴有流泪。神疲纳呆便溏，舌淡、苔薄白，脉细弱。专科检查右眼正常，左眼活动度正常，唯上眼睑下垂，遮盖下睑缘。中医诊断为睑废（脾胃气虚，升阳无力）。治以健脾益气，升阳举陷。予以针刺配合穴位注射治疗，穴位常规消毒。患者仰卧位，取患侧攒竹、睛明、阳白、鱼腰、太阳、承泣、四白、百会；双侧外关、三阴交、申脉、照海。针刺得气，留针 30 分钟，1 天 1 次。针刺结束后，每次交替取双侧足三里、手三里穴，严格消毒后，予注射用甲钴胺 0.5mg×2 支用 2ml 注射用水稀释后穴位注射，每穴注射 1ml。隔日 1 次，每周 3 次。穴位注射部位不按揉、不热敷，让药物自然吸收。1 周为 1 个疗程。治疗期间注意休息和保暖。治疗 3 个疗程后，左上眼睑抬举完全正常，左右睑裂等宽，左眼睑开合自如，左上睑提肌功能完全恢复，复视消失。3 个月后随访未复发。[孟迪、张永臣. 针刺配合穴位注射治疗眼睑下垂验案 [J]. 实用中医药杂志, 2016, (05): 507.]

第四节　近视

近视是以看近处物清晰、视远物模糊为主要特征的一种眼病，为眼科屈光不正疾病之一。古称"能近怯远证"。清代黄庭镜《目经大成》开始称为"近视"，与今相同。多见于青少年。

一、病因病机

病因：肝肾亏虚，脾气虚弱，心阳不足。

病机：先天禀赋不足，后天发育不良，用眼不当，目络瘀阻，目失所养。

病位：目，与心、肝、肾、脾关系密切。

病性：多属虚证。

二、辨证论治

表 14-4　近视证型

证型		肝肾亏虚	脾气虚弱	心阳不足
症状	主症	视物昏暗，眼前黑花飞舞	视物模糊，双目疲劳	视力减退，瞳仁无神
	兼症	头昏耳鸣，多梦，腰膝酸软	食欲不振、腹胀腹泻、肢体乏力	神疲乏力，畏寒肢冷，心烦，失眠健忘
	舌脉	舌偏红、少苔，脉细	舌淡、苔白，脉弱	舌红、苔薄，脉弱
治法	治则	滋补肝肾、益气明目	补中益气、养血明目	温补心阳、安神明目
	取经	足厥阴肝经，足少阴肾经，足少阳胆经	足太阳膀胱经、足太阴脾经	足太阳膀胱经、手厥阴心包经、手少阴心经

西医学中，近视按动态屈光分：假性近视、真性近视、混合性近视。按病变性质分：单纯性近视、病理性近视、进行性近视。按屈光成分分：曲率性近视、屈光率性近视、轴性近视。

三、穴位注射疗法

（一）肝肾亏虚

········ 方1 ········

【药物组成】维生素 B_{12} 注射液 10ml。

【取穴】肝俞、足三里、睛明、光明、肾俞、太溪、太冲。

【用法】每穴注射 0.3~0.5ml，隔日 1 次，10 次为 1 个疗程。

【主治】肝肾亏虚型近视。

【出处】艾坤主编.《水针疗法》. 中国医药科技出版社，2012.

（二）脾气虚弱

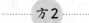

【药物组成】 眼明注射液 10ml。

【取穴】 肝俞、足三里、睛明、光明、脾俞。

【用法】 每穴注射 0.3~0.5ml，隔日 1 次，10 次为 1 个疗程。

【主治】 脾气虚弱型近视。

【出处】 艾坤主编.《水针疗法》. 中国医药科技出版社，
2012.

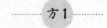

【药物组成】 复方参归注射液 10ml。

【取穴】 光明、足三里、合谷、四白、攒竹、鱼腰。

【用法】 每穴注射 0.5~1.0ml，隔日 1 次，10 次为 1 个疗程。

【主治】 脾气虚弱型近视。

【出处】 盛明山，刘希平，朱复南，卞素云，周菊华，烽临
江，徐志娟，吴曙军. 药物穴位注射治疗中小学生近视. 中国
中医眼科杂志，1994，（01）: 31-33.

（三）心阳不足

【药物组成】 眼明注射液 10ml。

【取穴】 肝俞、足三里、睛明、光明、心俞、神门。

【用法】 每穴注射 0.3~0.5ml，隔日 1 次，10 次为 1 个疗程。

【主治】 心阳不足型近视。

【出处】 艾坤主编.《水针疗法》. 中国医药科技出版社，
2012.

四、注意事项

穴位注射疗法对提高视力有一定的疗效,尤其对于轻、中度近视和假性近视疗效较好。避免长时间近距离看书、电视等,避免用眼过度,坚持做眼保健操。注意眼部卫生,养成良好的用眼习惯。

五、医案分析

郭某,女,11 岁,小学生,视力减退 1 年未配镜,经眼科诊断为近视,无遗传因素;裸眼视力左 0.5,右 0.4;采用药物注射疗法:取穴睛明、承泣、瞳子髎、阳白、肝(耳)、眼(耳)。患者取仰卧位,清洁患眼穴位区,耳部穴位区,常规消毒,盖上洞巾,然后用 4 号针头插入穴位,待患者有酸、胀、导电等感觉后,将每个穴位缓慢注入 0.3mg 胎盘组织液。每次选眼周穴位 2 个、耳穴 1 个,1 周注射 1 次。第一次治疗 1 周后测视力左 0.9,右 0.8;第二次治疗,1 周后测视力左 1.2,右1.2;第三次治疗,1 周后测视力左 1.5,右 1.5。1 年后随访视力均为 1.6。[刘宝林,王丽萍.穴位注射、耳穴压丸治疗近视2500 例[J].针灸临床杂志,1995,(09):20.]

第五节 色盲

色盲指患者视辨颜色的功能发生障碍,临床上分为全色盲与部分色盲,以红、绿色盲较为多见。属于中医学"视物易色""视赤如白"证的范畴。

一、病因病机

病因：肝肾亏虚。

病机：先天禀赋不足，肝肾亏虚，目窍失养。

病位：目，与肝、胆、肾关系密切。

病性：多属虚证。

二、辨证论治

表 14-5　色盲证型

证型		肝肾亏虚
症状	主症	视物昏暗，目内干涩
	兼症	头昏耳鸣，腰膝遗精，月经异常
	舌脉	舌偏红、少苔，脉细
治疗	治则	滋补肝肾，调养气血
	取经	足少阳胆经，足少阴肾经

西医学中，色盲分为全色盲和部分色盲（红色盲，绿色盲，蓝黄色盲等），以先天性因素为多见。

三、穴位注射疗法

·········· 方 1 ··········

【药物组成】维生素 B_1 注射液 5ml。

【取穴】风池、翳风、太阳、肝俞、肾俞、足三里。

【用法】每穴位注药 0.3~0.5ml，隔日 1 次，10 次为 1 个疗程。

【主治】色弱。

【出处】艾坤主编.《水针疗法》. 中国医药科技出版社，2012.

.... 方 2 ....

【药物组成】维生素 B_{12} 注射液 5ml。

【取穴】风池、翳风、太阳、肝俞、肾俞、足三里。

【用法】每穴位注药 0.3~0.5ml，隔日 1 次，10 次为 1 个疗程。

【主治】色弱。

【出处】艾坤主编.《水针疗法》. 中国医药科技出版社，2012.

.... 方 3 ....

【药物组成】5% 当归注射液 5ml。

【取穴】风池、翳风、太阳、肝俞、肾俞、足三里。

【用法】每穴位注药 0.3~0.5ml，隔日 1 次，10 次为 1 个疗程。

【主治】色弱。

【出处】艾坤主编.《水针疗法》. 中国医药科技出版社，2012.

四、注意事项

本病目前无特效治疗方法，穴位注射疗法对本病有一定的效果。

第六节　视神经萎缩

视神经萎缩是指各种原因导致的视神经纤维的广泛损害，出现萎缩变性。以视功能损害和视神经乳头苍白为主要特征。

是一种严重影响视力的慢性眼底病，也是致盲率比较高的一种眼病。成为诸多内障眼病的最终结局。属于中医学"青盲""视瞻昏渺"的范畴。

一、病因病机

病因：外感六淫、七情郁结、饮食不节、劳逸失度、热病久病、头目外伤及先天禀赋不足等引起。

病机：目中玄府闭塞，致目视不明。

病位：肝、脾、肾。

病性：实证、虚证。

二、辨证论治

表 14-6 视神经萎缩证型

证型		实证		虚证
		肝气郁结	血瘀阻络	肝肾阴虚
症状	主症	目视不明，眼目无神，眼底有视神经萎缩之改变	外眼无异，视物昏朦渐至失明，头眼部多有外伤史，眼底有视神经萎缩的病变	视力渐降，甚至失明，眼底有视神经萎缩之改变
	兼症	全身可见情志不舒，头晕目胀，口苦胁痛	全身可见头痛健忘	全身可见头晕耳鸣，腰膝酸软，盗汗口干
	舌脉	舌淡苔黄，脉弦细数	舌紫暗，脉涩	舌红少苔，脉细弱
治法	治则	疏肝解郁、活血明目	活血化瘀、通窍明目	补益肝肾、开窍明目
	取经	足少阳、足厥阴经穴为主	足少阳经穴为主	足少阳、足少阴经穴为主

西医学上，视神经萎缩分为原发性和继发性两大类，原发性者一般为筛板以后的视神经、视交叉等视路损害，其萎缩过程是下行的。继发性者原发性病变在视盘、视网膜、脉络膜，其萎缩过程是上行的。

三、穴位注射疗法

（一）肝气郁结

.... 方1 ....

【药物组成】维生素 B_1 注射液、维生素 B_{12} 注射液 10ml。

【取穴】风池、睛明、翳明、光明、球后、承泣、足三里、肝俞。

【用法】每穴注射 0.3~0.5ml。1 天 1 次，5 次为 1 个疗程。

【主治】肝气郁结型视神经萎缩。

【出处】艾坤主编.《水针疗法》. 中国医药科技出版社，2012.

.... 方2 ....

【药物组成】胎盘组织液 10ml。

【取穴】风池、睛明、翳明、光明、球后、承泣、足三里、行间。

【用法】每穴注射 0.3~0.5ml。1 天 1 次，5 次为 1 个疗程。

【主治】肝气郁结型视神经萎缩。

【出处】艾坤主编.《水针疗法》. 中国医药科技出版社，2012.

（二）血瘀阻络

.... 方1 ....

【药物组成】当归注射液 10ml。

【取穴】风池、睛明、翳明、光明、球后、承泣、足三里、膈俞。

【用法】每穴注射 0.3~0.5ml。1 天 1 次，5 次为 1 个疗程。

【主治】血瘀阻络型视神经萎缩。

【出处】艾坤主编.《水针疗法》. 中国医药科技出版社，2012.

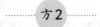

【药物组成】毛冬青注射液 10ml。

【取穴】风池、睛明、翳明、光明、球后、承泣、足三里、合谷。

【用法】每穴注射 0.3~0.5ml。1 天 1 次，5 次为 1 个疗程。

【主治】血瘀阻络型视神经萎缩。

【出处】艾坤主编.《水针疗法》. 中国医药科技出版社，2012.

（三）肝肾阴虚

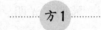

【药物组成】参芪注射液 10ml。

【取穴】风池、睛明、翳明、光明、球后、承泣、肝俞、太溪。

【用法】每穴注射 0.3~0.5ml。1 天 1 次，5 次为 1 个疗程。

【主治】肝肾阴虚型视神经萎缩。

【出处】艾坤主编.《水针疗法》. 中国医药科技出版社，2012.

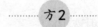

【药物组成】乙酰谷酰胺注射液 10ml。

【取穴】风池、睛明、光明、球后、承泣、肾俞、太溪。

【用法】每穴注射 0.3~0.5ml。1 天 1 次，5 次为 1 个疗程。

【主治】肝肾阴虚型视神经萎缩。

【出处】艾坤主编.《水针疗法》. 中国医药科技出版社，2012.

·········· 方 3 ··········

【药物组成】硝酸士的宁注射液 10ml。

【取穴】风池、睛明、翳明、光明、承泣、肾俞、太溪。

【用法】每穴注射 0.3~0.5ml。1 天 1 次，5 次为 1 个疗程。

【主治】肝肾阴虚型视神经萎缩。

【出处】艾坤主编.《水针疗法》. 中国医药科技出版社，2012.

·········· 方 4 ··········

【药物组成】山莨菪碱注射液 10ml。

【取穴】风池、睛明、球后、承泣、肾俞、太溪。

【用法】每穴注射 0.3~0.5ml。1 天 1 次，5 次为 1 个疗程。

【主治】肝肾阴虚型视神经萎缩。

【出处】艾坤主编.《水针疗法》. 中国医药科技出版社，2012.

·········· 方 4 ··········

【药物组成】严明注射液 10ml。

【取穴】风池、睛明、球后、承泣、肾俞、太溪。

【用法】每穴注射 0.3~0.5ml。1 天 1 次，5 次为 1 个疗程。

【主治】肝肾阴虚型视神经萎缩。

【出处】艾坤主编.《水针疗法》. 中国医药科技出版社，2012.

四、注意事项

穴位注射疗法对本病有一定的疗效，可控制病情的发展，延缓致盲。平时多吃水果蔬菜，补充维生素，避免用眼过度。避免急躁忧思，树立信心，调节情志。

五、医案分析

患者，男，15岁。求诊时间：2000年3月18日。1个月前患者因两眼视力急剧下降到成都中医药大学附属医院就诊，查双眼视力仅数指/30cm，眼科检查眼底后确诊为双眼急性视神经乳头炎，予大剂量激素冲击及中药治疗后，急性炎症消退，但视力仍不到0.1，查双侧眼底为视神经萎缩表现。嘱带药回当地治疗。患者来我科就诊。检查：双侧视神经乳头边界不清，颜色变淡，双眼视力为数指/50cm。诊断：双侧视神经萎缩。采用针刺配合穴位注射治疗。取穴：阳白（双）、攒竹（双）、承泣（双）、风池（双）、肝俞（双）、肾俞（双）。操作方法：①取坐位，穴位消毒，按常规进针深度针刺双侧阳白、攒竹、承泣、风池。进针后以提插补法为主。得气后留针30分钟，每10分钟行针1次。②取俯卧位，穴位消毒后，用5ml一次性无菌注射器抽取视明注射液4ml在双侧肝俞、肾俞常规进针0.5寸，回抽无血后各注射1ml药液。隔日1次。1个月后患者双眼视力恢复至0.2，查双侧视神经乳头颜色已趋淡红，边界仍不清。3个月后双眼视力恢复至0.6，查双侧视神经乳头颜色已正常，边界已清。随访半年视力维持在0.6~0.8。[李健. 针刺配合穴位注射治愈视神经萎缩1例. 四川中医，2002，20（12）.]

第七节　视网膜色素变性

视网膜色素变性是以视网膜光感受器和色素上皮功能进行性受损为主要特征的一组遗传性视网膜疾病。属于中医学"高风内障""高风雀目"范畴。

一、病因病机

病因：先天禀赋不足、日久肝肾两虚引起。

病机：精津气血不足或阴阳不济，脉道干枯，窍道闭阻，目失所养。

病位：肝、脾、肾。

病性：以虚证为主。

二、辨证论治

表 14-7　视网膜色素变性证型

证型		肾阳不足	肝肾阴虚	脾气虚弱
症状	主症	初起入暮或黑暗处视物不清、行动困难，至天明或光亮处视力复常日久加重，视野逐渐缩小甚至如管状，仅见眼前事物，不能看见周围空间，行动极为困难，最终可失明		
	兼症	形寒肢冷、腰膝酸软	眼内干涩不适、头晕耳鸣、失眠多梦	面色淡白、纳差食少、神疲乏力
	舌脉	舌淡，脉沉	舌红，少苔，脉细数	舌淡，苔白，脉弱
治疗	治则	补益肝肾	滋阴养血、补睛明目	健脾益气
	取经	足少阳、任脉、足太阳经穴为主	足少阳、足厥阴、足少阴经穴为主	足少阳、足太阴经穴为主

西医学中，视网膜色素变性是一种视网膜神经上皮层的原

发性遗传性疾病。X 连锁隐性遗传、常染色体隐性或显性遗传均可见到，也有散发。性连锁遗传不到 10%，但发病早，损害重；常染色体显性遗传占 20%，发病较晚，损害较轻。由于视网膜外层组织，特别是视细胞层的原发性进行性营养不良及运渐退变和消失，继之使视网膜色素上皮细胞及神经胶质增生所致。视网膜血管由于外膜增厚，变为狭厚以致发生闭塞性血管硬化。

三、穴位注射疗法

（一）肾阳不足

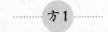

【药物组成】维生素 B_1 注射液 5ml 加维生素 B_{12} 注射液 5ml。

【取穴】风池、翳明、太阳、睛明、肾俞。

【用法】每穴位注药 0.3~0.5ml，隔日 1 次，10 次为 1 个疗程。

【主治】肾阳不足型视网膜色素变性。

【出处】艾坤主编.《水针疗法》. 中国医药科技出版社，2012.

（二）肝肾阴虚

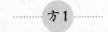

【药物组成】灵芝注射液 5ml。

【取穴】风池、翳明、太阳、睛明、肝俞、太溪。

【用法】每穴位注药 0.3~0.5ml，隔日 1 次，10 次为 1 个疗程。

【主治】肝肾阴虚型视网膜色素变性。

【出处】艾坤主编.《水针疗法》. 中国医药科技出版社，2012.

（三）脾气虚弱

········· 方1 ·········

【药物组成】川芎嗪注射液 5ml。

【取穴】风池、翳明、太阳、睛明、脾俞、三阴交。

【用法】每穴位注药 0.3~0.5ml，隔日 1 次，10 次为 1 个疗程。

【主治】脾气虚弱型视网膜色素变性。

【出处】艾坤主编.《水针疗法》. 中国医药科技出版社，2012.

········· 方2 ·········

【药物组成】黄芪注射液 5ml。

【取穴】风池、翳明、太阳、睛明、足三里、三阴交。

【用法】每穴位注药 0.3~0.5ml，隔日 1 次，10 次为 1 个疗程。

【主治】脾气虚弱型视网膜色素变性。

【出处】艾坤主编.《水针疗法》. 中国医药科技出版社，2012.

········· 方3 ·········

【药物组成】当归注射液 5ml。

【取穴】风池、太阳、睛明、足三里、三阴交。

【用法】每穴位注药 0.3~0.5ml，隔日 1 次，10 次为 1 个疗程。

【主治】脾气虚弱型视网膜色素变性。

【出处】艾坤主编.《水针疗法》. 中国医药科技出版社，2012.

·········· 方4 ··········

【**药物组成**】川芎嗪 5ml 加黄芪注射液 5ml。

【**取穴**】太阳穴。

【**用法**】每穴位注药 0.3~0.5ml，隔日 1 次，10 次为 1 个疗程。

【**主治**】脾气虚弱型视网膜色素变性。

【**出处**】孙明生．穴位注射治疗原发性视网膜色素变性 30 例观察．南京中医学院学报，1994，（05）：63．

四、注意事项

穴位注射疗法对本病有一定的疗效，本病是一种遗传病，病因病机尚不清楚。做好遗传咨询工作，尽可能防止本病的发生。

第八节　中耳炎

中耳炎有化脓性和分泌性两种。化脓性中耳炎系由化脓性致病菌侵入引起的中耳黏膜及骨膜的炎症性病变，以耳内流脓为主症。属于中医学"脓耳""聤耳"。分泌性中耳炎，亦才称"非化脓性中耳炎"，以听力减退或伴发耳鸣为主要症状，属于中医学"耳胀""耳闭"。

一、病因病机

病因：外感六淫、七情郁结、脾虚湿困、肾阴亏虚引起。

病机：肝胆火盛、邪热外侵；脾虚湿困、上犯耳窍，或肾元亏损、邪毒停聚；风邪袭表，肺失宣肃，循经上犯，邪闭耳窍；或外感风邪，传于少阳，循经入耳，闭阻清窍；正气不足，鼻、鼻咽部病变，肺系余邪未清，或急性者反复发作，致邪毒滞留，气血痰瘀阻耳窍而成。

病位：肝胆、脾、肾。

病性：实热证、虚证。

二、辨证论治

表 14-8　中耳炎证型

证型		实证			虚证	
		风热上壅	肝胆火盛	痰瘀交阻	脾虚湿滞	肾阴亏虚
症状	主症	耳痛，耳内闷胀闭塞，听力下降	耳内剧痛，如钻如刺，耳内流脓	耳内闷胀闭塞，耳鸣，听力下降且逐渐加重	耳内流脓，脓水清稀，经年不愈	耳内流脓，脓液秽臭，状如腐渣
	兼症	头痛，发热，咽干咽痛	发热，面红，烦躁易怒，口苦咽干，小便黄赤，大便秘结		四肢倦怠，面黄肌瘦，纳差食少，大便溏薄	头晕神疲，腰膝酸软
	舌脉	舌红，苔薄黄，脉浮数	舌红，苔黄厚，脉弦数或滑数	舌淡或紫，或有瘀点，脉涩或濡	舌淡，苔薄或腻，脉濡	舌红或淡，苔少或无，脉沉或细
治法	治则	清热泻火	清热泻火	化痰通瘀	健脾利湿	养阴清热
	取经	手少阳经穴为主	手少阳、足厥阴经穴为主	手少阳、足阳明经穴为主	手少阳、足太阴经穴为主	手少阳、足少阴经穴为主

三、穴位注射疗法

（一）风热上壅

.... 方1 ....

【药物组成】穿心莲注射液 3ml。

【取穴】耳门、听宫、听会、翳风、风池、合谷、曲池。

【用法】每次取穴 2~4 穴，每穴注射 0.3~0.5ml，1 天 1 次，10 次为 1 个疗程。

【主治】风热上壅型中耳炎。

【出处】艾坤主编.《水针疗法》. 中国医药科技出版社，2012.

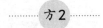

方 2

【药物组成】鱼腥草注射液 2ml。

【取穴】听宫、翳风。

【用法】每穴注射 0.5~1ml，每周每耳取两穴各注射一次，3 周为 1 个疗程。其间配用外用药 3% 双氧水洗耳，而后用 0.25% 氯霉素滴耳液、0.05% 地塞米松滴耳液滴耳，每日 2~3 次。

【主治】风热上壅型中耳炎。

【出处】黄国彪，倪宪法. 鱼腥草穴位注射联合外用药治疗慢性化脓性中耳炎. 中国中西医结合耳鼻咽喉科杂志，2006，（04）：241.

（二）肝胆火盛

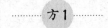

方 1

【药物组成】银黄注射液 2ml。

【取穴】耳门、听宫、听会、翳风、风池、行间、大椎。

【用法】每次选穴 2~4 个，每穴注射 0.3~0.5ml，1 天 1 次，10 次为 1 个疗程。

【主治】肝胆火盛型中耳炎。

【出处】艾坤主编.《水针疗法》. 中国医药科技出版社，2012.

（三）痰瘀交阻

.... **方1** ....

【药物组成】复方丹参注射液 3ml。

【取穴】耳门、听宫、听会、翳风、风池、膈俞、丰隆。

【用法】每次选穴 2~4 个，每穴注射 0.3~0.5ml，1 天 1 次，10 次为 1 个疗程。

【主治】痰瘀交阻型中耳炎。

【出处】艾坤主编.《水针疗法》. 中国医药科技出版社，2012.

（四）脾虚湿滞

.... **方1** ....

【药物组成】当归注射液 3ml。

【取穴】耳门、听宫、听会、翳风、风池、足三里、阴陵泉、三阴交。

【用法】每次选穴 2~4 个，每穴注射 0.3~0.5ml，1 天 1 次，10 次为 1 个疗程。

【主治】脾虚湿滞型中耳炎。

【出处】艾坤主编.《水针疗法》. 中国医药科技出版社，2012.

.... **方2** ....

【药物组成】山莨菪碱 10mg，地塞米松注射液 5mg。

【取穴】翳风。

【用法】每周 1 次。

【主治】脾虚湿滞型中耳炎。

【出处】江洁. 翳风穴位注射治疗耳部疾病经验. 上海中医药杂志, 2003, (11): 37-38.

(五) 肾阴亏虚

············ 方 1 ············

【药物组成】维生素 B_1 注射液 100mg, 维生素 B_{12} 注射液 500μg。

【取穴】耳门、听宫、听会、翳风、风池、肾俞、太溪。

【用法】每次选穴 2~4 个, 每穴注射 0.3~0.5ml, 1 天 1 次, 10 次为 1 个疗程。

【主治】肾阴亏虚型中耳炎。

【出处】艾坤主编.《水针疗法》. 中国医药科技出版社, 2012.

············ 方 2 ············

【药物组成】胞二磷胆碱 25mg, 山莨菪碱 10mg, 地塞米松注射液 5mg。

【取穴】翳风。

【用法】每周 1 次, 1 个月为 1 个疗程。

【主治】肾阴亏虚型中耳炎。

【出处】江洁. 翳风穴位注射治疗耳部疾病经验. 上海中医药杂志, 2003, (11): 37-38.

四、注意事项

水针疗法治疗中耳炎疗效满意, 尤其对于急性期效果显著。注意清除脓液, 以利于引流。注意休息, 调节饮食, 忌食辛辣刺激食物, 保持大便通畅。适当锻炼身体, 增强体质。

五、医案分析

文某，男，50岁。2天前由德国飞往上海，着陆后自觉左耳气闭不适，听力下降，重听。来诊时检查左耳鼓膜内陷，电测听检查示左耳传导性耳聋；舌淡红，脉弦。诊断为航空性中耳炎。何宗德老先生认为由耳部经气不舒，耳膜内陷所致。治拟疏通经络，开闭通窍。予以翳风穴注射山莨菪碱 10mg 加地塞米松注射液 5mg。4 小时后，患者来电告知左耳恢复正常。［江洁. 翳风穴位注射治疗耳部疾病经验［J］. 上海中医药杂志，2003，（11）：37-38.］

第九节　耳鸣、耳聋

耳鸣是自觉耳内鸣响，妨碍听觉的症状；耳聋是听力不同程度的减退，甚至完全丧失，其轻者又称为"重听"，重者则称为"耳聋"。

一、病因病机

病因：外感六淫、七情郁结、饮食不节及劳损、先天禀赋不足、肾精亏虚、脾胃虚弱引起。

病机：实多为恼怒、惊恐，肝胆风火上逆，以致少阳经气闭阻；虚为肾虚气弱，肝肾亏虚，精气不能上濡于耳而成。

病位：肝胆、肾。

病性：实热证，虚证。

二、辨证论治

表 14-9　耳鸣、耳聋证型

证型		实证			虚证	
		风邪外袭	肝胆火盛	痰火郁结	肾精亏虚	脾胃虚弱
症状	主症	开始多有感冒症状，继之卒然耳鸣、耳聋、耳闷胀	耳鸣、耳聋每于郁怒之后突发或加重，耳胀痛	耳鸣如蝉，闭塞如聋	耳聋渐至，耳鸣夜间尤甚	耳鸣、耳聋时轻时重，遇劳加重，休息则减
	兼症	头痛、发热、恶风、口干	头痛面赤、烦躁易怒、口苦咽干，大便秘结	头晕目眩，胸闷痰多	失眠，头晕，腰膝酸软	神疲乏力，食少腹胀，大便易溏
	舌脉	舌红，苔薄白或薄黄，脉浮数	舌红，苔黄厚，脉弦数	舌红，苔黄滑，脉弦滑	舌红，苔少或无，脉细弦或细弱	舌淡，苔薄白或微腻，脉细弱
治法	治则	疏风泻火	清热泻火	化痰开窍	补肾填精	健脾益气
	取经	手、足少阳经穴为主	手、足少阳、足厥阴经穴为主	手、足少阳、足阳明经穴为主	手、足少阳、足少阴经穴为主	手、足少阳、足太阴经穴为主

三、穴位注射疗法

（一）风热外袭

⋯⋯⋯ 方1 ⋯⋯⋯

【药物组成】穿心莲注射液 3ml。

【取穴】听宫、翳风、下关、支沟、风池、外关。

【用法】每次选穴 2~4 个，每穴注射 0.3~0.5ml，1 天 1 次，10 次为 1 个疗程。

【主治】风热外袭型耳鸣耳聋。

【出处】艾坤主编.《水针疗法》. 中国医药科技出版社，2012.

（二）肝胆火盛

········· 方1 ·········

【药物组成】银黄注射液 2ml。

【取穴】听宫、翳风、下关、支沟、肝俞、太冲。

【用法】每次选穴 2~4 个，每穴注射 0.3~0.5ml，1 天 1 次，10 次为 1 个疗程。

【主治】肝胆火盛型耳鸣耳聋。

【出处】艾坤主编.《水针疗法》. 中国医药科技出版社，2012.

（三）痰火郁结

········· 方1 ·········

【药物组成】复方丹参注射液 3ml。

【取穴】听宫、翳风、下关、支沟、丰隆、内庭。

【用法】每次选穴 2~4 个，每穴注射 0.3~0.5ml，1 天 1 次，10 次为 1 个疗程。

【主治】痰火郁结型耳鸣耳聋。

【出处】艾坤主编.《水针疗法》. 中国医药科技出版社，2012.

（四）肾精亏虚

········· 方1 ·········

【药物组成】参芪注射液 3ml。

【取穴】听宫、翳风、下关、支沟、肾俞、太溪。

【用法】每次选穴 2~4 个，每穴注射 0.3~0.5ml，1 天 1 次，

10次为1个疗程。

【主治】肾精亏虚型耳鸣耳聋。

【出处】艾坤主编.《水针疗法》.中国医药科技出版社，2012.

········· 方 2 ·········

【药物组成】红花注射液3ml。

【取穴】第一组取风池、完骨、中渚穴；第二组取听会、听宫、翳风穴。

【用法】上述2组穴位依次轮换取用，每穴注射1ml，隔日1次，10次为1个疗程。

【主治】肾精亏虚型耳鸣耳聋。

【出处】董春江.针刺配合穴位注射治疗肾精亏虚型耳鸣临床观察.临床医药文献电子杂志，2016，（42）：8336.

（五）脾胃虚弱

········· 方 1 ·········

【药物组成】当归注射液3ml。

【取穴】听宫、翳风、下关、支沟、脾俞、足三里。

【用法】每次选穴2~4个，每穴注射0.3~0.5ml，1天1次，10次为1个疗程。

【主治】脾胃虚弱耳鸣耳聋。

【出处】艾坤主编.《水针疗法》.中国医药科技出版社，2012.

（六）其他耳鸣耳聋

········· 方 1 ·········

【药物组成】甲钴胺注射液1mL。

【取穴】听宫、翳风。

【用法】每穴注射 0.5ml，隔日 1 次，5 次为 1 个疗程。

【主治】感音神经性耳鸣耳聋。

【出处】张秀利，刘蕊，张婷．穴位注射治疗耳鸣耳聋 70 例．新疆中医药，2013，（06）：21-22．

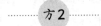

【药物组成】葛根素 200mg。

【取穴】耳门、听宫、听会、翳风。

【用法】每穴注射 50mg，1 天 1 次，20 次为 1 个疗程。

【主治】突发性耳聋。

【出处】崔淑敏，吕华，邱萍，周燕，文安惠．葛根素注射液穴位注射治疗突发性耳聋．辽宁中医杂志，2003，（01）：42-43．

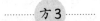

【药物组成】2% 利多卡因 0.3ml，红花注射液 1.7ml，维生素 B_{12} 1ml。

【取穴】听宫、翳风、听会。

【用法】每穴注射 1ml，隔日 1 次，10 次为 1 个疗程。

【主治】神经性耳鸣。

【出处】谭学惠，苑军正．穴位注射治疗神经性耳鸣疗效观察．山东中医杂志，2006，（12）：830-831．

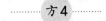

【药物组成】2% 利多卡因 3ml，维生素 B_{12} 1ml。

【取穴】听宫、翳风、听会、耳门。

【用法】每穴注射 0.5ml，隔日 1 次，5 次为 1 个疗程。

【主治】主观性耳鸣。

【出处】邹冰 . 利多卡因穴位注射治疗主观性耳鸣疗效观察 . 广西中医学院学报，2006，（01）：32-33 .

·········· 方5 ··········

【药物组成】2% 利多卡因 1ml，山莨菪碱 10mg。

【取穴】翳风、耳门。

【用法】每穴注射 1ml，3 日 1 次，3 次为 1 个疗程。

【主治】神经性耳鸣。

【出处】赵菲 . 应用山莨菪碱在耳门、翳风穴位注射治疗神经性耳鸣 . 光明中医，2010，（03）：471-473 .

四、注意事项

水针疗法对本病有一定的疗效。忌饮浓茶、咖啡。注劳逸结合，忌房劳过度，适当运动，增强体质。避免精神刺激，畅达情志。

五、医案分析

陆某，女，32 岁，干部。1993 年 5 月经五官科确诊为神经性耳鸣转该科治疗。主诉：有耳鸣病史 8 个月，两耳鸣响，声如蝉鸣、绵绵不断。每逢发作，鸣响持续，伴有头晕、失眠、多梦及记忆力减退等症状，平时性情急躁，每次发作均与情志不遂有关。舌质略红、苔薄白，脉微弦紧。听力及其他检查均在正常范围之内，经药物和高压氧舱治疗，效果不明显。此属肝气郁结，气郁化火，风火上逆，而致少阳经气闭阻。故取手少阳之中渚、翳风，足少阳之听会、侠溪，疏导少阳经气，再配肝经输穴太冲，胆经原穴丘墟，清泄肝胆之火，是取病在上，取之下和盛则泄之之意。再配合用维生素 B_{12} 0.5mg 注射液每次 1ml，取穴风池注射，隔日 1 次，10 次为 1 个疗程。1 个疗程后耳鸣及伴随症状明显减轻，又巩固治疗 5 次，症状消失，随访 1 年未见复发。[孙深，《针灸名师临床笔记丛书——肾膀胱病证卷》，中国医药科技出版社]

第十节　牙痛

牙痛是口腔疾患中最常见的症状。西医学中的龋齿、牙髓炎、牙周炎、牙槽或牙周脓肿、冠周炎及牙本质过敏等均可引起牙痛。

一、病因病机

病因：因火热所致。

病机：风火邪毒；恣酒嗜辛；肾阴不足，虚火上炎。

病位：牙痛主要与手足阳明经和肾经有关。

病性：实火、虚火。

二、辨证论治

表 14-10　牙痛证型

证型		实证		虚证
		风火外袭	胃火炽盛	虚火上炎
症状	主症	发作急骤，牙痛剧烈，牙龈红肿，喜凉恶热	牙痛剧烈，牙龈红肿甚至出血，遇热更甚	牙齿隐隐作痛，时作时止，午后或夜晚加重，日久不愈可见牙龈萎缩，甚至牙根松动
	兼症	发热，口渴，腮颊肿胀	口臭，尿赤，便秘	头晕眼花，腰膝酸软

证型		实证		虚证
		风火外袭	胃火炽盛	虚火上炎
症状	舌脉	舌红，苔薄黄，脉浮数	舌红，苔黄，脉洪数	舌质红嫩，少苔或无苔，脉细数
治法	治则	清热泻火、消肿止痛		养阴清热、降火止痛
	取经	手、足阳明经穴为主		手、足阳明、足少阴经穴为主

三、穴位注射疗法

（一）风火外袭

·········· 方1 ··········

【药物组成】复方氨林巴比妥注射液 3ml、柴胡注射液 3ml。

【取穴】颊车、下关、合谷、翳风、风池。

【用法】每次选穴 2~4 个，每穴注射 0.3~0.5ml，1 天 1 次，5 次为 1 个疗程。

【主治】风火外袭型牙痛。

【出处】艾坤主编.《水针疗法》. 中国医药科技出版社，2012.

（二）胃火炽盛

·········· 方1 ··········

【药物组成】鱼腥草注射液 3ml。

【取穴】颊车、下关、合谷、曲池、内庭。

【用法】每次选穴 2~4 个，每穴注射 0.3~0.5ml，1 天 1 次，5 次为 1 个疗程。

【主治】胃火炽盛型牙痛。

【出处】艾坤主编.《水针疗法》. 中国医药科技出版社，2012．

（三）虚火上炎

·········方1·········

【药物组成】维生素 B_1 注射液 100mg、复方氨林巴比妥注射液 3ml。

【取穴】颊车、下关、合谷、太溪、照海。

【用法】每次选穴 2~4 个，每穴注射 0.3~0.5ml，1 天 1 次，5 次为 1 个疗程。

【主治】虚火上炎型牙痛。

【出处】艾坤主编.《水针疗法》. 中国医药科技出版社，2012．

（四）其他牙痛

·········方1·········

【药物组成】清开灵注射液 2ml。

【取穴】颊车、下关、合谷。

【用法】每穴注射 1ml，1 天 1 次，5 次为 1 个疗程。

【主治】牙髓炎性牙痛。

【出处】张光斌. 清开灵注射液穴位注射治疗牙髓炎性牙痛疗效观察. 实用中医药杂志，2011，（12）：815．

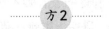

【药物组成】2% 利多卡因 1 支，维生素 B_{12} 1 支。

【取穴】颊车、合谷。

【用法】每穴注射 1ml，1 天 1 次，2 次为 1 个疗程。

【主治】顽固性牙痛。

【出处】孙美霞，李毅成. 穴位注射法治疗顽固性牙痛 52 例. 中国社区医师（综合版），2006，（09）：52.

四、注意事项

水针疗法治疗牙痛效果显著，可取立竿见影之效，但须查明病因，积极治疗原发病。注意口腔卫生，不吃辛辣刺激食物，不吃硬物，忌烟酒。

五、医案分析

患者，女，18 岁，牙痛已半个月，以夜间为重，经输液治疗不效（药物不详），因疼痛剧烈并啼哭，于夜间 0:30 时来诊，强烈要求尽快止痛。诊为急性牙髓炎，给予穴位注射，2% 利多卡因 1 支，维生素 B$_{12}$1 支，吸入 5ml 针管内备用，注射颊车、合谷两穴，每穴 1ml，5 分钟后即破涕为笑，满意而归。第 2 天又行注射 1 次，随访 1 个月未再复发。[孙美霞，李毅成. 穴位注射法治疗顽固性牙痛 52 例 [J]. 中国社区医师（综合版），2006，（09）：52.]

第十一节　咽喉肿痛

咽喉肿痛以咽喉红肿疼痛、吞咽不适为特征。属于中医学喉痹、急喉风、慢喉风、乳蛾、喉蛾的范畴。

一、病因病机

病因：多由风热、肺、胃郁热和肾阴不足引起。

病机：火热上炎，蕴结或灼于咽喉，脉络阻滞。

病位：肺、胃、肾。

病性：虚火、实火。

二、辨证论治

表 14-11　咽喉肿痛证型

证型		实证		虚证
		风热壅肺	胃火痰热	阴虚火旺
症状	主症	咽部红肿疼痛，干燥灼热	咽部红肿，灼热疼痛，咽喉有堵塞感	咽部微肿、疼痛，喉间有异物感，咽干喉燥声音嘶哑
	兼症	发热，汗出，头痛，咳嗽有痰，小便黄	高热，口渴喜饮，头痛，痰黄黏稠，大便秘结，小便短赤	不欲饮水，手足心热，午夜尤甚
	舌脉	舌质红，苔薄白或微黄，脉浮数	舌红，苔黄，脉数有力	舌红，少苔，脉细数
治法	治则	清热泻火、消肿止痛		育阴潜阳、降火止痛
	取经	手太阴、手太阳、手阳明经穴为主	手太阴、手、足阳明经穴为主	手太阴、手阳明、足少阴经穴为主

三、穴位注射疗法

（一）风热壅肺

···· 方1 ····

【药物组成】板蓝根注射液 3ml、柴胡注射液 3ml。

【取穴】合谷、曲池、孔最、外关、大椎。

【用法】每次选穴 2~4 个，每穴注射 0.5~1ml，1 天 1 次，

5 次为 1 个疗程。

【主治】风热壅肺型咽喉肿痛。

【出处】艾坤主编.《水针疗法》. 中国医药科技出版社，2012.

（二）胃火痰热

方 1

【药物组成】银黄注射液 3ml，鱼腥草注射液 3ml。

【取穴】合谷、曲池、孔最、内庭。

【用法】每次选穴 2~4 个，每穴注射 0.5~1ml，1 天 1 次，5 次为 1 个疗程。

【主治】胃火痰热型咽喉肿痛。

【出处】艾坤主编.《水针疗法》. 中国医药科技出版社，2012.

（三）阴虚火旺

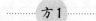

方 1

【药物组成】维生素 B_1 注射液 100mg，维生素 B_{12} 注射液 500μg。

【取穴】合谷、曲池、孔最、太溪、三阴交。

【用法】每次选穴 2~4 个，每穴注射 0.5~1ml，1 天 1 次，5 次为 1 个疗程。

【主治】阴虚火旺型咽喉肿痛。

【出处】艾坤主编.《水针疗法》. 中国医药科技出版社，2012.

（四）其他咽喉肿痛

·········· 方1 ··········

【药物组成】鱼腥草注射液 10ml。

【取穴】合谷、尺泽。

【用法】每穴注射 1~2ml，1 天 1 次，3 次为 1 个疗程。

【主治】急性扁桃体炎。

【出处】赵亚平，方金成. 穴位注射治疗急性扁桃体炎 63 例. 新中医，2007，（12）：62.

·········· 方2 ··········

【药物组成】2% 利多卡因 1ml，林可霉素注射液 0.9g，曲安奈德注射液 25mg。

【取穴】双侧扁桃体穴。

【用法】每穴注射 1ml，1 天 1 次，3 次为 1 个疗程。

【主治】急性扁桃体炎。

【出处】王浩. 穴位注射治疗急性扁桃体炎 32 例. 中医外治杂志，2010，（03）：60.

·········· 方3 ··········

【药物组成】庆大霉素或盐酸林可霉素配胎盘注射液，小量地塞米松。

【取穴】天突、缺盆、廉泉。

【用法】1 天 1 次，5 次为 1 个疗程。

【主治】急性扁桃体炎。

【出处】杨天著. 穴位注射治疗急慢性咽喉炎 20 例临床观察. 针灸临床杂志，1998，（07）：47-48.

四、注意事项

水针疗法治疗咽喉肿痛效果较好。注意减少发音，禁食辛辣刺激食物，忌烟酒刺激。避风寒，防止感冒。积极锻炼身体，增强体质，提高机体抗病能力。

五、医案分析

李某，男，35岁，2009年5月19日初诊。患者平素感冒、受凉后即易发咽喉肿痛，静滴青霉素、氧氟沙星等药物可愈，但多次应用后疗效逐渐降低。近3天又感咽喉疼痛剧烈，难以吞咽。查体：扁桃体双侧红肿，B度肿大。在双侧扁桃体穴进行穴位注射，每穴缓慢注入2%利多卡因1ml及林可霉素注射液0.9g和曲安奈德注射液25mg的混合液共约2.5ml。次日咽喉疼痛明显减轻，饮食无碍，2天后诸症消失。[杨天著. 穴位注射治疗急慢性咽喉炎20例临床观察［J］. 针灸临床杂志，1998，（07）：47-48.]

第十二节   梅核气

梅核气又叫"梅核膈"，多由七情郁结，外感邪毒，咽喉部气血瘀滞，痰涎凝塞不通而致，是临床中反复发作、经久不愈的疑难顽症，西医学属慢性咽炎范畴，以妇女发病较多。

一、病因病机

病因：情志所伤，肝气郁滞或心脾气虚。

病机：气机不畅，痰气受阻，循经上聚于咽喉而成。

病位：咽喉。

病性：虚火、实火。

二、辨证论治

表 14–12　梅核气证型

证型		实证		虚证
		痰气郁阻	气滞血瘀	阴虚火旺
症状	主症	症见咽中有异物感，吐之不出，食之不下或有虫行感，时有痰涎滞咽	咽中如物堵塞，吐咽不下，时有滞涩感或疼痛	咽部干痒，咽干口渴喜冷饮，咽中有堵塞感
	兼症	胃脘胀闷、隐痛、呕吐	咽干，胸胁疼痛，胃脘隐痛	手足心热，面色潮红，可有头晕、耳鸣、口苦，小便黄
	舌脉	舌苔白或稍腻，脉细滑或弦滑	舌质淡或暗，舌苔白或黄，脉弦细或弦涩	舌质红无苔或少苔，脉细弱或细数
治法	治则	理气化痰，降逆和胃	理气化痰，开郁顺气	滋阴降火，理气降逆
	取经	足太阴、手太阳、手阳明经穴为主	手太阴、手、足阳明经穴为主	手太阴、手阳明、足少阴经穴为主

三、穴位注射疗法

·········· 方1 ··········

【药物组成】气管炎菌苗注射液 1ml。

【取穴】①上廉泉、孔最②天突、丰隆。

【用法】上廉泉、天突各注 0.4ml；孔最、丰隆各注入 0.6ml，2 组穴位交替使用，每周 1 次，4 次为 1 个疗程。

【主治】梅核气。

【出处】王天生，吕兰萍. 穴位注射气管炎菌苗治疗梅核气 20 例. 中国针灸，2006，（11）：768.

·········· 方2 ··········

【药物组成】维生素 B_{12} 注射液 1ml，2% 利多卡因 1ml。

【取穴】天突。

【用法】每周 1 次，4 次为 1 个疗程。

【主治】梅核气。

【出处】杨金林.天突穴药物注射治疗梅核气.浙江中西医结合杂志，2001，（07）：65.

········· 方 3 ·········

【药物组成】维生素 B_{12} 注射液 1ml。

【取穴】咽后壁黏膜下。

【用法】3 日 1 次，3 次为 1 个疗程。

【主治】梅核气。

【出处】田霜.逍遥散配合咽部注射维生素 B_{12} 治疗梅核气 32 例.实用中医药杂志，2013，（06）：450-451.

四、注意事项

水针疗法治疗梅核气效果较好。禁食辛辣刺激食物，忌烟酒刺激。避风寒，防止感冒。积极锻炼身体，增强体质，提高机体抗病能力。

五、医案分析

陈某，女，25 岁，1977 年 8 月 20 日初诊。近 8 个月来，咽部如物梗阻，吞之不下，吐之不出。严重时觉阻物块大如杏，但语音清澈，进食无影响，工作繁忙时症状消失，安静时思及其病，随即有阻塞感。五官科检查无异常发现。曾服中药疏肝理气、化痰散结之剂无效。采用柴胡针天突穴位注射，每次 1 支，隔日 1 次，5 次后诸症消失。2 个月后随访未复发。[卢锡华.柴胡针穴注治疗梅核气 [J].浙江中医学院学报，1987，（06）：52.]

第十三节　鼻炎

鼻炎是指鼻腔黏膜的炎性病变，分为急性、慢性和过敏性几种。急性鼻炎是鼻腔黏膜的急性感染性炎症，慢性鼻炎包括单纯性鼻炎、肥厚性鼻炎和萎缩性鼻炎，为鼻黏膜和黏膜下的慢性炎性疾病，可由急性鼻炎日久不愈迁延而来，或由灰尘或化学物质长期刺激而致。过敏性鼻炎又名"变态反应性鼻炎"，是由多种特异性致敏原引起的鼻黏膜变态反应性疾病。

一、病因病机

病因：外因感受风寒、风热之邪，内因脏腑功能失调。

病机：风寒或风热之邪入侵，上犯鼻窍，宣降失常，清窍不利。

病位：主要与肺、胃、肝、胆、脾等脏腑邪实或虚损有关。

病性：实证，虚实夹杂。

二、辨证论治

表 14-13

证型		实证		虚证
		风邪外袭	气滞血瘀	气虚邪滞
症状	主症	外感风寒者，鼻塞较重，喷嚏频作，涕多而清稀，鼻音重浊；外感风热者，鼻塞而干，时轻时重，或鼻痒气热，涕少黄稠	持续性鼻塞，涕多而黏色白或黄稠，嗅觉不敏，声音不畅	鼻塞时轻时重或昼轻夜重，涕黏而稀，遇寒加重
	兼症	外感风寒者，头痛，身痛，无汗，恶寒；外感风热者，发热恶风，头痛咽痛，口渴喜饮		头晕头重；肺气虚者，自汗；脾气虚者，气短声低，倦怠懒言，纳差，腹胀，腹泻；肾气虚者，形寒肢冷，腰膝酸软

证型		实证		虚证
		风邪外袭	气滞血瘀	气虚邪滞
症状	舌脉	外感风寒者，舌淡，苔薄白，脉浮紧；外感风寒者舌红，苔白或微黄，脉浮数	舌质红或有瘀点，脉弦细涩	舌淡红，苔薄白，脉虚弱
治法	治则	疏风解表、宣通鼻窍	行气活血、化与通窍	补肺、健脾、益肾
	取经	手阳明经穴为主	手阳明、足太阳经穴为主	手阳明、足太阳经穴为主

三、穴位注射疗法

（一）外感风寒

【药物组成】维生素 B_1 注射液 100mg，维生素 B_{12} 注射液 500μg。

【取穴】肺俞、合谷、迎香、风池、列缺。

【用法】每次选穴 2~4 个，每穴注射 0.3~0.5ml，隔日 1 次，10 次为 1 个疗程。

【主治】外感风寒型鼻炎。

【出处】艾坤主编.《水针疗法》. 中国医药科技出版社，2012.

（二）外感风热

【药物组成】鱼腥草注射液 3ml。

【取穴】肺俞、合谷、迎香、曲池、外关。

【用法】每次选穴 2~4 个，每穴注射 0.3~0.5ml，隔日 1 次，10 次为 1 个疗程。

【主治】外感风热型鼻炎。

【出处】艾坤主编.《水针疗法》. 中国医药科技出版社，2012.

（三）气滞血瘀

【药物组成】丹参注射液 3ml。

【取穴】肺俞、合谷、迎香、膈俞、太冲。

【用法】每次选穴 2~4 个，每穴注射 0.3~0.5ml，隔日 1 次，10 次为 1 个疗程。

【主治】气滞血瘀型鼻炎。

【出处】艾坤主编.《水针疗法》. 中国医药科技出版社，2012.

（四）气虚邪滞

【药物组成】生脉注射液 3ml。

【取穴】肺俞、合谷、迎香、曲池、外关。

【用法】每次选穴 2~4 个，每穴注射 0.3~0.5ml，隔日 1 次，10 次为 1 个疗程。

【主治】气虚邪滞型鼻炎。

【出处】艾坤主编.《水针疗法》. 中国医药科技出版社，2012.

（五）其他鼻炎

方 1

【药物组成】黄芪注射液 3ml。

【取穴】曲池、大椎。

【用法】每穴注射 1ml，隔日 1 次，10 次为 1 个疗程。

【主治】过敏性鼻炎。

【出处】谢红亮，陈尚杰，曹雪梅，黄石钊，刘永锋. 隔蒜灸配合穴位注射治疗过敏性鼻炎. 针灸临床杂志，2010，（04）：26-27.

.... 方 2 ....

【药物组成】①地塞米松注射液 5mg/ml、2% 利多卡因注射液 1ml；②黄芪注射液 1 支。

【取穴】迎香、合谷、足三里。

【用法】迎香穴注射第 1 组药物，每穴注射 1ml，合谷、足三里穴注射第 2 组药物，每穴注射 1ml，隔日 1 次，5 次为 1 个疗程。

【主治】过敏性鼻炎。

【出处】丁小红，邓兰芬，谢燕风. 三伏灸配合穴位注射治疗过敏性鼻炎的疗效观察及护理. 中国医药指南，2012，（28）：296-297.

.... 方 3 ....

【药物组成】黄芪注射液 3ml。

【取穴】曲池、大椎。

【用法】每穴注射 1ml，隔日 1 次，10 次为 1 个疗程。

【主治】过敏性鼻炎。

【出处】谢红亮，陈尚杰，曹雪梅，黄石钊，刘永锋. 隔蒜灸配合穴位注射治疗过敏性鼻炎. 针灸临床杂志，2010，（04）：26-27.

.... 方 4 ....

【药物组成】2% 利多卡因注射液 2m1，醋酸曲安奈德注射液 1ml。

【取穴】迎香、合谷、上迎香。

【用法】每穴注射 1ml，每周 1 次，4 次为 1 个疗程。

【主治】过敏性鼻炎。

【出处】周健. 穴位注射治疗过敏性鼻炎疗效观察. 中医临床研究, 2011,（04）: 46.

四、注意事项

水针疗法治疗鼻炎效果较好，尤其对改善鼻塞症状较迅速。急性期适当休息，多饮热开水，吃易消化且富有营养之品，保持大便通畅。过敏性鼻炎避免接触致敏原，积极锻炼身体，增强抵抗力。

五、医案分析

患者甲，男，26岁，2007年8月因反复发作的鼻痒1年余。曾服用鼻炎康，外用1%呋麻滴鼻液均疗效不显著。现症见：鼻塞、喷嚏频作、流清涕伴头痛、纳呆、肢困、二便尚可，舌质淡有齿印苔白，脉濡弱。局部检查：双侧鼻黏膜苍白，鼻甲肿大。西医诊断：过敏性鼻炎。中医诊断：鼻鼽（脾气虚弱）。采用醋酸曲安奈德注射液，在印堂、迎香（双）穴注射，分别注射0.3ml药液；3次后，诸症均消失，局部检查：鼻黏膜淡红，鼻甲无肿大。故嘱其少食辛辣，避风寒；加强锻炼，增强体质。随访至今未复发。[周健. 穴位注射治疗过敏性鼻炎疗效观察 [J]. 中医临床研究, 2011,（04）: 46.]